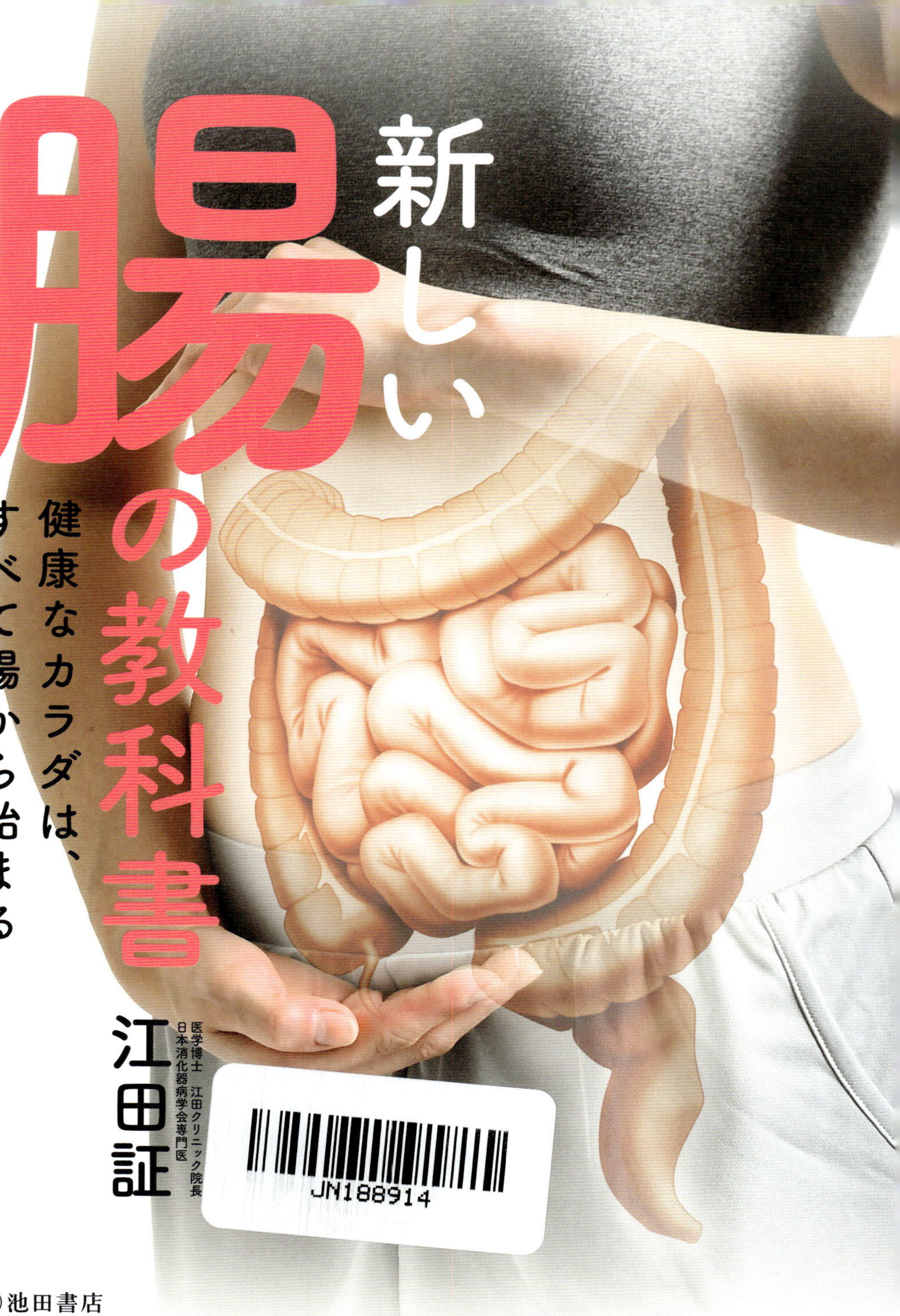

新しい腸の教科書

健康なカラダは、すべて腸から始まる

医学博士　江田クリニック院長
日本消化器病学会専門医
江田証

池田書店

はじめに

最近になり、「腸」は全身に大きな影響を与えていることがわかってきました。

腸は全身の臓器とつながっており、お互いに影響を及ぼし合っているのです。

つまり、腸について理解し、腸を整えることは、全身の健康につながり、健やかに長生きするために必要不可欠の課題といえます。

実は、日本人はお腹の調子が悪くて悩んでいる人の割合が高く、日本人の約14％以上の人々が不調を抱えているといわれています。

日本人の腸は悩んでいるのです。あなただけではありません。

「便秘が苦しくて……」「下痢が止まらない……」「お腹が張っていて……」

腸のトラブルで悩んでいる人にとって一番必要なもの、それは「良質な情報」です。

ただじっと悩んでいるだけでなく、医師や同じ病気の患者さんに相談したり、本を読んだりして、自分なりにカギとなる知識をすすんで得ることが解決の道を開きます。

悩んだとき、ぜひ本書を開いてください。

新しい知識や情報は光であり、楽しく学ぶことで新しい世界の扉が開くでしょう。

本書が広い海を進むあなたの「海図」となり、夜道を歩むあなたの力強い「松明《たいまつ》」となることを期待しています。

医学はあなたのものです。

新しく解明された腸の知識が、医師や研究者だけに知られているだけでは意味がありません。この本が家庭における「腸の教科書」となり、役に立つ最新の知識が一般の方々にも広く知られ、お茶の間の親と子、祖父と孫の間で語られるようになってはじめて、腸の研究成果が真に私たちの財産になったといえるでしょう。

そうして腸を整えることで、今までよくわからなかったカラダの不調が、もつれた糸がほどけるようによくなります。

また、腸の不調や病気の症状がない人でも、腸をリセットすることで、認知症やパーキンソン病などの脳の病気、動脈硬化などの血管の病気、肝臓がんや大腸がんなどを未然に防ぐ「未病」の対策として役立てることができます。

今でこそ、一般の方々の間でも「腸」に対する関心が高まっていますが、実はこれまで、腸は「謎の多い臓器」でした。医療技術が発達し、「知られざる腸の世界」が開けたのはつい最近。現在も日進月歩で新しい研究成果が報告されています。お医者さんから「なんともない」と言われたのにもかかわらず、お腹の調子がすぐれない人でも安心してください。新しいよい解決法が出てきています。

そんな「最新の腸についての正しい知識が、わかりやすくまとめられた本」ができました。

腸は、消化・吸収するだけでなく、前述したようにカラダと深いつながりを持っています。その役割は多岐にわたり、健康を維持するうえでこれらの知識は一生の宝となります。しかも、意外に知られていない事実が多く、勉強家のあなたにも「新しい世界を知るよろこび」も感じていただけるはずです。

ぜひ最新の腸の教科書を、あなたの腸にも「インストール」してみてください。「クリック」されたように、新しい世界が開けてくることでしょう。

医学博士　江田クリニック院長　江田 証

腸は外界と

皆さんは、「腸」と聞いてなにを思い浮かべますか？ おそらくは、「食事で食べたものを消化・吸収するところ」というのが真っ先に頭に浮かぶことでしょう。

確かにそうです。今までは……。

実は、最近まで腸は謎の多い臓器でした。内視鏡で小腸の奥まで見るこ↘

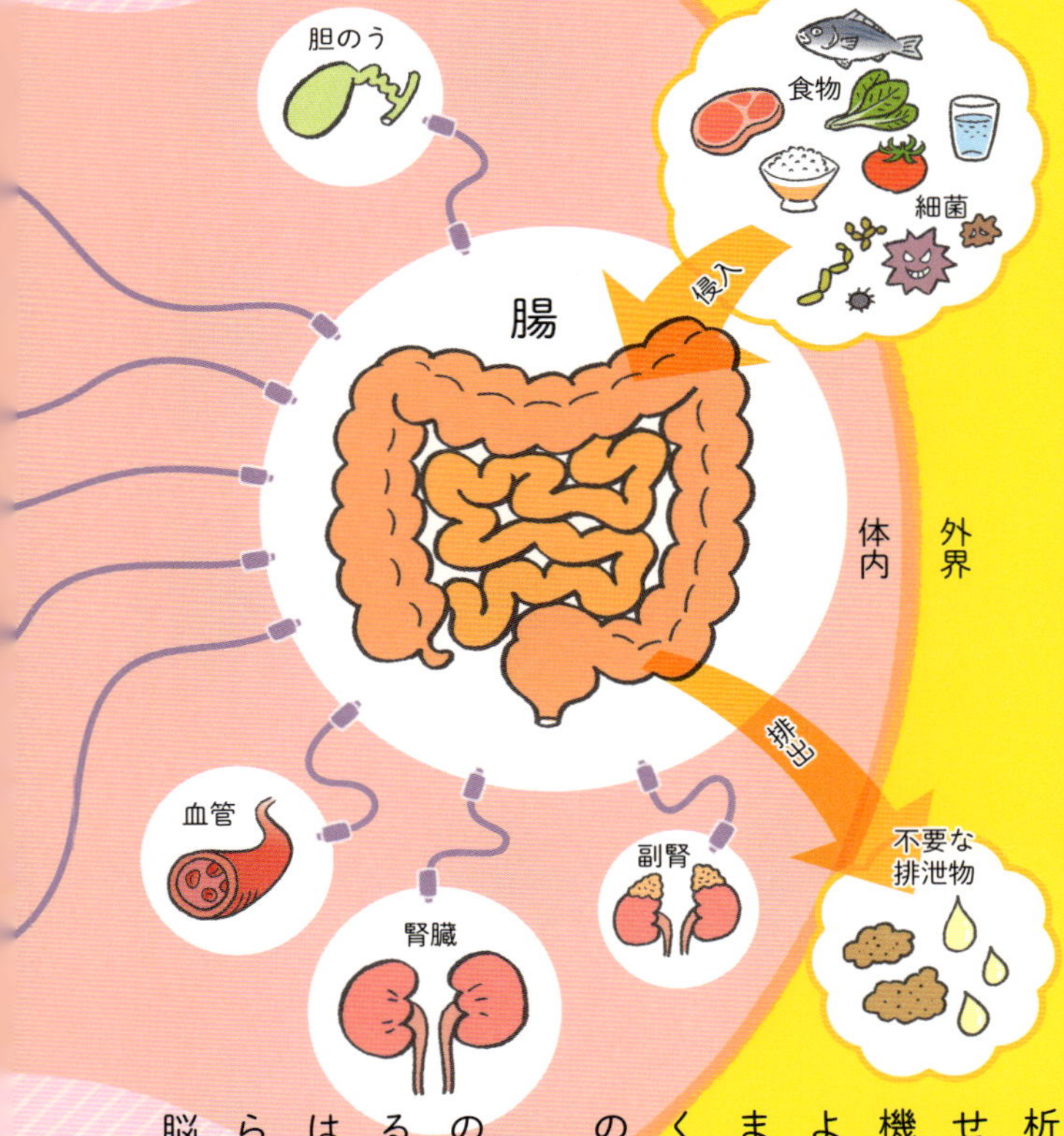

とはできませんでしたし、腸内細菌のDNA解析も今ほど進んではいませんでした。それが医療機器や検査技術の進歩によって可能になり、これまで未知の領域だった多くのことがわかってきたのです。

カラダ全体の免疫細胞の約6割が腸内に存在するほか、腸内の神経細胞は約1億個もあり、腸自らが判断をする「第二の脳」といわれるほどの機

カラダの中をつなぐ「ハブ」である！

能を持っています。さらに、そのネットワークによって、腸内細菌がカラダのあらゆる臓器に影響を与え、脳すらコントロールしている可能性も示唆されています。

　なぜ腸はそれほどの機能を持っているのでしょうか？　それは外の世界からやってくるさまざまなものを、カラダのなかで最初に処理しなければならない場所だから。つまり、腸はカラダのなかにある外界であり、そこから得たものを体内のあらゆる場所へ送り出す重要な役割があるためです。たとえるなら、腸は超高性能コンピューターを搭載した「スイッチングハブ」のような存在。健康なカラダは、すべて腸から始まるといっても過言ではないのです。

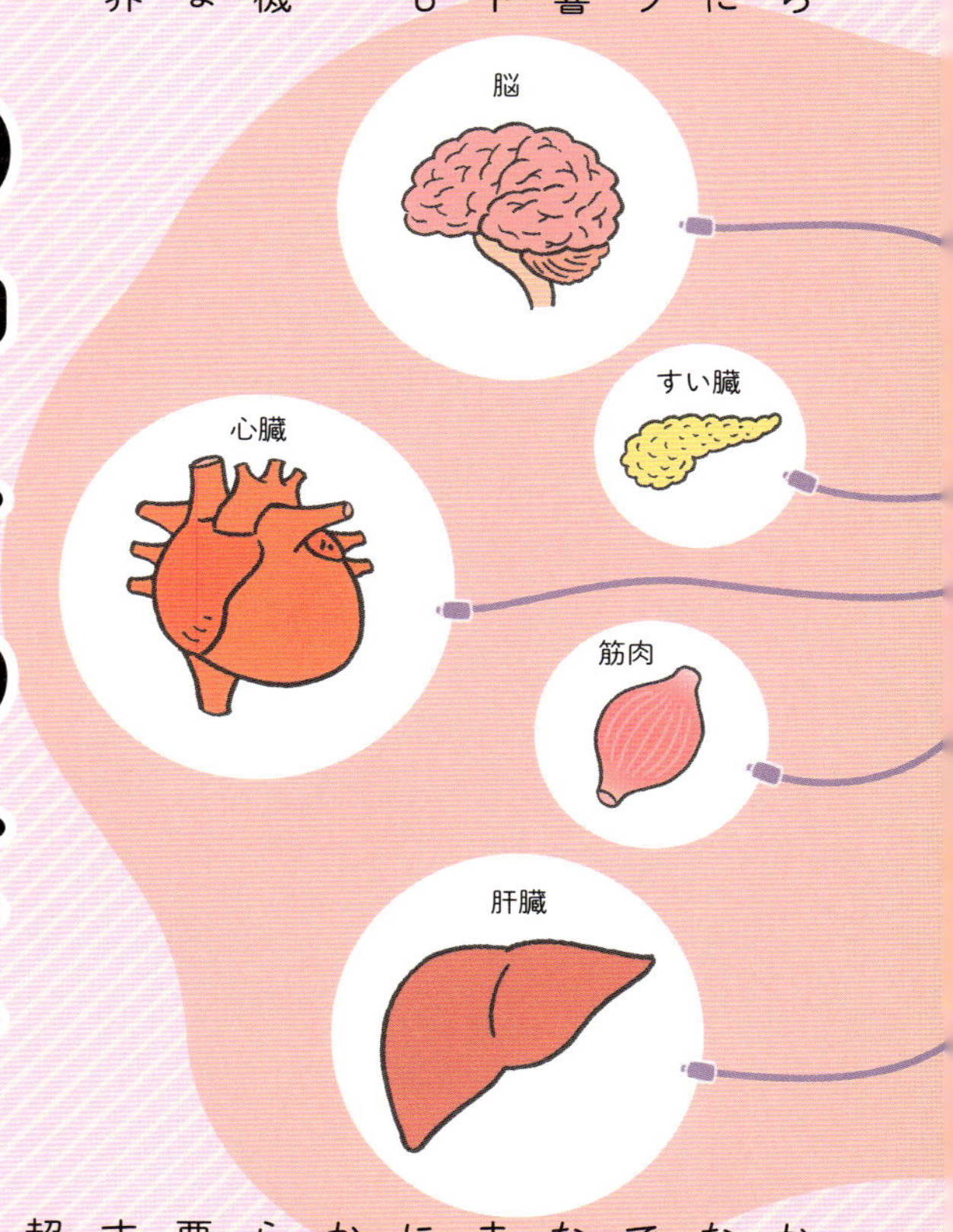

心とカラダのあらゆる問題は、

心の問題がカラダに影響を与えるということは、「病は気から」という言葉があるように、古くから伝えられてきたことです。では、逆にカラダの問題が心に影響することもあるのはご存知でしょうか？

たとえば「うつ」や「イライラ」「無気力」と↘

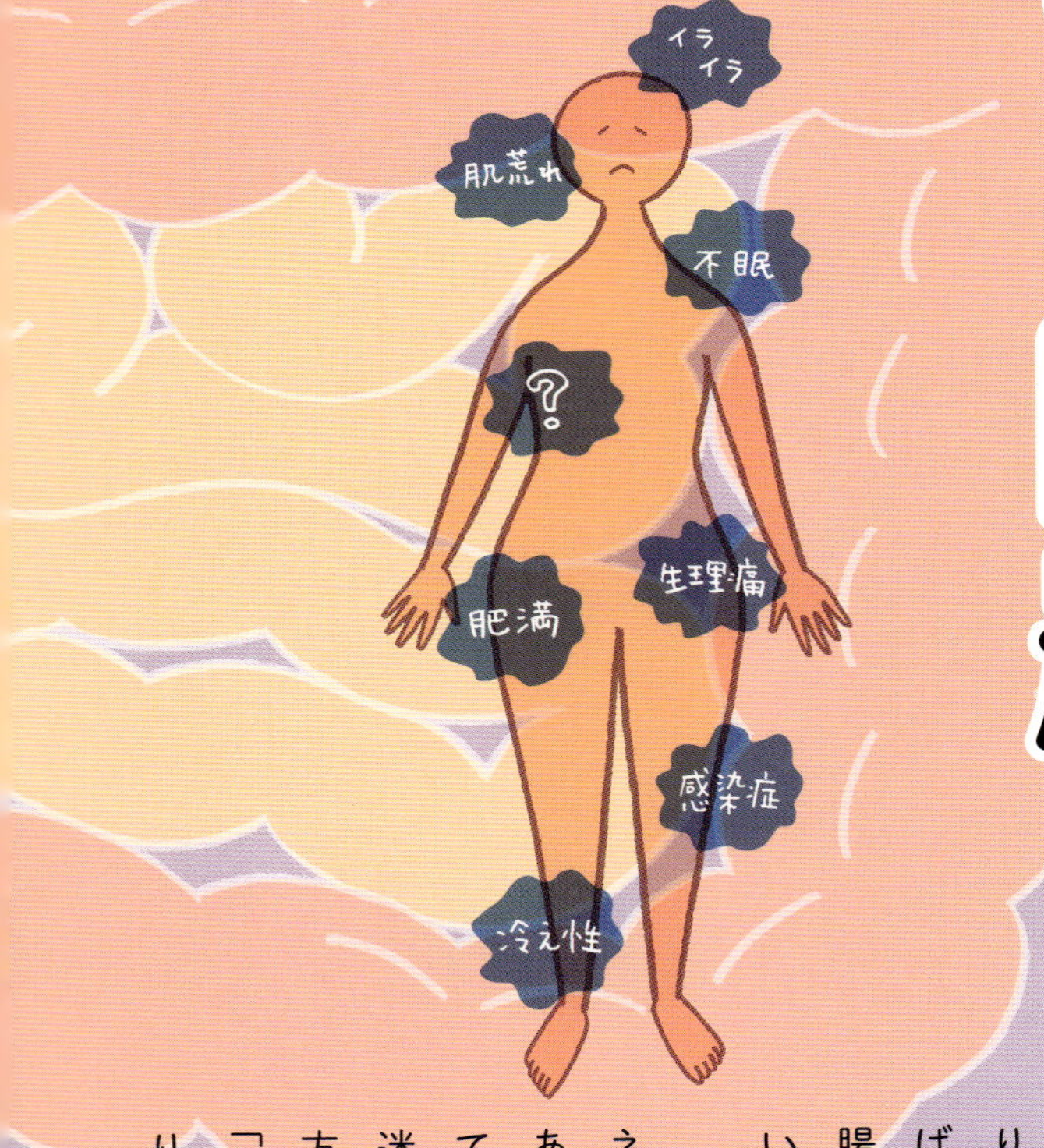

いった心の問題も、実はカラダの不調に端を発しているケースは少なくありません。もっと言えば、ほとんどのケースで腸が少なからず関係しています。

前述したとおり、腸はネットワークを通じて、あらゆる臓器とつながっています。とくに脳とは迷走神経を通じて腸と双方向で連絡を取り合う「脳腸相関」の関係にあります。緊張するとお腹

「腸」に通ずる！

が痛くなるのがその一例です。「うつ」の患者には便秘や下痢が多いというデータも報告されていますし、腸内細菌が生み出した有害物質が脳に達して認知症を招くともいわれています。つまり、腸内環境の悪化が脳に影響し、心の問題を引き起こすことがあるのです。

　もちろん、心だけでなく、カラダの不調や病気にも腸は深く関係しています。腸内の悪玉菌が増えることで、さまざまながんの原因になることもありますし、アレルギー

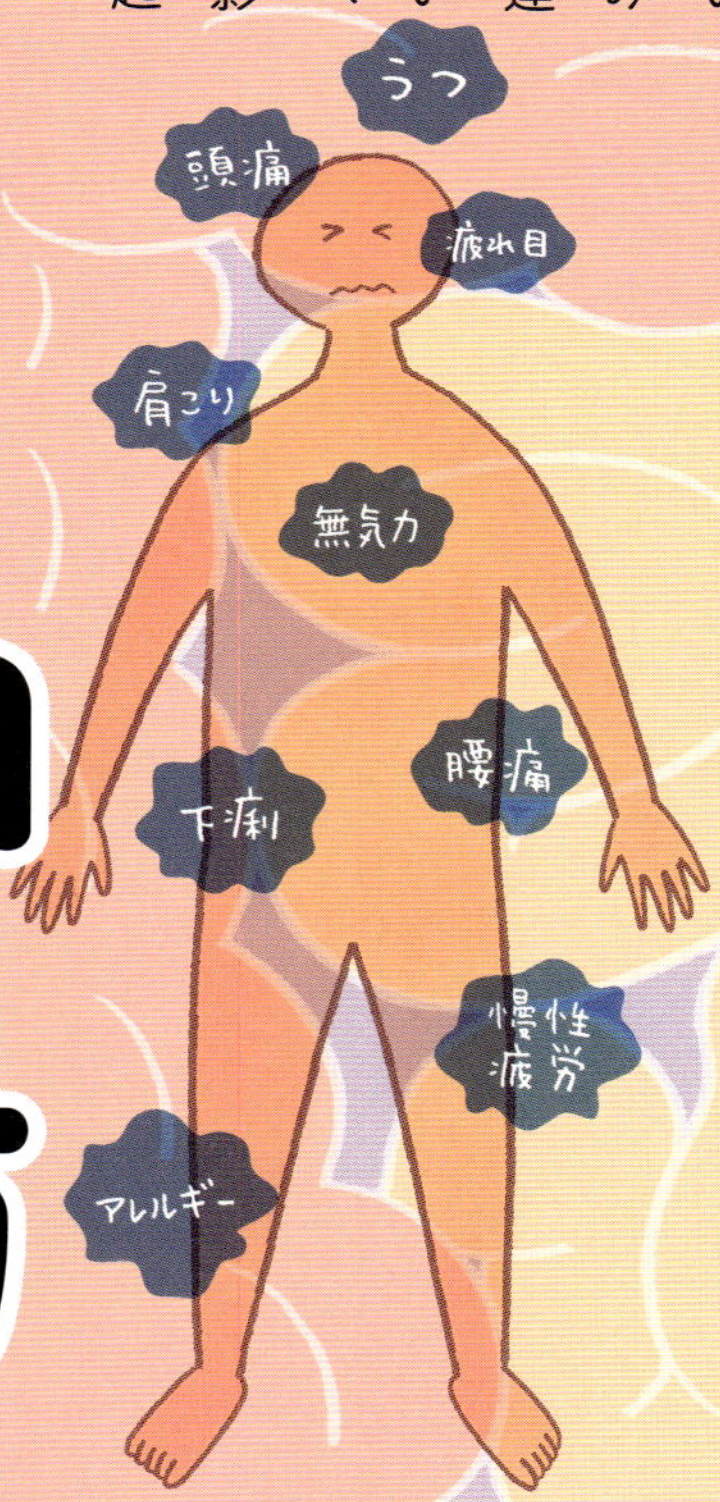

や肌荒れ、肥満に至るまで、「心とカラダのあらゆる問題は、腸に通ずる」といっても過言ではありません。

　もし、心身ともに健康になりたいと思ったら、腸からアプローチすることも有効な手段といえるでしょう。

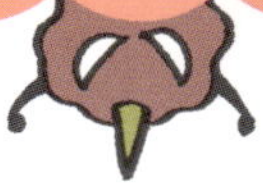

もくじ

第2章

意外な真実！カラダの不調と腸の影響

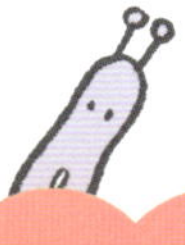

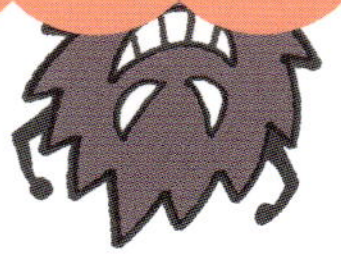

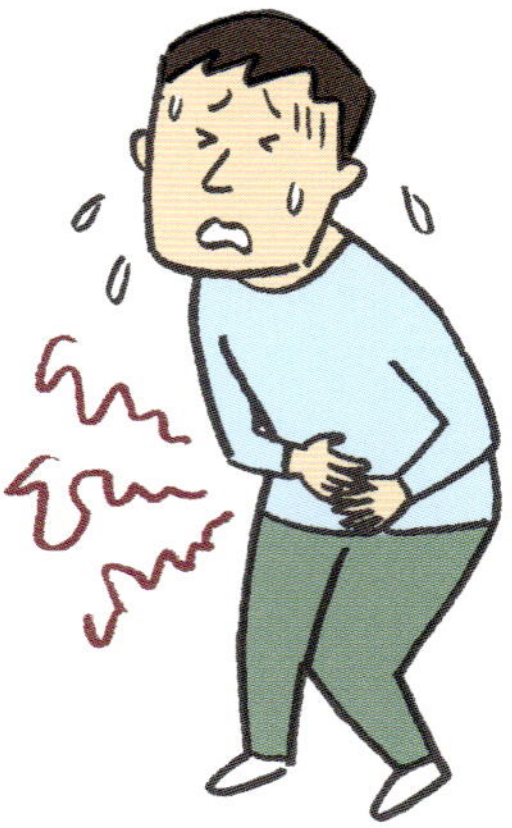

第3章 食べて改善！腸がよみがえる食生活

第4章 毎日スッキリ！腸が整う生活習慣&運動・マッサージ

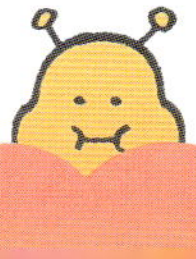

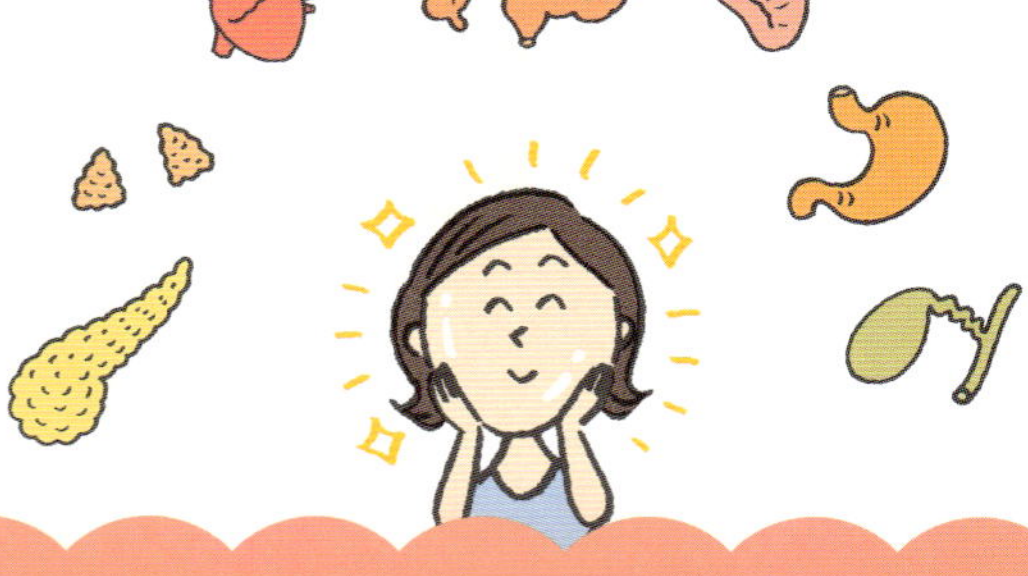

第1章

知って驚く!? 腸のしくみとはたらき

基礎知識

1

腸は〝テニスコート〟ほど広い！ 知っておきたい腸の構造

腸の基本的な構造は、大きくいうと**小腸**と**大腸**の2つに分けられます。そして、小腸はさらに、**十二指腸**・**空腸**・**回腸**、大腸は**盲腸**・**結腸**（上行・横行・下行・S状）・**直腸**に分けられます。

胃の出口（**幽門**《ゆうもん》）から十二指腸が始まり、小腸全体の5分の2が空腸、残りの5分の3が回腸と呼ばれています（P16）。空腸と回腸に明確な境界はありませんが、空腸はやや太く、回腸のほうが細くなっています。空腸と回腸の内部には**絨毛**《じゅうもう》（P17）という突起があり、その絨毛を拡大すると、さらに細かい**微絨毛**《びじゅうもう》という突起でびっしり覆われています。食事で得た栄養素は主に小腸で吸収されます。

腹部の右下にある小腸の出口（回盲口／バウヒン弁）から大腸が始まり、盲腸〜結腸〜直腸の順に肛門までつながっています（P18）。日本人の平均的な腸の長さは小腸が約6〜8m、大腸が約1.5m、内部の総面積は絨毛の効果もあって約32㎡もあります。テニスコート1面分に相当する広さです。

腸は、身長の5倍ほどの長さと、広大な表面積を活かし、栄養素を効率よく消化・吸収できるようにできているのです。

腸の構造

正面

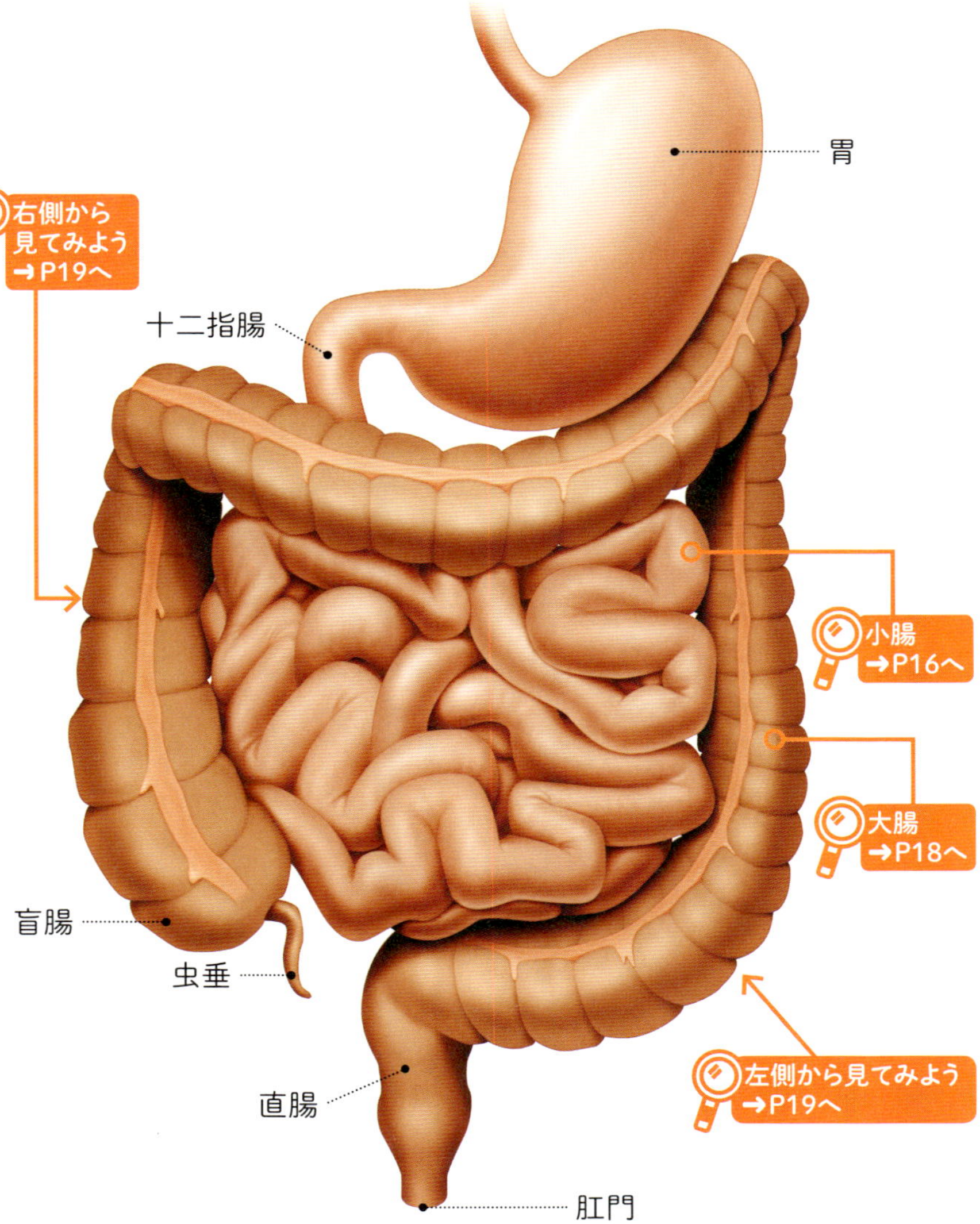

右側から見てみよう
→P19へ

左側から見てみよう
→P19へ

小腸の構造

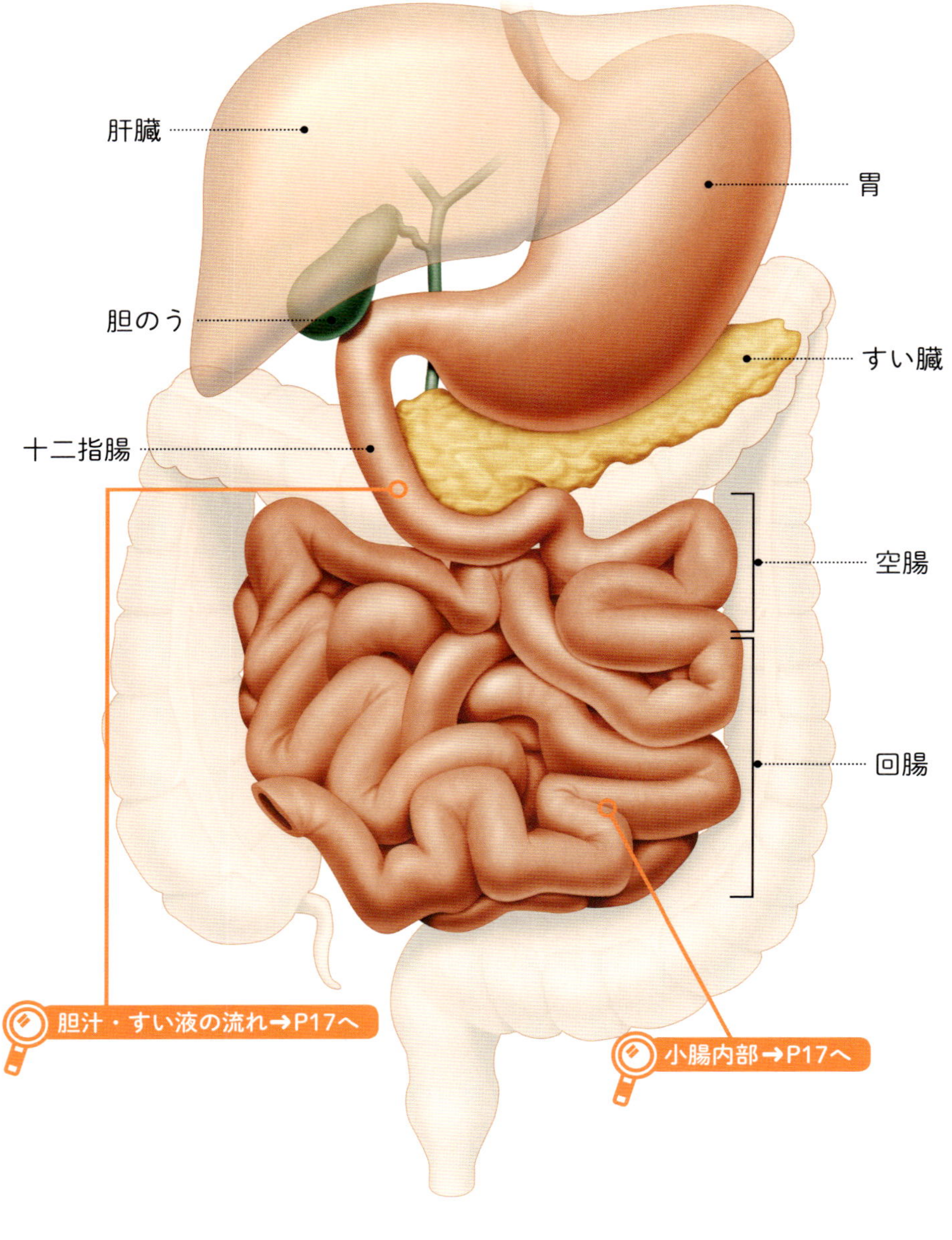

胆汁・すい液の流れ

胆のうからは胆汁（←）、すい臓からはすい液（←）が分泌し、十二指腸に流れ込む。これらを消化液として使い、栄養素を分解する。

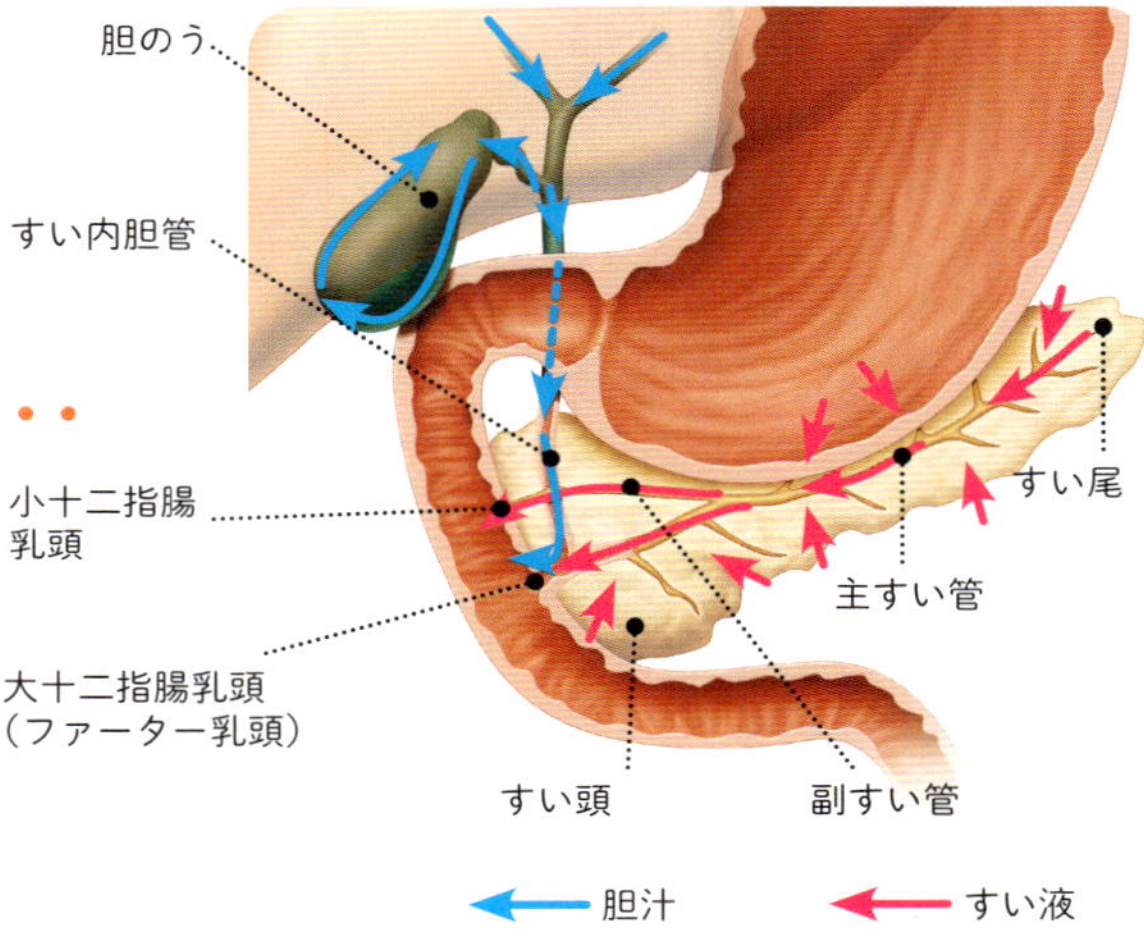

小腸内部

絨毛

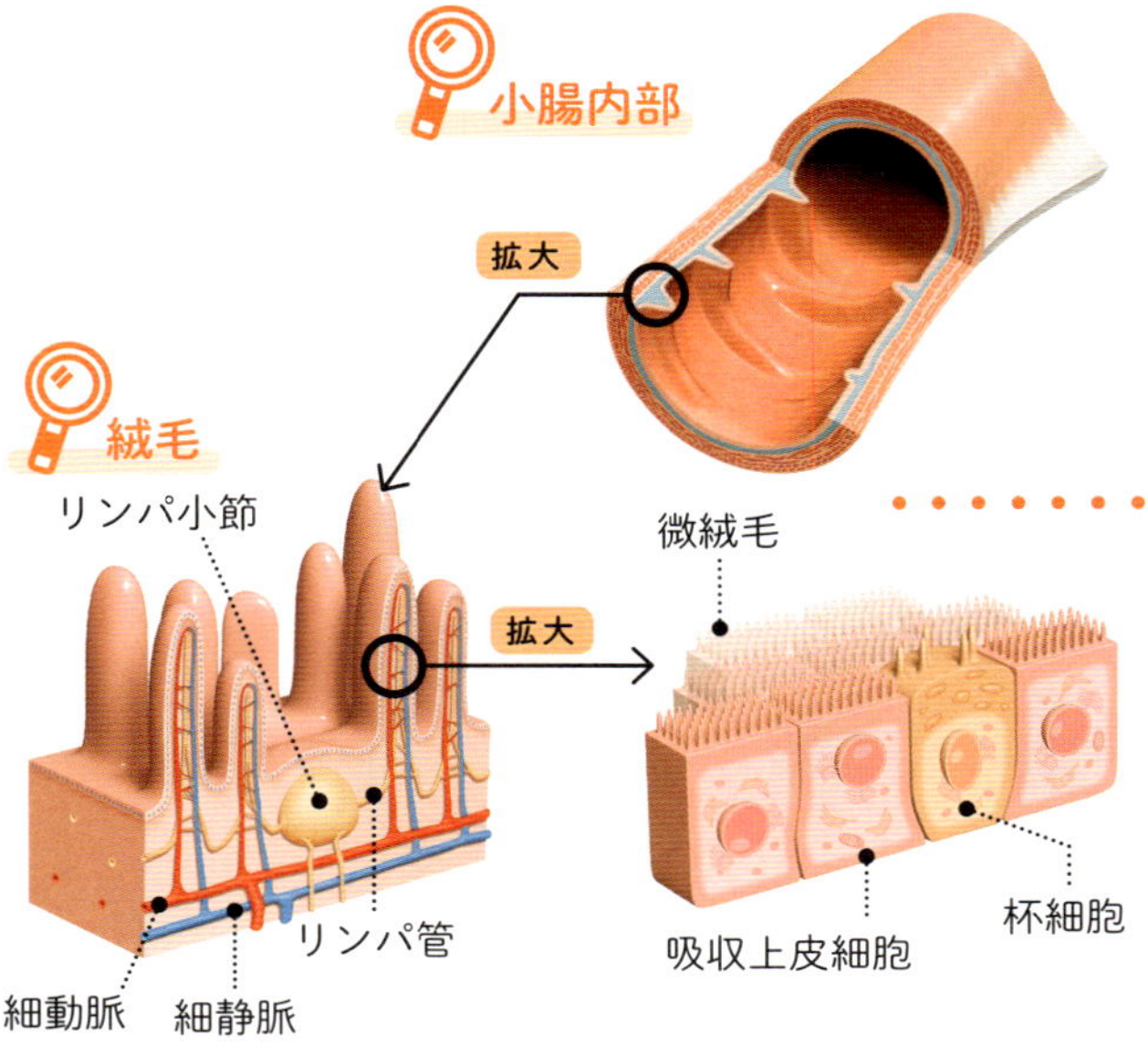

小腸内部には絨毛という突起があり、絨毛はさらに微絨毛という細かな突起で覆われている。そこから栄養素を吸収。

消化・吸収の総仕上げ

小腸は、栄養素の消化・吸収の仕上げを行うところ。肝臓でつくられ、胆のうから送られる胆汁と、すい臓から分泌されるすい液を利用し、胃から送られた内容物を消化。栄養素は絨毛内の血管から肝臓へ送られる。

大腸の構造

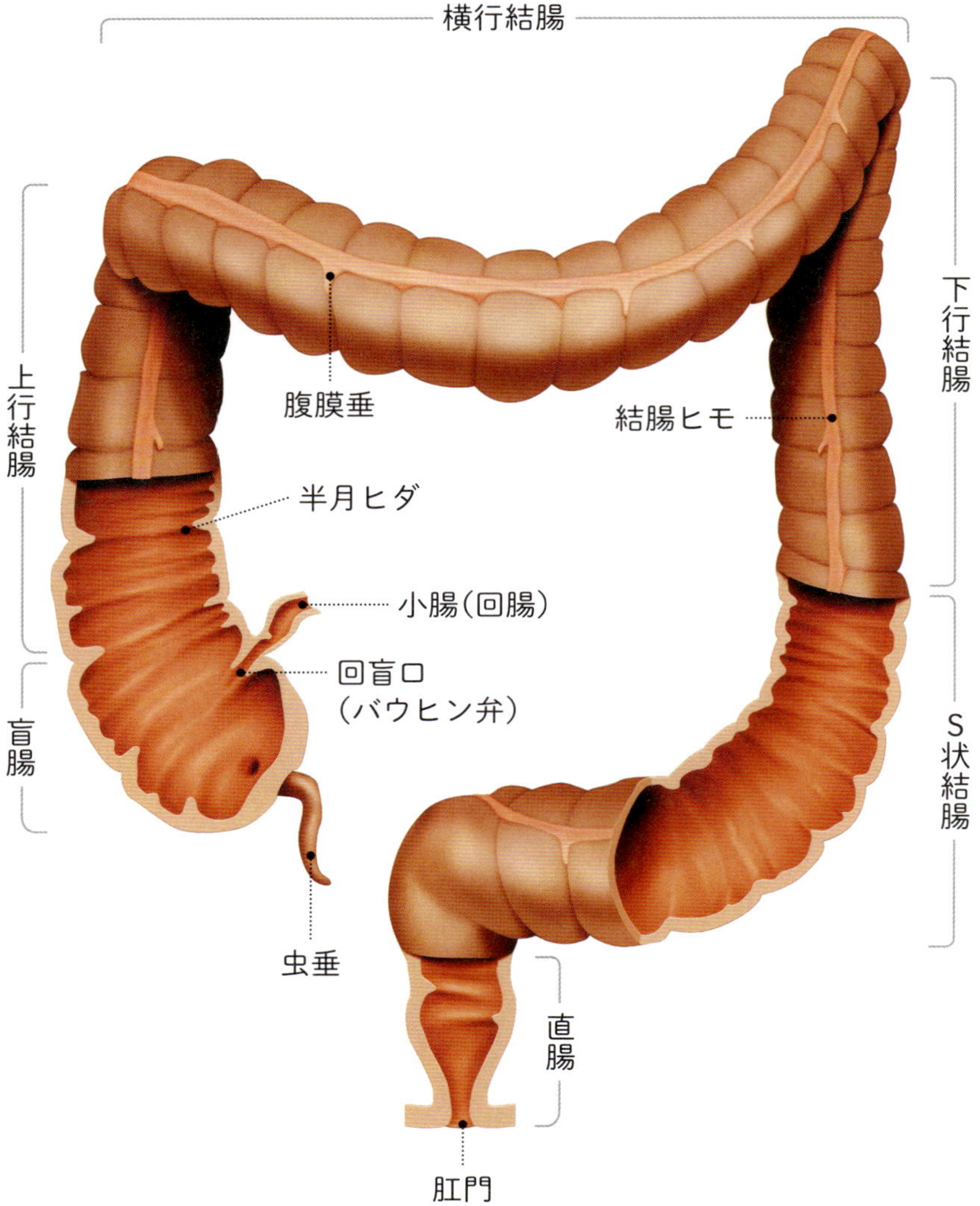

消化物の残滓(かす)を処理

小腸で消化・吸収された残滓を処理するのが大腸。腸内細菌による食物繊維の発酵や、一部の栄養素の吸収を担い、水分吸収をコントロールして残りかすで便をつくって肛門まで送り出す。

基礎知識
腸の不調
食生活
生活習慣
運動・マッサージ

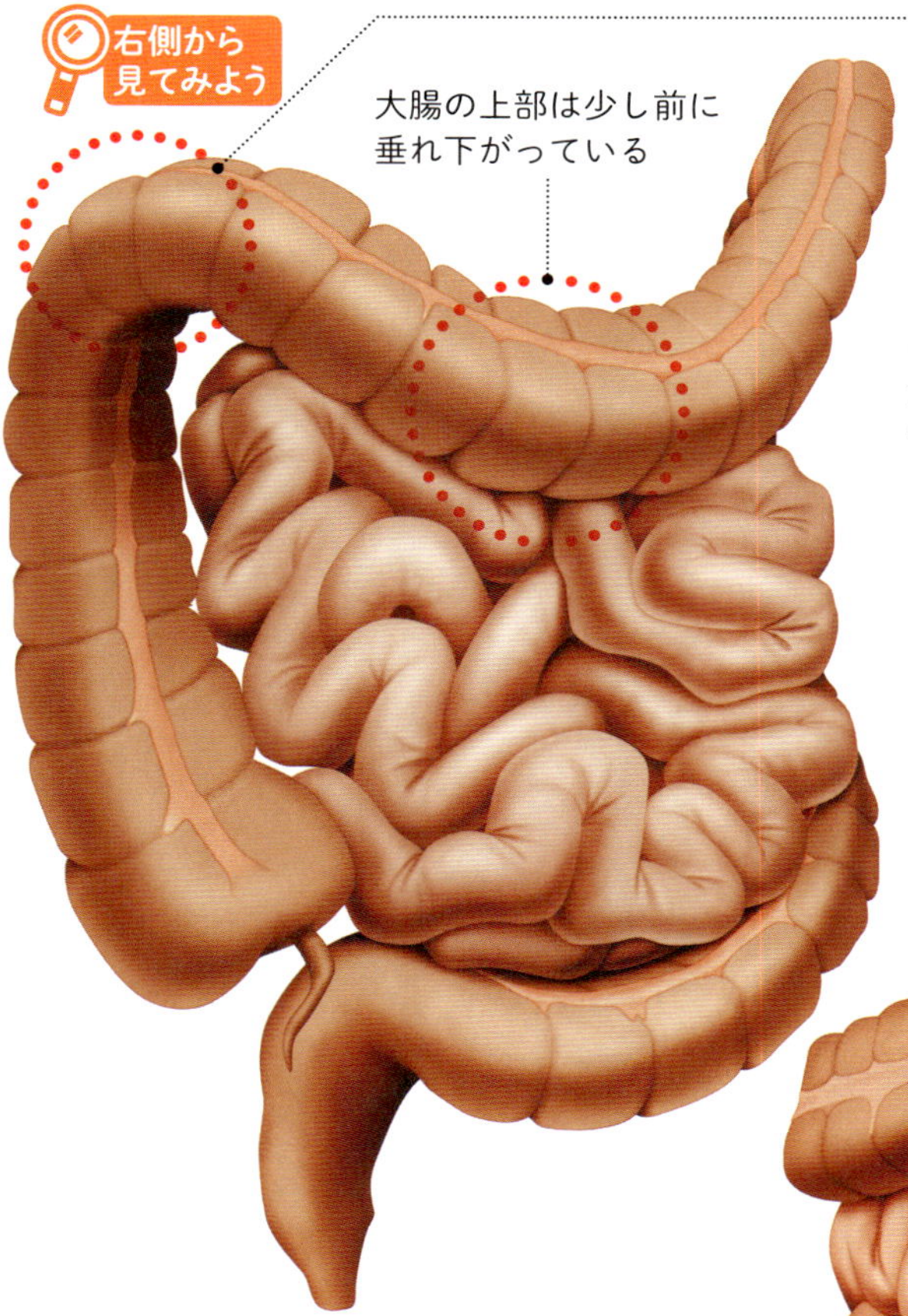
大腸の上部は少し前に
垂れ下がっている
曲がり角の部分は構
造・機能上の関係で
便がたまりやすい

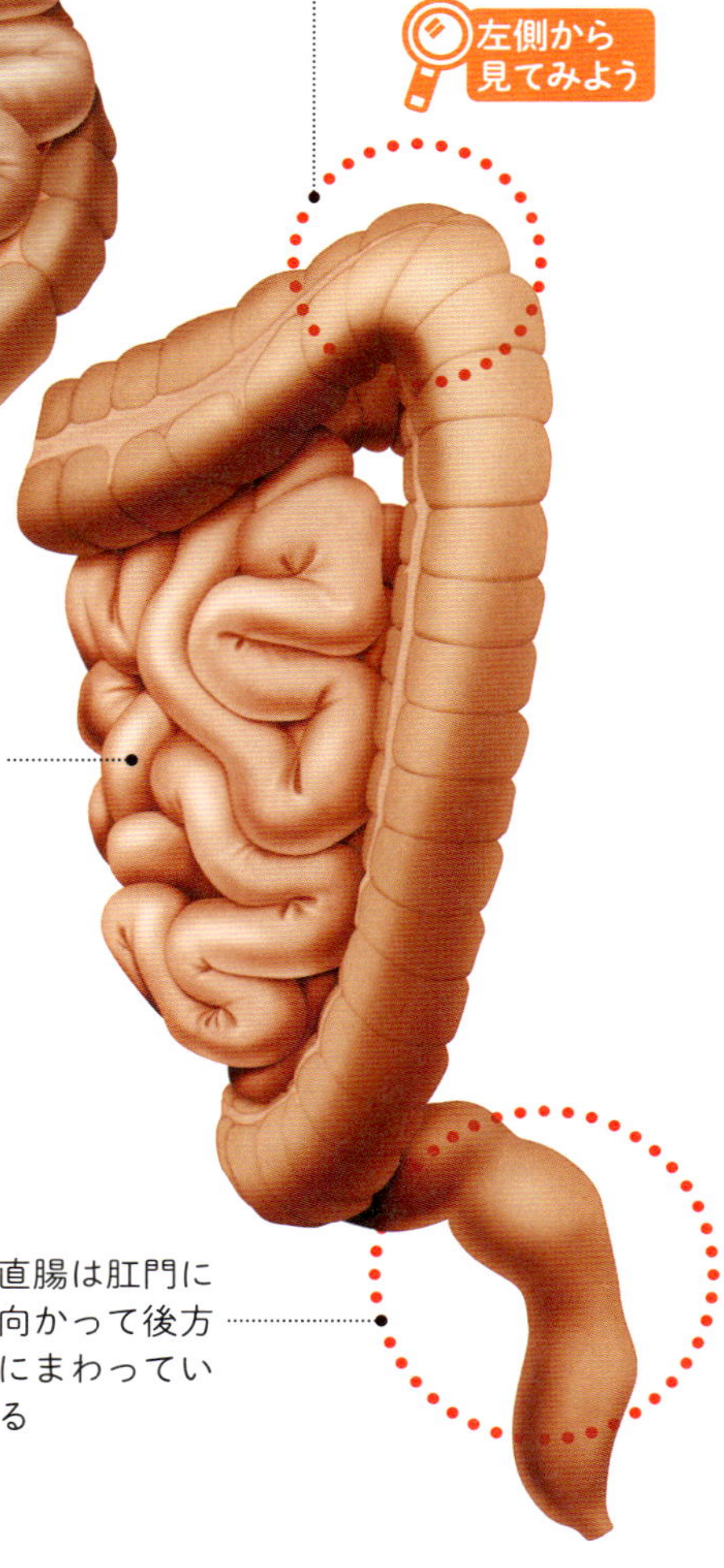
小腸は大腸に
囲まれている
直腸は肛門に
向かって後方
にまわってい

左右から
腸を見ることで、
腸の形状を立体的に
理解してみよう

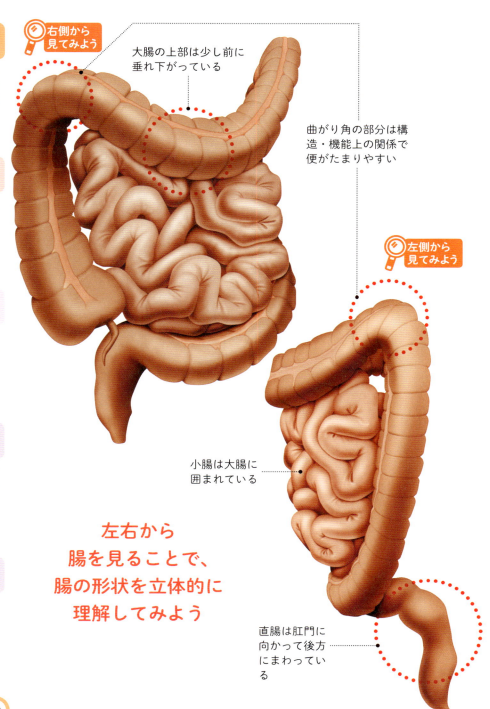

基礎知識

2

消化ノルマは1日約9ℓ！腸をめぐる「消化・吸収」の旅

食べものを**消化**・**吸収**することは、腸の代表的な機能のひとつです。では、口から入れた食べものがどのような流れを経て、便として排泄されるのかを見てみましょう。

口腔内で咀嚼《そしゃく》された食べものは、食道を通って胃に運ばれ、強い酸性の胃液によってドロドロに溶かされます。このとき、十二指腸にある大小の「**十二指腸乳頭**《にゅうとう》」という弁が開き、胆のうから「**胆汁**《たんじゅう》」、すい臓から「**すい液**」が流れ込み、胃から十二指腸に送られたドロドロの食べものや胃酸と混ざり合います。

胆汁はアルカリ性なので胃酸を中和することができ、主に脂肪の分解を助けます。腸の潤滑油的な役割を果たすため「**天然の便秘薬**」とも呼ばれます。すい液には**消化酵素**が含まれており、ブドウ糖やアミノ酸といった栄養素に分解。消化物とこれらの消化液は、1日に約9ℓほどになり、小腸では7ℓほど吸収されます。残りの2ℓは大腸で処理され、腸内細菌が食物繊維などを発酵させながら、水分を吸収して体外に排出すべき便を生成します。

このとき、大腸での滞在時間が長くなると水分の吸収が進んで便が硬くなり、短いと水分量が多くなって軟便になります。

「消化・吸収」の流れ

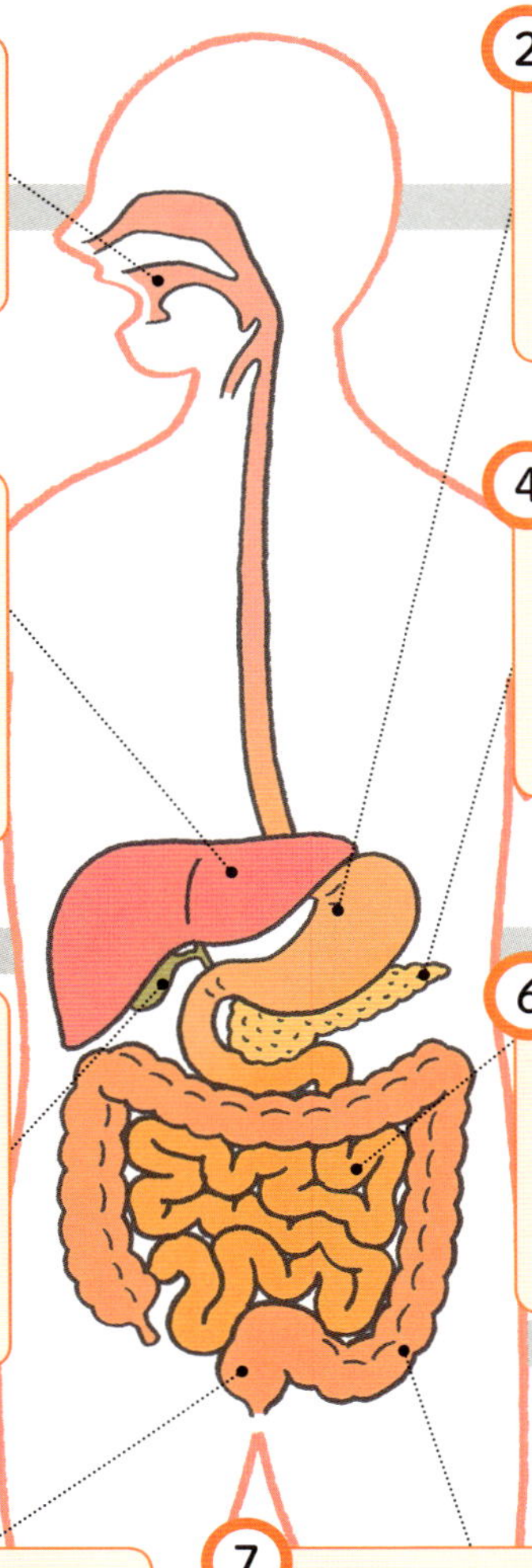

1 口腔

咀嚼しながら**唾液を分泌し、デンプンを分解**。食べものを粥状にして、胃の消化を助ける。

2 胃

強い酸性の胃液で食べものを溶かし、ドロドロの粥状に。たんぱく質をある程度分解し、アルコールの2割も胃で吸収される。

3 肝臓

消化液を構成する胆汁を生成し、胆管から胆のうへ送る。小腸で吸収された栄養素はいったん肝臓へ送られ、そこから全身へと送られる。

4 すい臓

胃の動きが活発になると、すい臓からすい液を十二指腸に分泌。消化酵素が含まれ、**栄養素を吸収できる状態に分解**する。

5 胆のう

胆のうに蓄えられた胆汁は、胃の動きを感知し、胆のうから十二指腸に分泌。**脂肪の分解、胃酸の中和、腸管の潤滑油としての役割がある。**

6 小腸

分解された栄養素を吸収し、腸壁の血管を通じて肝臓に送る。消化物と消化液を合わせ、1日の総量9ℓのうち7ℓを吸収。

7 大腸

ほぼ吸収し終えた**栄養素の残滓を腸内細菌で発酵させ、吸収可能な電解質まで分解**。水分や塩分を吸収して便を生成し、水素やメタンなどのガスを発生させる。

8 直腸・肛門

生成された便を体外へ排出する。肛門から外に送り出すための筋力が発達している部位。

体外へ

基礎知識

3

“第二の脳”といわれる「腸管神経」ネットワーク

最近、世間の注目を集めているのが「**腸管神経**」です。腸には約1億個の神経細胞が存在し、人体においては脳に次ぐ多さ。しかも、腸のコントロールは、すべて脳が支配しているのではなく、腸が自ら判断を下す機能を持つことから「第二の脳」とも呼ばれています。

腸管の組織は、多層構造になっていて、腸壁の粘膜下に「**粘膜下（マイスナー）神経叢《そう》**」があり、主にホルモン分泌などを支配。さらにその外側の層には、「**筋層間（アウエルバッハ）神経叢**」があり、腸のぜん動運動をコントロールしています。

これらの腸管神経は、**迷走神経**を通じて、脳とつながっています。迷走神経は主に腸の動きを活発にする**副交感神経**の機能を持ち、逆に腸の動きを抑える**交感神経**は、脊髄の**中枢神経**とつながっています。

なかでもとくに注目されているのは、「**脳腸相関**」という双方向のネットワークです。脳と腸の情報交換は脳からの一方通行ではなく、腸からも脳にメッセージを発信するというもの。つまり、腸内の状態によって、その情報が脳へと伝えられ、そこからカラダのあらゆる場所に影響を及ぼすことになるのです。

腸管神経の構造

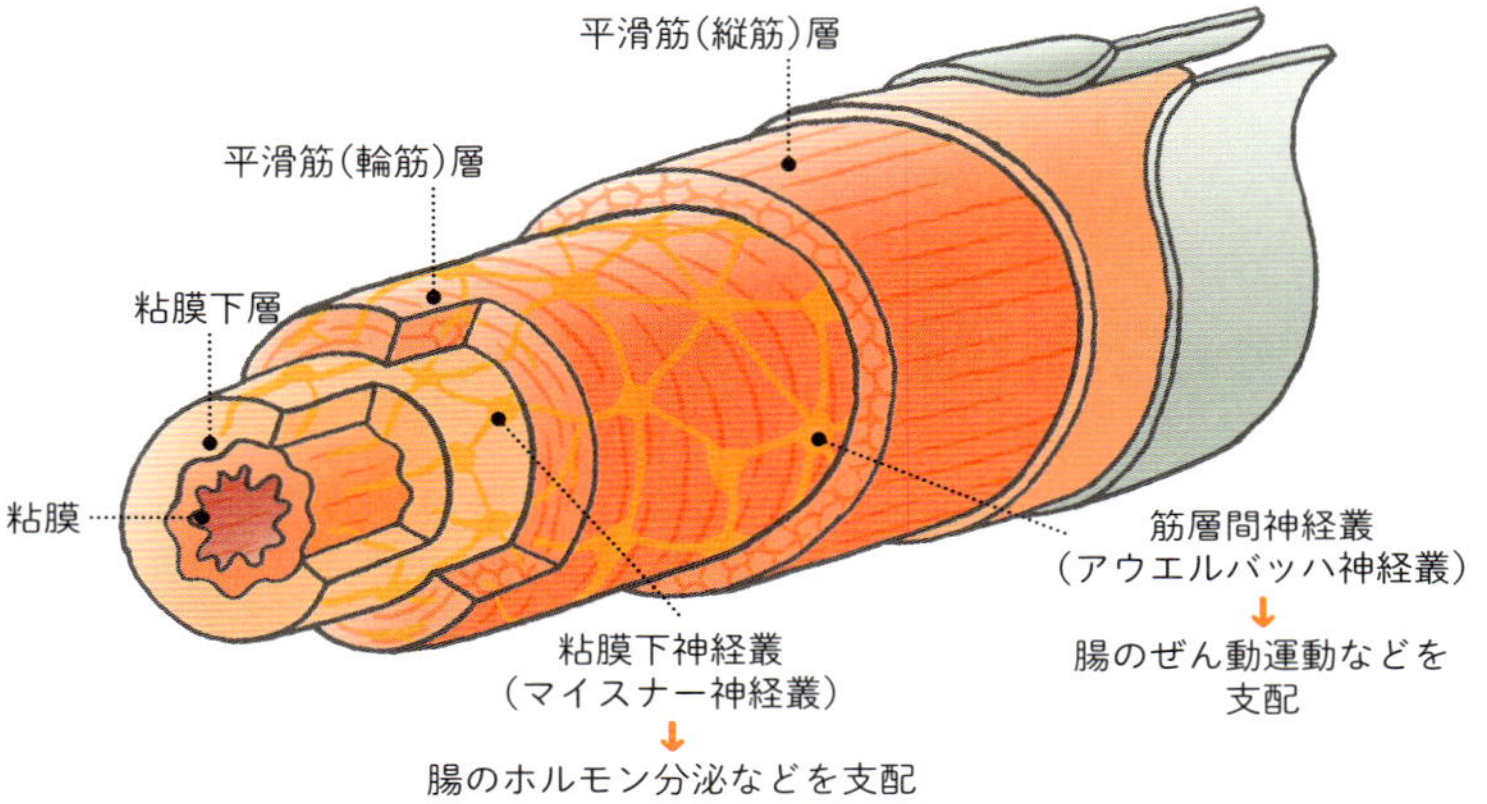

粘膜下神経叢や筋層間神経叢には、それぞれ神経細胞が網目のように張りめぐらされている。腸内の状況に応じて、これらが反応し、腸の働きをコントロールしている。

腸管神経のネットワーク

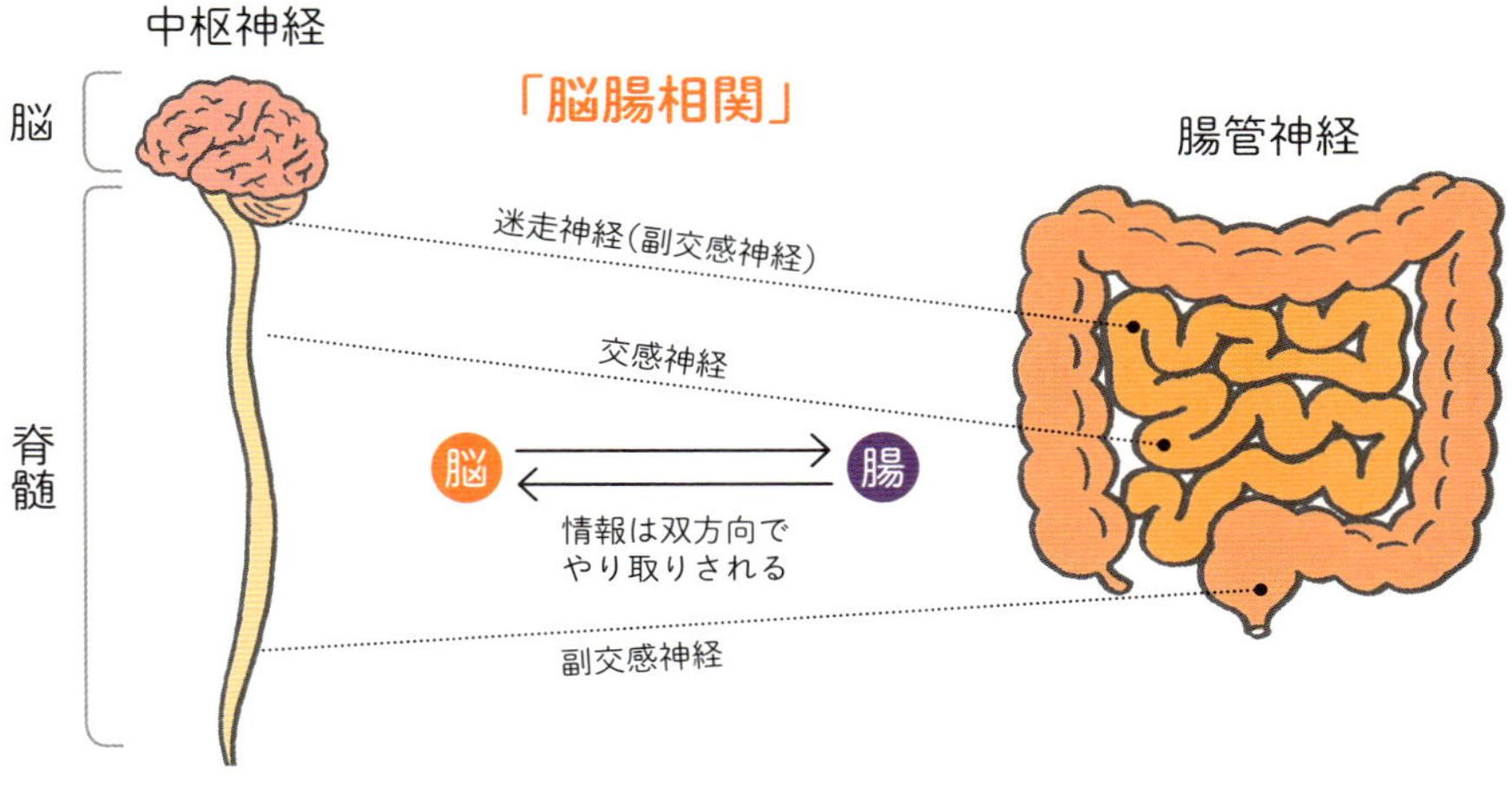

腸管神経は、迷走神経（副交感神経）や交感神経を通して、脳と脊髄で構成される中枢神経につながっている。「脳腸相関」のネットワークで、脳と腸は双方向に情報を交換。

基礎知識

4

腸はささやく？「多臓器コミュニケーション」

神経系のネットワークを通じて、腸と脳が深い関わりを持っていることはすでに述べました。でも、腸とカラダのネットワークは脳だけではありません。多くの臓器と複雑にコミュニケーションをとり、連携しているのです。

　たとえば**肝臓**は、消化液である胆汁をつくり、空腹時は十二指腸の弁が閉じているので、それを**胆のう**で蓄えさせておきます。また、小腸で吸収された栄養素は、いったん肝臓に送られ、そこから全身へと送られます。腸にとっては大切な貯蔵庫といえます。

　また、腸とは一見関係が浅そうな**心臓**は、腸内に不調があれば、その信号が自律神経を通じて伝えられ、心拍数を上げ下げして、腸のはたらきと連動して血流をコントロールしています。さらに、**肺**も自律神経と密接につながっており、腸に問題があれば呼吸が浅く速くなったり、呼吸を整えることで腸のぜん動運動をサポートしたり、密接な連携をとっています。

　このほか、**脾臓**は免疫系、**副腎**はホルモン分泌系といったように、カラダの「スイッチングハブ」である腸は、各臓器と互いにコミュニケーションをとりながら、体内機能のバランス維持に日夜努めているのです。

腸をめぐる多臓器ネットワーク

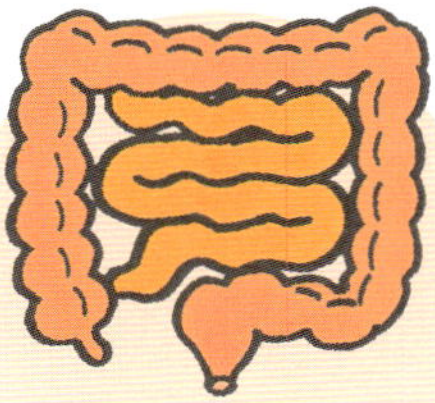

腸

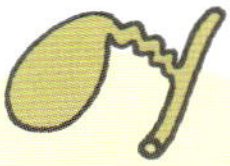

胆のう

腸内に食物が送られると、**胃酸を中和したり、消化を助けたりする胆汁を分泌。**悪玉菌が増えると、胆汁は有害な二次胆汁酸に変化。

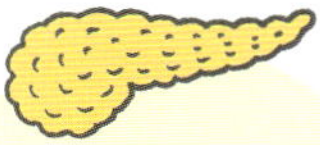

すい臓

腸内に消化物が送られると、栄養素を分解する**消化酵素を含んだすい液を分泌。**

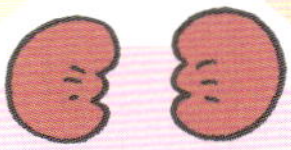

腎臓

血液中の老廃物を尿として排泄し、体液のバランスなどを調整。腎臓を保護する腸内細菌が存在し、環境が悪化すると腎機能低下や病気を招く。

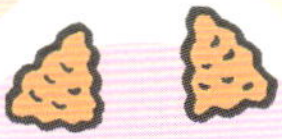

副腎

ストレス反応を緩和するホルモン「コルチゾール」を分泌。腸内で炎症などが起こると大量に分泌されるが、副腎の機能低下を招いて慢性疲労の原因などに。

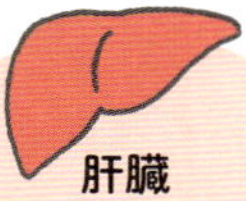

肝臓

胆汁をつくり、小腸で吸収された栄養素を一時的に貯蔵。腸内で悪玉菌が増えると、毒素を取り込んでがんなどの病気の原因に。

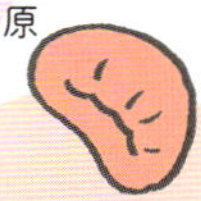

脾臓

体内の免疫システムを管理。腸管の免疫システムからも間接的に影響を受けている。

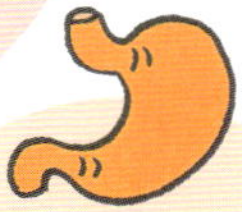

胃

食物を粥状に溶かし、小腸に送る。腸内のおそうじ「MMC」(P64)のON・OFFのスイッチとなる。

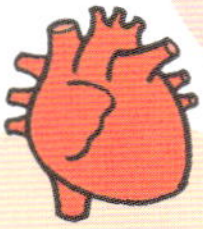

心臓

自律神経によって心拍数や血流がコントロールされている。**交感神経や副交感神経のはたらきで腸内血流も変化。**腸内細菌のバランスにも影響を受ける。

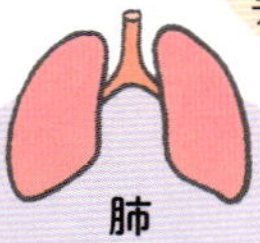

肺

呼吸によって自律神経に影響が出る。深い呼吸による**横隔膜の動きが、腸のぜん動運動をサポート**している。

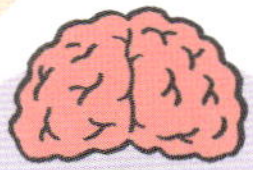

脳

「脳腸相関」のネットワークにより、お互いに情報を交換し合い、脳腸の状態がそれぞれに影響し合っている。

基礎知識

5

100兆個の細菌が存在する「腸内フローラ」とは？

私たちの腸内の環境を左右するもの。それは約１００兆個も存在するといわれる「**腸内細菌**」です。

腸内細菌は、宿主であるヒトと共生関係にあり、食物から得る栄養素をエサに発酵することで増殖。また、さまざまな代謝物を生成することで、人体の機能に大きな影響を与えています。腸壁の粘膜にびっしり生息しているため、まるでお花畑（フローラ）のように見えることから、「**腸内フローラ（腸内細菌叢）**」と呼ばれ、その総重量は約1・5kgにもなります。

腸内細菌は、その機能から大きく「**善玉菌**」「**日和見菌**」「**悪玉菌**」の3つに分類されています。これらの理想的なバランスは善玉菌2割に対し、悪玉菌1割。残り7割の日和見菌は優勢なほうに味方するので、健康な状態を保つことができます。しかし、この比率が逆転し、悪玉菌が優勢になると、腸内環境が一気に悪化し、さまざまな弊害が起こってきます。

また、偏った食事や運動不足などの影響で、腸内細菌の種類の多様性が失われることがあります（**ディスバイオシス**）。この場合も、腸内細菌のバランスが崩れるため、カラダに対し悪影響を及ぼすケースが多くなります。

腸内細菌は大きく3つに分類される

善玉菌

代謝物が消化・吸収機能に役立ち、人体によい影響を与える細菌。

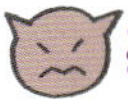

悪玉菌

便秘や下痢を招いたり、代謝によって有害な毒素をつくったりする、人体に悪影響を及ぼす細菌。

腸内フローラのイメージ

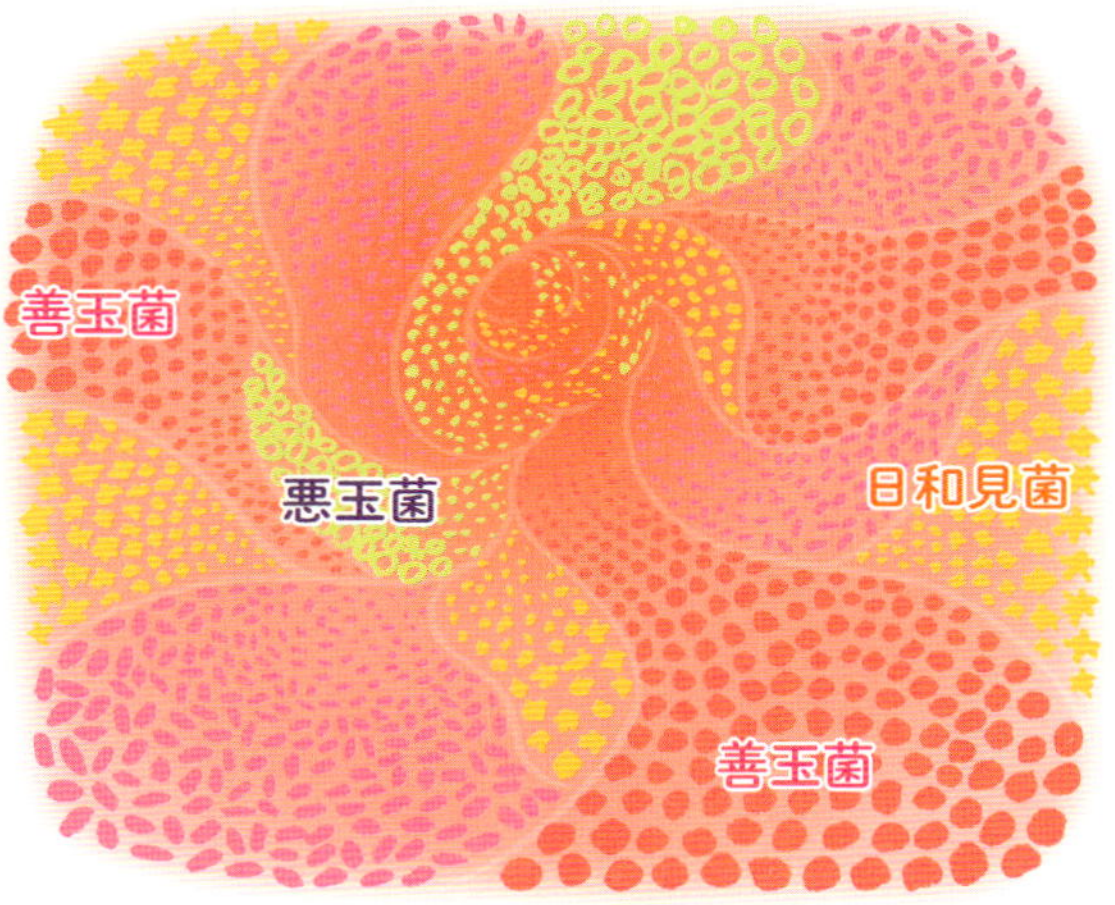

日和見菌

腸内細菌で最も多いグループ。善玉・悪玉のうち、数的に優位なほうに加勢する。

腸壁の粘膜に約100兆個も生息しており、お花畑に見えることから「腸内フローラ」とも呼ばれている。

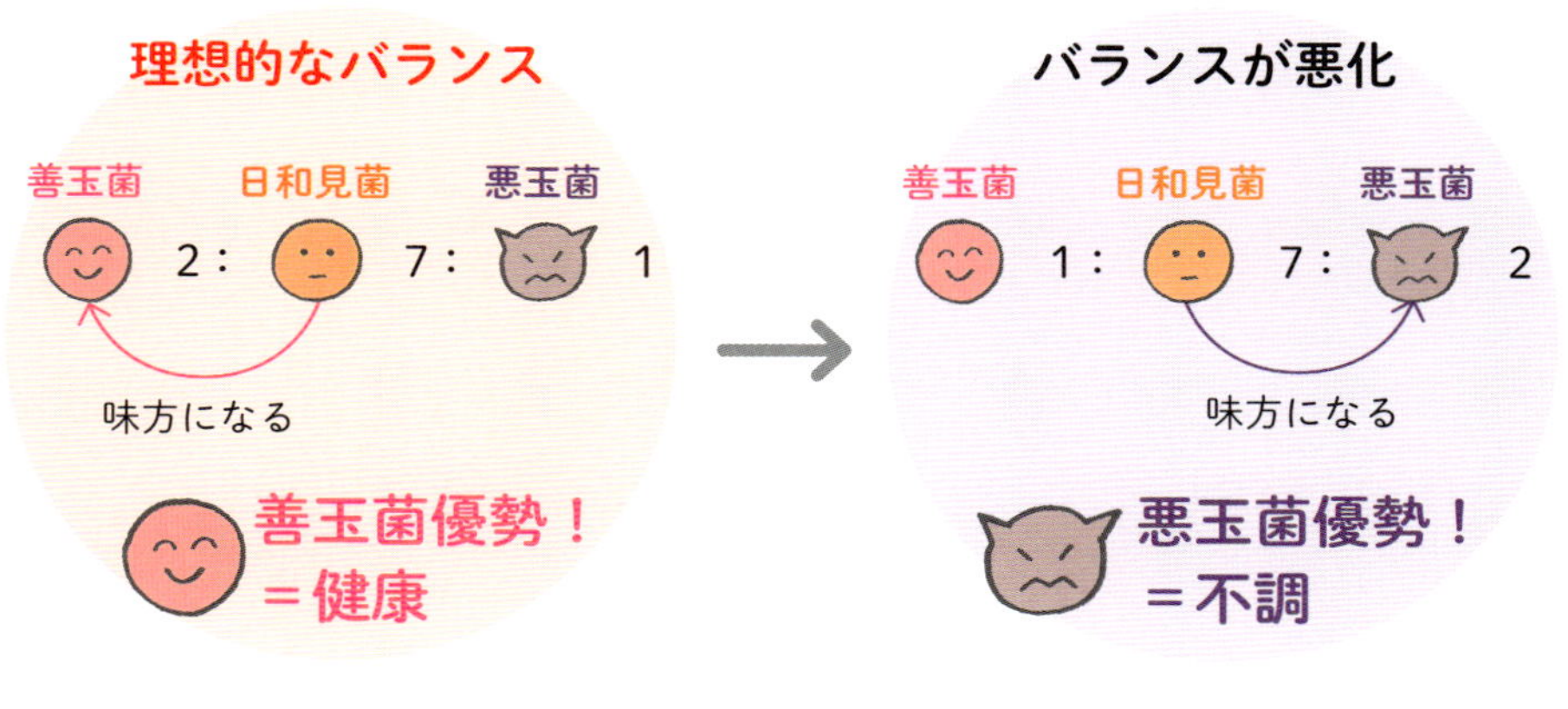

多数派である日和見菌は、数的に優位なほうに加勢するため、
つねに善玉菌の優勢な状態を保つことが大切！

主な腸内細菌の機能と特徴

腸内細菌の分類

腸内細菌は生物学的に、「門」「綱」「目」「科」「属」「種」で分類されている。
ヒトとの比較で学んでみましょう！

ヒトの場合		ビフィズス菌の場合
脊椎動物門	門	アクチノバクテリア門
ほ乳綱	綱	アクチノバクテリア綱
霊長目	目	ビフィドバクテリウム目
ヒト科	科	ビフィドバクテリウム科
ヒト属	属	ビフィドバクテリウム属
サピエンス種	種	ビフィダム、インファンティスなど

主な腸内細菌リスト

善玉菌　日和見菌　悪玉菌

腸内フローラに生息する代表的な細菌のグループや種の特徴・機能を紹介！

腸内細菌の4大グループ（門）	分類（悪玉・日和見・善玉）	特徴・機能
アクチノバクテリア	善玉菌	桿《かん》菌（棒状や円筒状の菌）、球菌、放線菌（糸状の菌糸や細胞を持つ菌）などさまざまな形状の菌を含む。ビフィズス菌をはじめ、カラダに役立つ代謝物をつくる。
ファーミキューテス	日和見菌	腸内フローラの多くを占める日和見菌グループ。クロストリジウム属のような悪玉グループもいれば、乳製品に含まれるラクトバチルス属のような善玉グループも含まれている。肥満体質の人は、ファーミキューテスが多い。
バクテロイデス	日和見菌	腸内の多くを占める日和見菌グループのひとつ。人体に悪影響を及ぼす菌は少ないが、異常に増えすぎると、バランスが崩れて感染症を招く（日和見感染）ことも。やせ型の人は、バクテロイデスが多い。
プロテオバクテリア	悪玉菌	大腸菌やサルモネラ、ヘリコバクターをはじめ、多種多様な病原体を含むグループ。べん毛によって動き回る細菌が多い。カラダの不調や病気を招く原因に。

主な腸内細菌の小グループ（属）		所属分類（門）	特徴・機能
乳酸菌	ビフィズス菌（ビフィドバクテリウム）	アクチノバクテリア	乳酸菌（糖を分解して乳酸をつくる菌の総称）の一種。乳糖やオリゴ糖などを分解し、乳酸や酢酸をつくって腸内環境のバランスを整える。花粉症などのアレルギーなどへの効果も期待されている。
乳酸菌	ラクトバチルス	ファーミキューテス	乳酸菌のうち最も多くを占め、約180種以上存在するグループ。カゼイ菌やガセリ菌、ブルガリア菌などの種があり、種からさらにシロタ株やL-92株などの「菌株」に分類され、菌株によって整腸の機能は変化する。

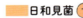

主な腸内細菌の小グループ（属）	所属分類（門）	特徴・機能
ブドウ球菌	ファーミキューテス	ブドウの房のような形で増殖する特徴を持つ。「黄色ブドウ球菌」「表皮ブドウ球菌」「腐性ブドウ球菌」など病原体を持つ菌が注目されているが、その3種以外はむしろ病原体から守るバリアのような役割をしている。
ユーバクテリウム	ファーミキューテス	日和見菌に属する細菌グループ。一部は善玉菌としてはたらく菌も含まれており、食物繊維を食べて酪酸・酢酸・乳酸・ギ酸などの代謝物をつくる。
レンサ球菌	ファーミキューテス	連なった鎖状の形を持つ。一部、乳酸菌の一種となるものもあるが、C型肝炎の患者の腸内でアンモニアを産生する菌種が異常に増加することもあり、腸内環境の悪化を招くことも。
クロストリジウム	ファーミキューテス	ボツリヌス菌やアリアケ菌、ウェルシュ菌などの病原性の悪玉菌が多く属する細菌グループ。食中毒のほか、大腸がん、肝臓がんといった発がん性物質をつくることでも注目されている。
バクテロイデス	バクテロイデス	日和見菌の最大グループのひとつ。基本的に病原性はないが、異常に増えすぎると、日和見感染を起こす可能性も。免疫システムとの関連も研究されている。
大腸菌	プロテオバクテリア	大腸菌のほとんどは無害で、強い病原性を持つものは「病原性大腸菌」と呼ばれる。また、無害の大腸菌でも血液や尿路系に侵入すると、敗血症などの病原体になることも。
クレブシエラ	プロテオバクテリア	感染症などを引き起こす病原菌グループのひとつ。腸管内に定着すると、免疫細胞が過剰に活性化し、クローン病や潰瘍性大腸炎といった炎症性腸疾患などを招く可能性も。

主な腸内細菌（種）	所属分類（属）	特徴・機能
ガセリ菌	ラクトバチルス	乳酸菌の一種であるラクトバチルスに属する菌種。菌株のうち「SP株」は、胃酸や胆汁に強く、食べたとき、生きたまま腸管に届くということで注目されている。
黄色ブドウ球菌	ブドウ球菌	食中毒だけでなく、ニキビやオデキなどの化膿性疾患の原因にもなる細菌。エンテロトキシンという毒素をつくり、これを食物と一緒にとったときに人体に害が出る。
ボツリヌス菌	クロストリジウム	ボツリヌス毒素をつくり、この毒素が神経伝達物質に作用してマヒが起こる。自然界に存在する毒素では最も強毒で、フグ毒の1000倍以上ともいわれる。
ウェルシュ菌	クロストリジウム	クロストリジウム属に含まれ、常在の悪玉菌の代表格。代謝物によって臭いガスの原因となったり、人体に有害な物質をつくったりする。
アリアケ菌	クロストリジウム	胆汁を分解し、有害物質である二次胆汁酸をつくる。これが血流にのって肝臓などに運ばれると肝臓がんを引き起こす原因となる。
バクテロイデス・プレビウス	バクテロイデス	海苔などの海藻を分解する酵素を持つ細菌。日本人の腸内には、外国人と比べ特別に多く生息している。

その他の腸内細菌（種）	所属分類（門）	特徴・機能
フソバクテリウム・ヌクレアタム	フソバクテリウム	大腸がんの患者に多く見られる悪玉菌。クローン病や潰瘍性大腸炎などの発症にも関与していると考えられている。

基礎知識

6

腸内細菌は年齢とともに変化する

腸内細菌は、「遺伝するものだ」と勘違いされている方も少なくないのですが、実は、生まれるときは、人間の腸内は無菌状態です。そして、生まれてから周囲の人（主に親など）との接触によって、細菌に感染します。ですから、両親の腸内細菌のバランスと似てきますが、遺伝ではないのです。

その後、腸内洗浄や便移植でもしない限り、腸内細菌の割合は大きく変化することはありません。ただし、細菌も食事で食べたものをエサに増殖するため、食生活や生活習慣などで傾向に微妙な変化が生じたりはします。

ところが、それが60歳を過ぎたころから腸内細菌の組成に大きな変化が訪れます。善玉菌が徐々に減り始め、悪玉菌が増え始めるのです。しかも、ウェルシュ菌や黄色ブドウ球菌といった病原性の強い細菌が増えてきます。

老化のシステムの一環なのかもしれませんが、このような変化がなぜ起こるのかは、まだ解明されていません。しかし、腸内環境は、加齢によって自然に悪化していくことは確か。より長く健康を維持するためには、きれいな腸内環境に整える努力も大切なことなのです。

年代別腸内細菌の割合

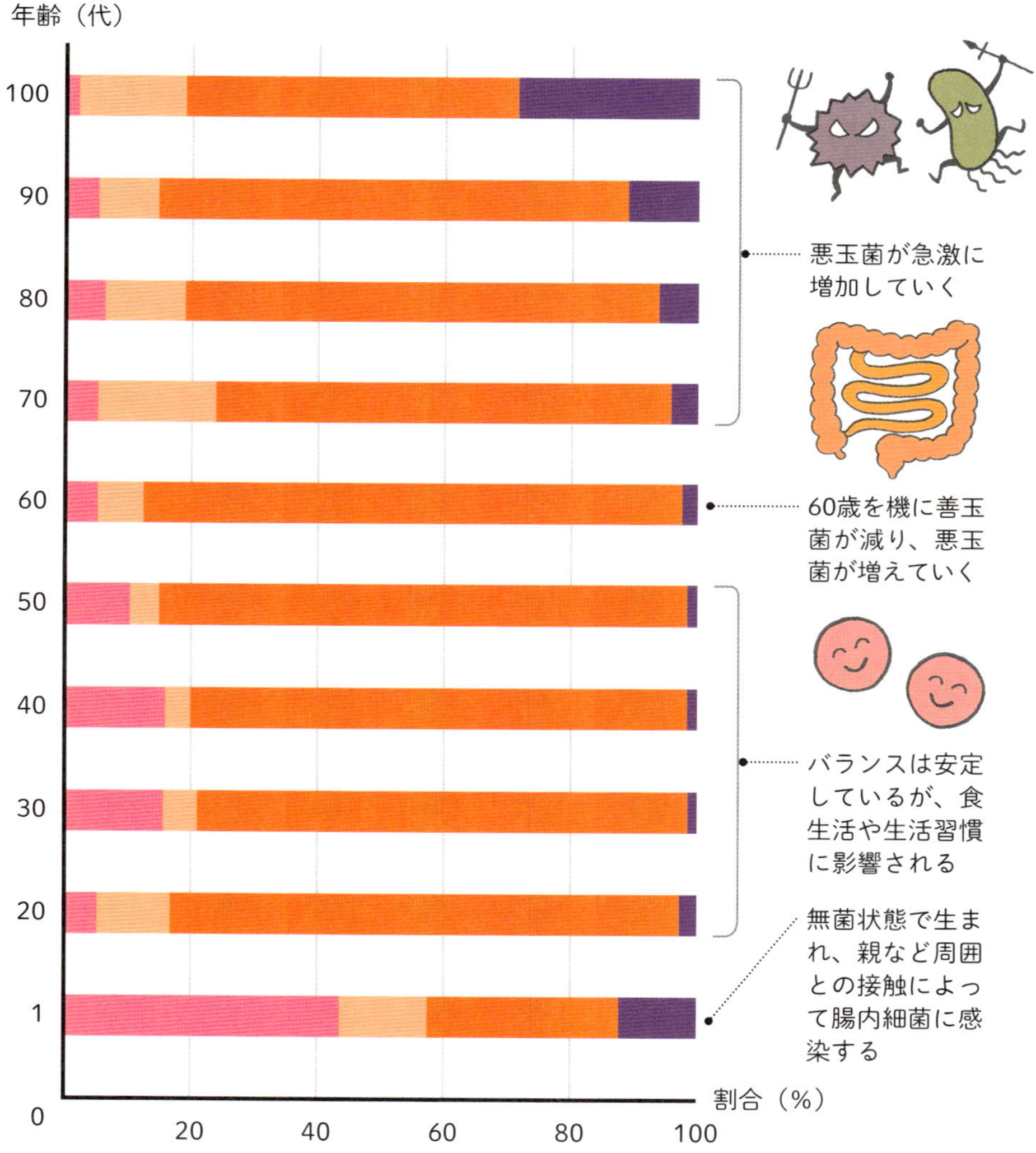

出典：Odamaki T, et al. BMC Microbiol. 2016

腸内細菌の種類

- 善玉菌（アクチノバクテリア）
- 日和見菌（ファーミキューテス）
- 日和見菌（バクテロイデス）
- 悪玉菌（プロテオバクテリア）

腸内細菌の理想的なバランスは、善玉菌２割に対して悪玉菌１割（残りの７割は日和見菌）。60歳を過ぎると、善玉と悪玉の比率が徐々に逆転していき、腸内環境が悪化する傾向に。

基礎知識

7

腸内細菌に見る長寿大国ニッポン

日本人の平均寿命は、厚生労働省の「平成29年簡易生命表」によると、男性81・09歳、女性87・26歳と世界でもトップクラス。さらに、日本は先進国のなかでもとくに肥満の割合が少ないという健康&長寿大国です。

これまで腸とカラダの深い関わりを述べてきましたが、日本人の長寿にも腸内環境が少なからず関係しているのではないでしょうか？

ある研究グループが、日本人を含む12カ国の腸内細菌叢を調査したデータがあります。そこで見えてきたのは、日本人の腸内細菌における4つの特徴です。

日本人の腸内細菌の傾向として、「①炭水化物の代謝機能が高い　②ビフィズス菌が多く、古細菌が少ない　③水素を酢酸生成に消費　④海藻を分解する酵素が多い」という4つの特徴があったそうです。

これらの特徴をまとめると、日本人はその他の11カ国よりも、人体に有用な栄養素を効率よく取り込むことができ、炎症などを防ぐ抗酸化作用などのはたらきに優れていることが推測できます。日本人の腸内環境は、他国と比較しても健全な状態にあるそうです。それこそが日本人の長寿の秘密なのかもしれませんね。

※1　翻訳：伝達RNA（mRNA）の情報に基づいてたんぱく質を合成する反応のこと。
※2　膜輸送：細胞膜を横切って物質が移動すること。

基礎知識
腸の不調
食生活
生活習慣
運動・マッサージ

12ヵ国で比較した日本人の腸内細菌の特徴

11ヵ国と日本人の腸内細菌叢の機能比較

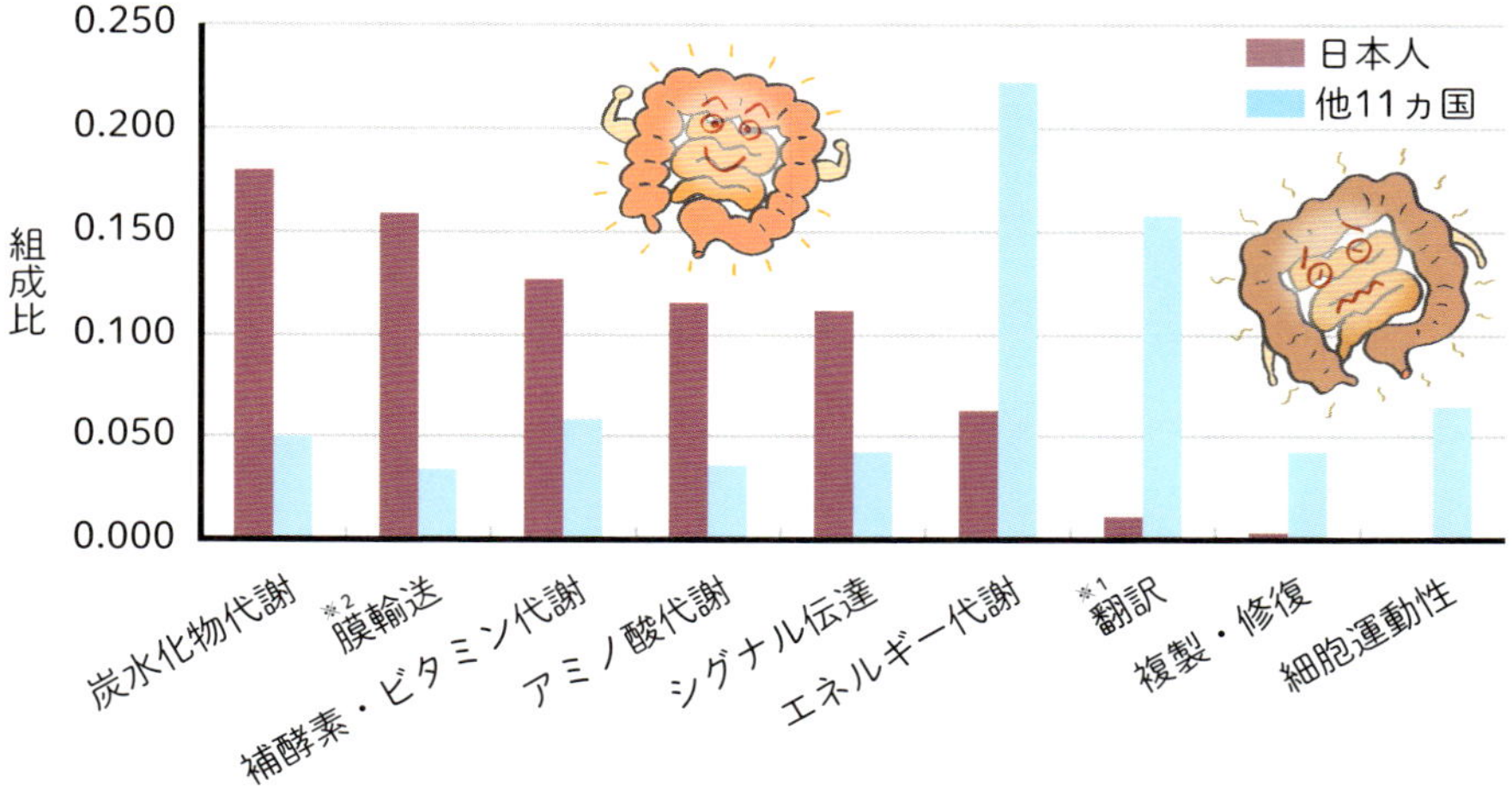

出典：The gut microbiome of healthy Japanese and its microbial and functional uniqueness

日本人の長寿に関係!?　4つの特徴

1 炭水化物やアミノ酸代謝の機能が豊富

炭水化物の代謝機能が高いということは、より多くの短鎖脂肪酸（酢酸や酪酸）、二酸化炭素、水素を生成できるということ。短鎖脂肪酸はカラダにさまざまな有用な効能をもたらす栄養素のひとつで、水素は疲労回復に役立つ抗酸化作用をサポートする。

2 ビフィズス菌が多く、古細菌が少ない

ビフィズス菌は、腸内環境を整えたり、アレルギー症状を緩和させたりする善玉菌の代表格。これが多いということは、腸内を健全に保ちやすい状態といえる。一方、古細菌が少ないのは、エネルギー代謝やたんぱく質の合成に関わる機能が低くなる傾向に。

3 水素を酢酸生成に消費することが多い

炭水化物の代謝で生成される水素は日本人の場合、酢酸の生成に消費される傾向に。他国の場合はメタン生成などに消費されることが多く、他国と比べカラダに役立つ方向で消費されていることが考えられる。

4 海苔やワカメなどを分解する酵素が多い

海苔やワカメなどの海藻を分解する酵素の遺伝子を、日本人の約90％が保有しているのに対し、他11ヵ国の場合は最大15％にとどまるという結果に。海藻類の栄養素を効率よく吸収する能力は、日本人の腸内細菌が持つ特有の能力と考えられる。

基礎知識

8 腸は外敵と闘う最前線地帯？

腸内に入ってくるものは、食べものだけではありません。外界には、目に見えない細菌やウイルスが数多く存在し、食事や接触などによってカラダのなかに侵入してきます。

このような外敵に対し、全身への侵入や増殖を防ぐために体内で闘ってくれるのが「**免疫細胞**」です。

実は、全身の免疫細胞のうち、約6割が腸に集まっています。これは、外から入ってくるもののほとんどが、腸を介して全身をめぐるという、腸がカラダの「玄関口」であるため。「外敵を玄関でせき止める」ことが、腸内の免疫細胞にとっての最大のミッションなのです。

腸内に病原菌などが侵入すると、腸壁の内部にいる免疫細胞が危険を察知し、メッセージ物質を放出します。そのメッセージ物質を受け取った腸壁の細胞が、さらに抗菌作用のある物質を分泌し、病原菌を撃退します。

また、腸壁には「**パイエル板**」という器官があり、そこで新人の免疫細胞に外敵について覚えさせるという新兵訓練所のような機能も備わっています。このように、腸管の免疫システムは、かなりの高機能を駆使して、カラダを外敵から守っているのです。

腸にはさまざまな外敵がやってくる！

腸は「カラダの玄関口」であるため、さまざまな外敵がやってくる。体内への侵入や増殖を防ぐために最前線で闘っているのが腸壁内部にいる「免疫細胞」だ。

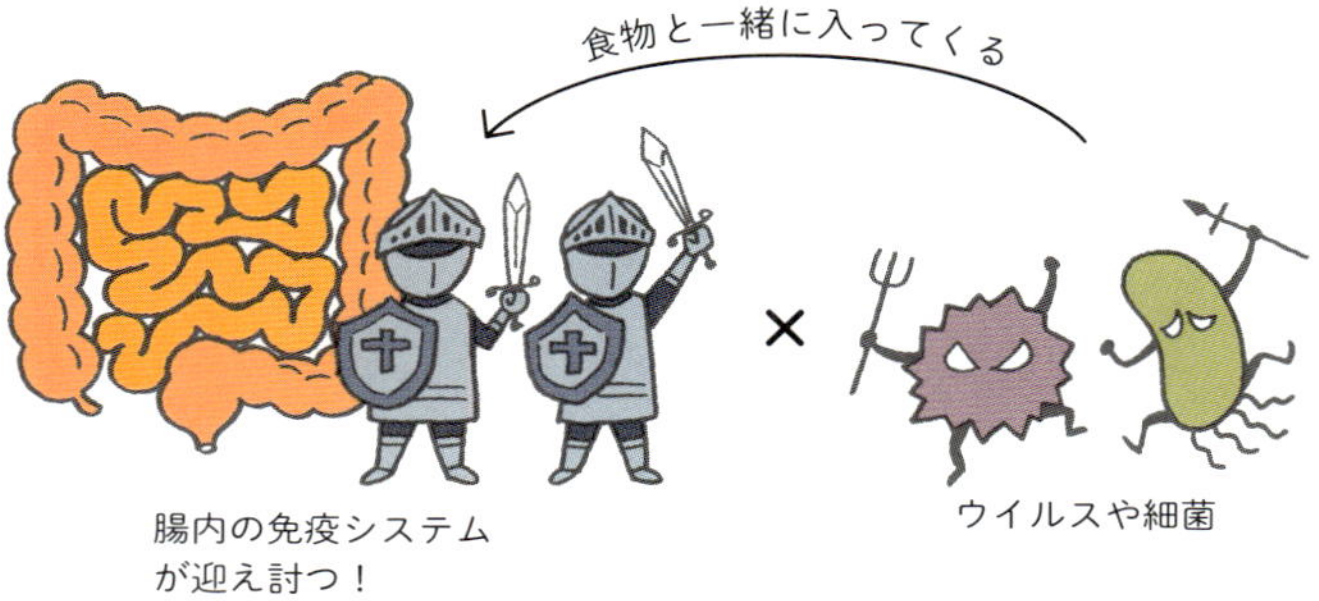
食物と一緒に入ってくる
腸内の免疫システムが迎え討つ！
×
ウイルスや細菌

腸には免疫細胞全体の約６割が集中！

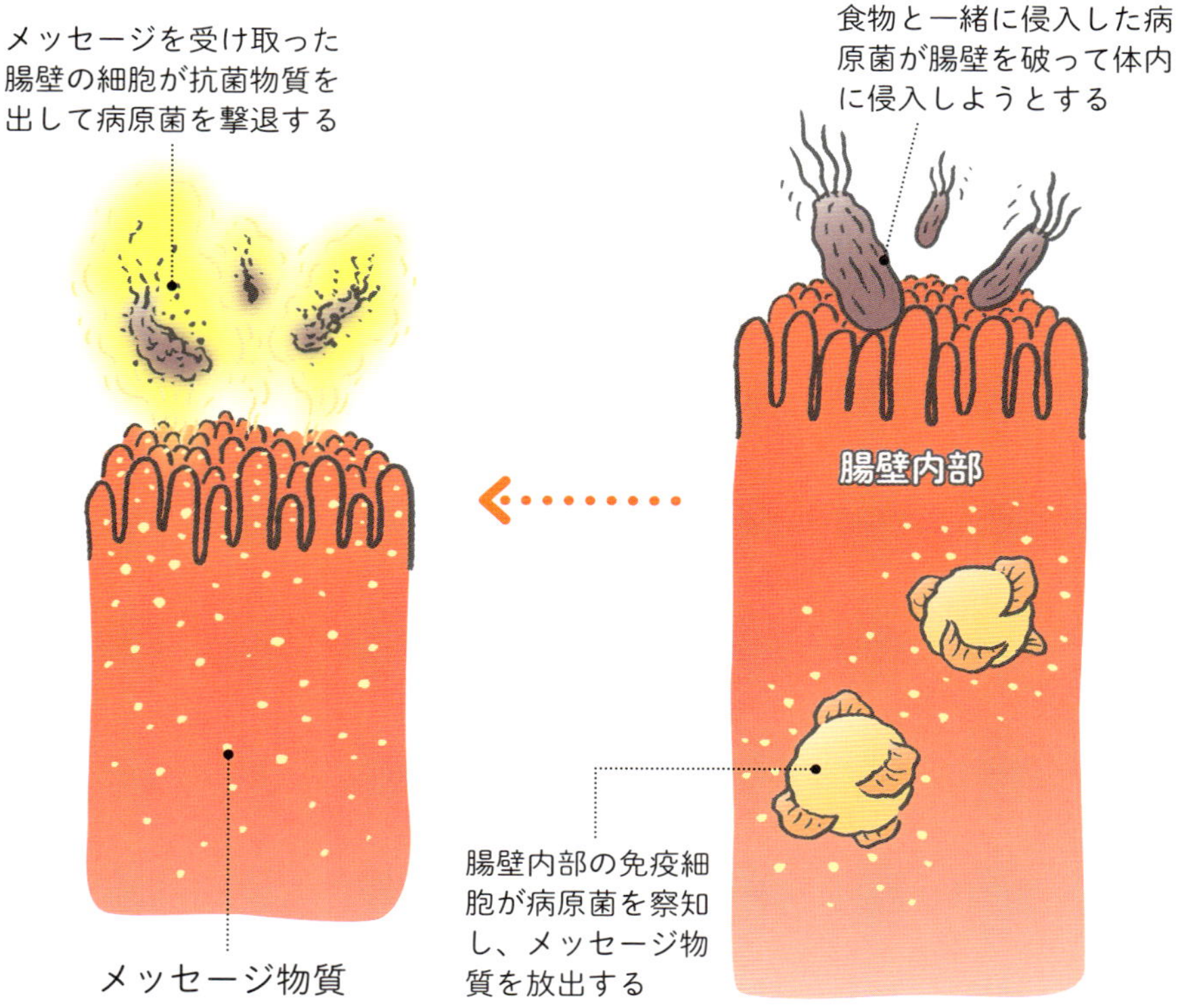

食物と一緒に侵入した病原菌が腸壁を破って体内に侵入しようとする

基礎知識

9

幸せホルモン「セロトニン」の9割は腸でつくられる！

腸の調子が悪く悩んでいる方のほとんどは、やはり表情が暗く、元気がありません。実際、うつ病の患者には便秘や下痢が多いというデータもあり、心の健康と腸内環境は密接なつながりがあると考えられます。

脳と腸が双方向でやりとりをする「脳腸相関」については、すでに述べました（P22）が、心とカラダを健全な状態に保つには、腸の健康を維持することが欠かせません。

人間の情緒に影響するホルモンで「セロトニン」という物質があります。幸福感との関連があることから「幸せホルモン」とも呼ばれています。実は、セロトニンの9割が腸管でつくられているのをご存知でしょうか？

セロトニンには、腸管のぜん動運動を活発にしたり、自律神経のバランスを整えて、心を前向きにしたりする作用があるとされています。また、興奮物質であるノルアドレナリンやドーパミンの暴走を抑える効果があるため、イライラなどを起こしにくくなります。

心の平穏には、これらのホルモンの分泌がカギとなり、それに影響するのが腸内のバランスです。つまり、腸は幸福で安定した精神状態にも大きく影響しているといえるでしょう。

幸せホルモン「セロトニン」とは？

セロトニンは、興奮物質であるノルアドレナリンやドーパミンの暴走を抑え、目覚めをよくしたり、やる気を起こさせたり、前向きな幸福感に影響を与えるとされるホルモン。腸管のぜん動運動を活発にする働きがあるため、逆にセロトニンが多すぎると下痢をすることも。

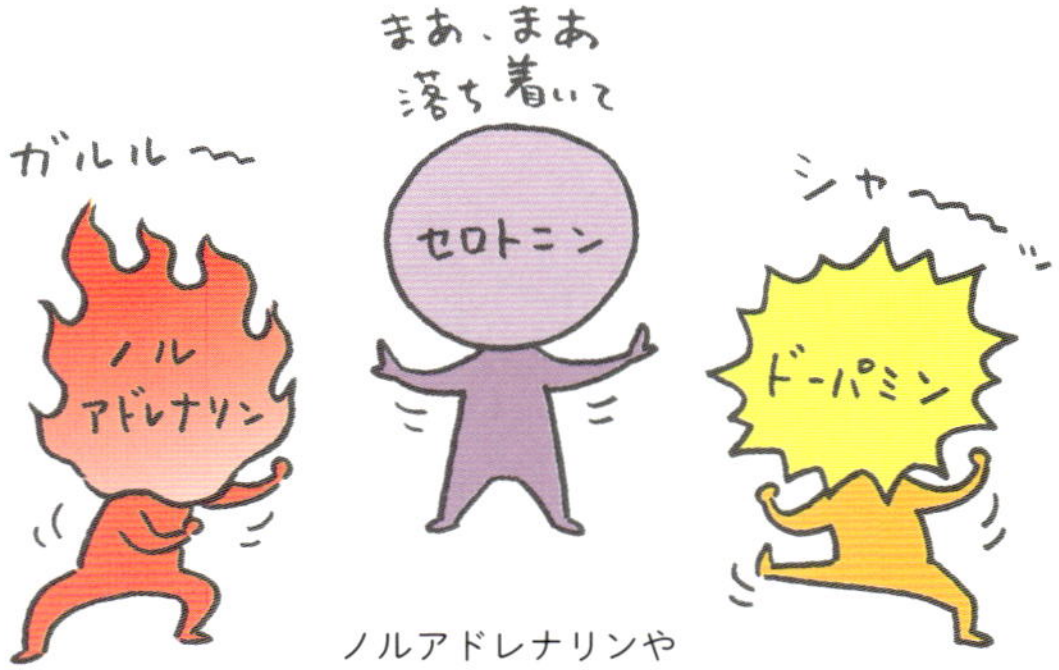

ノルアドレナリンや
ドーパミンの暴走を抑える

セロトニンの９割は腸でつくられる！

セロトニンはどこにある？

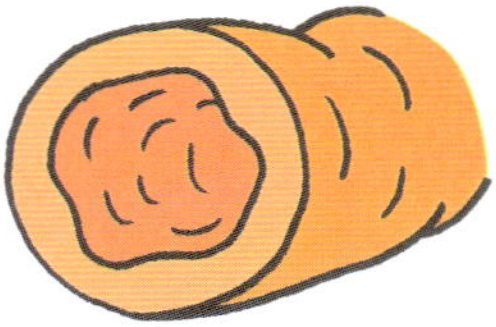

小腸内の粘膜
90%
いちばん多い！

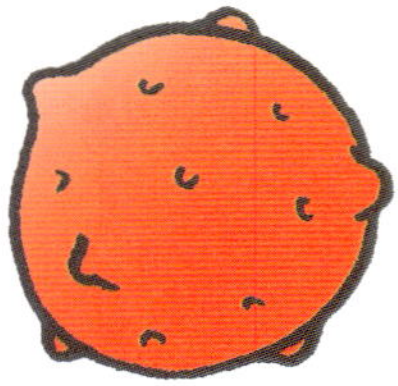

血液中の血小板
８％

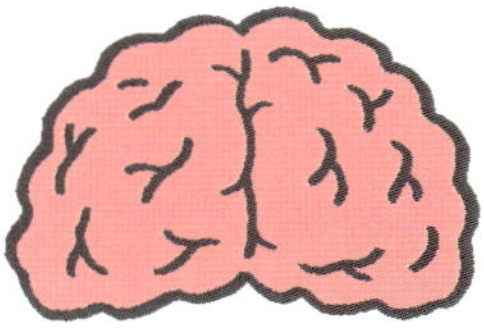

脳内の神経
２％

セロトニンの90%は腸管でつくられており、そのほか血液に含まれる血小板や脳でつくられている。脳腸相関のネットワークをベースに、腸管が情緒に関連するようなホルモンの分泌にも影響していると考えられる。

つまり、腸内環境は「精神の安定」にも
大きな影響を与える！

COLUMN 1

胃がんの原因の99％は「ピロリ菌」だった!?

日本人のがん死亡者数のうち、男女ともに３位以内にランキングされているのが「胃がん」です。

胃がんの原因と聞くと、食習慣や遺伝が原因なのでは？　というイメージをお持ちの方が多いかもしれません。

実は、**日本人の胃がんを引き起こす原因の99％は、感染症である**のをご存知でしょうか？

胃がんの原因となる細菌は、「ピロリ菌（ヘリコバクター・ピロリ菌）」といいます。**この細菌に感染すると、100％の確率で慢性胃炎を引き起こし、さらに粘膜がペラペラに薄くなってしまう萎縮性胃炎に発展**します。その状態が継続すると、胃壁の細胞の遺伝子が傷つき、胃の粘膜が腸の粘膜のように凸凹の状態に変化してきます。この状態を「腸上皮化生」といい、**腸の粘膜と同じように有害な物質も吸収する**ようになってしまいます。このとき、**がん細胞を活性化させる「CDX2」という遺伝子にスイッチが入り、胃がんを発生させてしまう**のです。

ピロリ菌の感染ルートは、「①井戸水などの汚染された水 ②離乳食などの口移し」などが考えられ、ほとんどが５歳以下の幼年期に感染します。成人になってからの感染はほとんどありません（胃に到達するまでに殺菌される）が、唾液や歯垢にもいるのでディープキスなどで感染するケースもゼロではありません。

胃がんを予防するためには、病院の検査でピロリ菌に感染していないか早めに確かめること。もし感染していたら、抗生物質での除菌療法を行うことをおすすめします。

第2章

意外な真実！カラダの不調と腸の影響

腸の不調

1

腸の「SOSサイン」を読み取れば不調に気づける！

1章では、腸のさまざまな役割や機能、カラダとの深いつながりを説明しました。

腸をめぐるネットワークの幅広さを考えると、もし、心とカラダに不調が生じれば、少なからず腸にも影響が出てくるものと考えられます。つまり、腸から発信される**SOSのサイン**を読み取れば、普段なら気づかないような不調に気づくこともできるということです。

では、腸が発信する不調のサインには、どういうものがあるのでしょうか？

最も代表的なのは、下痢や便秘です。腸内細菌のバランスの乱れ、精神的なストレス、感染症やアレルギーなど、心とカラダのあらゆる問題への反応として、下痢や便秘という症状が現れます。このような症状が1カ月ほど長引くようであれば、病院で診察を受けたほうがよいでしょう。

このほか、「お腹に張りや痛みがある」「肌ツヤが悪い」「短期間での体重の増減」「ゲップや胸やけ」「おならが増えたり、臭くなったりする」など、腸はさまざまな不調のSOSサインを発信してきます。

健康を維持するためには、これらに注意を向ける「**傾腸**《けいちょう》」の習慣を持つことが大切です。

腸が発信する9つのSOSサイン

こんなことがあれば要注意！

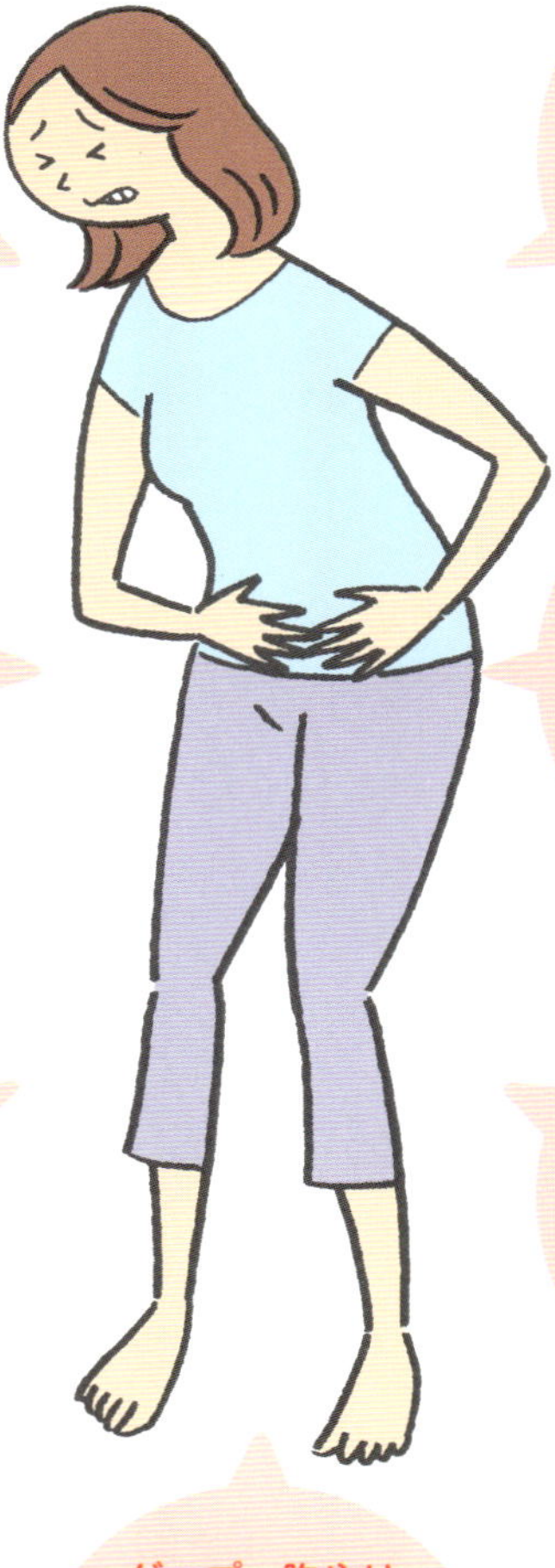

1 下痢・便秘

病原菌への感染、食生活や生活習慣の乱れ、精神的なストレス、病気など、心とカラダに不調が生じると、その反応として症状が現れやすい。

2 おならの増加

腸内の悪玉菌が増えると、ガスの量が増えてにおいも臭くなる。便秘や過敏性腸症候群のほか、大腸がんやSIBO（P66）などの病気に起因する場合も。

3 お腹の張り

おならの増加と同様に、悪玉菌の増加によるガスの過剰発生が原因。便秘と併発することが多く、食欲不振などを招く。

4 腹痛

便秘や下痢と併発することが多いが、痛みの感じ方や位置などで原因も変わってくる。激しい痛みや長引く場合は医師の診断を受けたほうがよい。

5 お腹がゴロゴロ

腸の動きが激しいときになる音。空腹時になるのは問題ないが、食事の直後にも音が激しいようなら、過敏性腸症候群やSIBOなどの病気の疑いも。

6 体重の急な増減

腸内フローラのバランスが崩れ、消化・吸収の機能がうまく働いていない状態。体重増加は吸収しすぎ、体重減少は吸収せずに流してしまっている。

7 肌ツヤの低下

腸内フローラのバランスが崩れ、悪玉菌による代謝物が肌に悪影響を与えている。栄養吸収の機能が低下したり、病気に起因したりするケースも。

8 ゲップ・胸やけ

お腹の張りやおならの増加と併発することが多い。ガスの過剰発生で胃腸の内圧が上がり、胃液などが食道へ逆流してしまうことで起こる。

9 便の状態

便の色やカタチによって、腸内環境の状態を量るバロメーターになる。詳細はP42を参照。

2

便の色・カタチを観察して腸内の状態をチェック！

便の色やカタチを観察することで、普通は見ることのできない腸内の状態をチェックすることができます。

理想的な便の状態は、左図にあるようにバナナのような形をし、やや黄色っぽい茶色の便です。この状態であれば、腸内細菌のバランスや、腸内で消化・吸収するスピードのバランスも正常ということになります。

便の黄色さは、消化液を構成する「胆汁酸」の色です。腸内での通過時間が長くなると、どんどん水分が吸収されていき、胆汁酸が濃くなってしまいます。便秘の状態で排泄された便が黒くなるのは、そのためです。逆に腸内での滞在時間が短くなると、水分吸収の時間が少なくなり、黄色が薄まった軟便や下痢のような状態になります。また、大腸に出血があると赤い便、胃や十二指腸に出血があると黒いタールのような便になります。白い便が出ることもあって、それは十二指腸やすい臓、胆管にがんができることで、胆汁の出口がふさがって胆汁が出なくなるために白くなります。

このように便の状態をチェックすることで、カラダの健康状態も推測することができるのです。

便の状態をチェック！

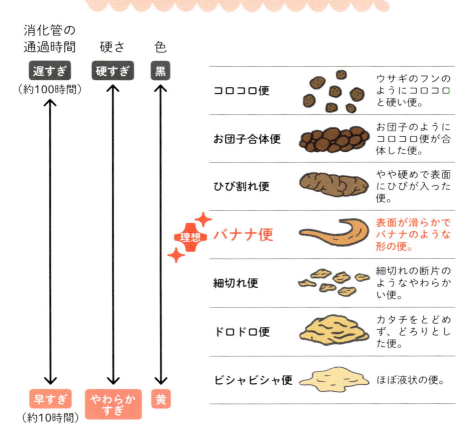

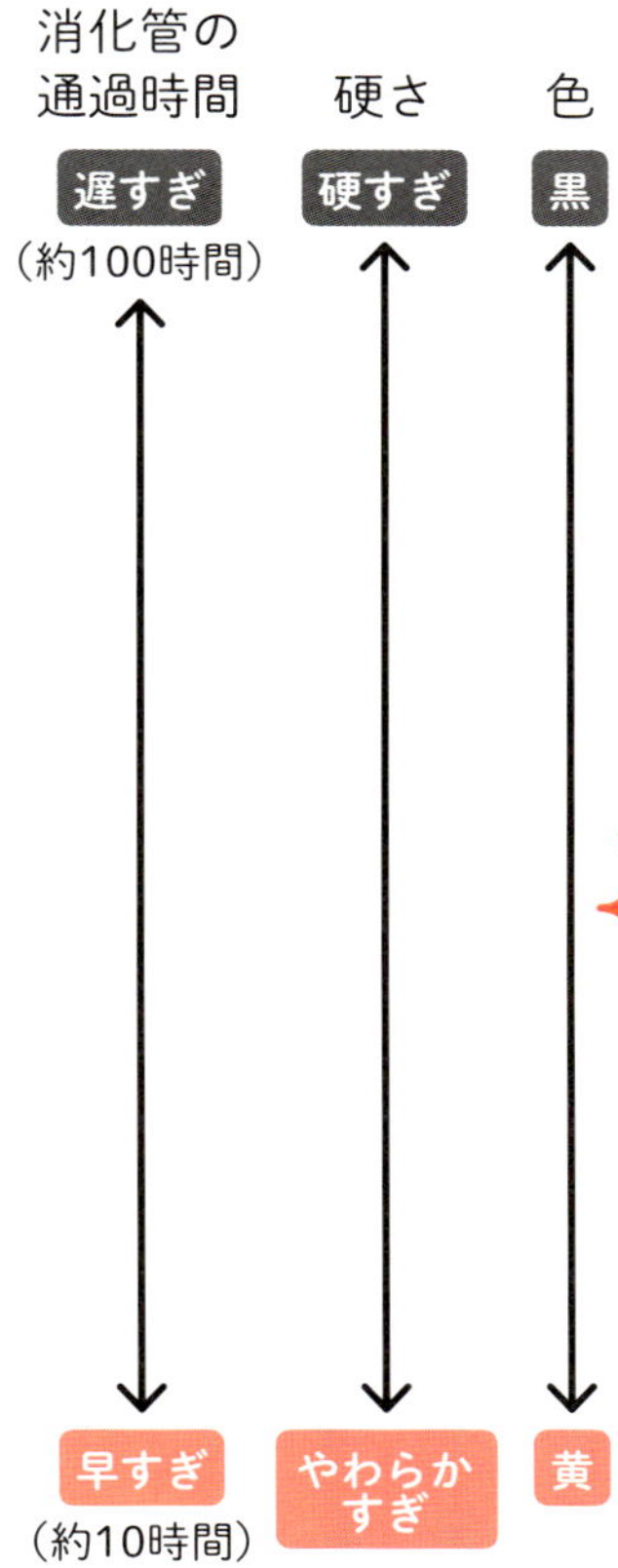

コロコロ便		ウサギのフンのようにコロコロと硬い便。
お団子合体便		お団子のようにコロコロ便が合体した便。
ひび割れ便		やや硬めで表面にひびが入った便。
理想 バナナ便		表面が滑らかでバナナのような形の便。
細切れ便		細切れの断片のようなやわらかい便。
ドロドロ便		カタチをとどめず、どろりとした便。
ビシャビシャ便		ほぼ液状の便。

～こんな便にも要注意！～

灰白色便

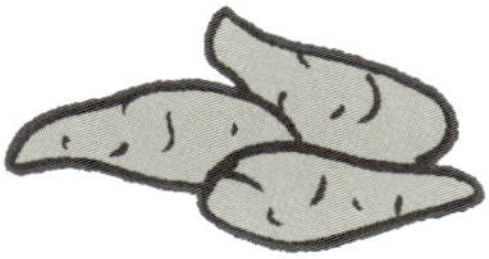

十二指腸やすい臓、胆管のがんが胆汁の出口をふさぎ、胆汁が流れない状態で出る白い便。

赤色マーブル便

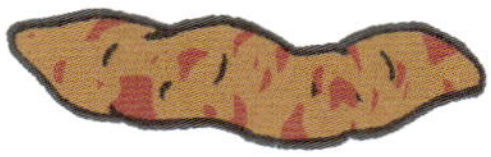

赤い血が便内部まで混ざった便で、大腸の出血が原因。表面だけが赤ければ痔のこともある。

黒色タール便

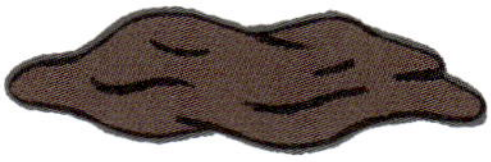

黒いタールのような便で、胃潰瘍や十二指腸潰瘍などの出血が原因。

腸の不調

3

しくみを知れば改善できる！便秘と下痢のメカニズム

便秘と下痢は、さまざまな病気の症状としてはもちろんですが、精神的なストレス、暴飲暴食、冷え、加齢、感染症など、日々のあらゆる問題を原因として起こります。

　では、便秘や下痢は、腸内において、どのような流れで起こっているのでしょうか？　まず、基本的な排便の流れを説明しましょう。

　まず食物は口腔で噛み砕かれ、唾液とともに胃に入り、強い酸性の胃液でドロドロに溶かされます。それが十二指腸に送られ、胆のうから胆汁、すい臓からすい液が分泌。これらの液体を合わせると1日で約9ℓに及びます。小腸で約7ℓ、大腸で約2ℓが吸収されますが、便を生成するのは大腸です。

　大腸のぜん動運動、便からの水分吸収、腸からの水分分泌という3つのはたらきが、便の状態を左右します。ぜん動運動が活発だと、便の滞在時間が短くなって水分吸収が不十分になります。そこに腸からの水分分泌が加わり、軟便や下痢の状態になります。逆に、ぜん動運動が鈍くなれば、水分吸収が進み、腸からの水分分泌も低下することで、便秘を引き起こします。そして、前述のさまざまな原因が、これらのはたらきを狂わせてしまうのです。

排便の基本的な流れ

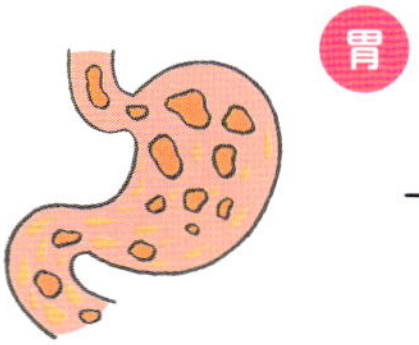

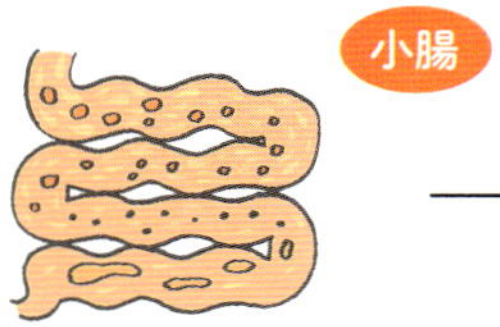

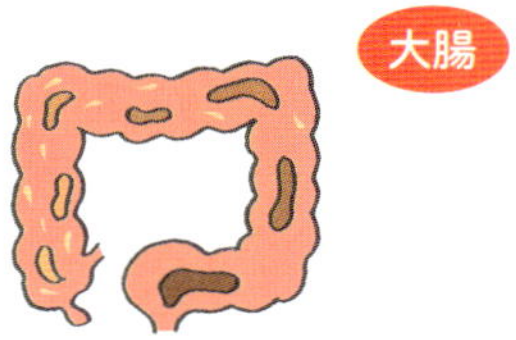

栄養素は計９ℓの液体に

唾液と胃液で溶かされた食物は、１日に約９ℓの液体になる。

小腸で７ℓを吸収

小腸で栄養素や水分を吸収。９ℓのうち７ℓが吸収される。

大腸で残り２ℓを処理

栄養素の残滓2ℓが大腸で処理され、便がつくられる。

便秘と下痢のしくみ

便秘や下痢は、ストレスや暴飲暴食、冷えなどさまざまな問題が大腸のはたらきに影響して引き起こされる！

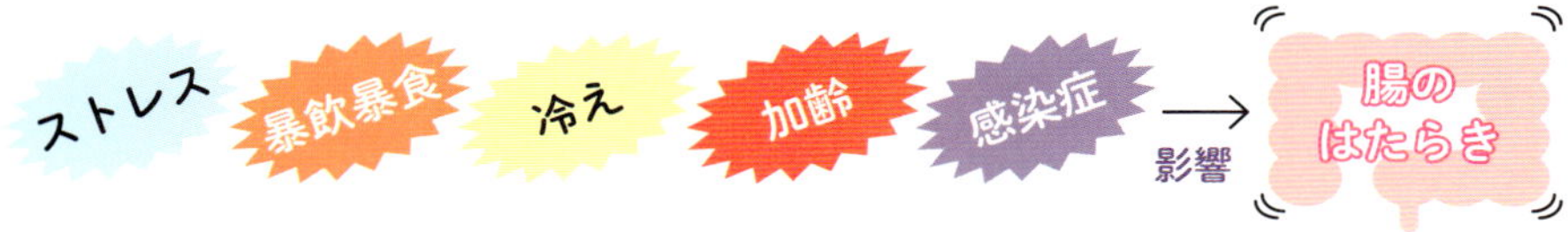

〜大腸の３つのはたらきと便の関係〜

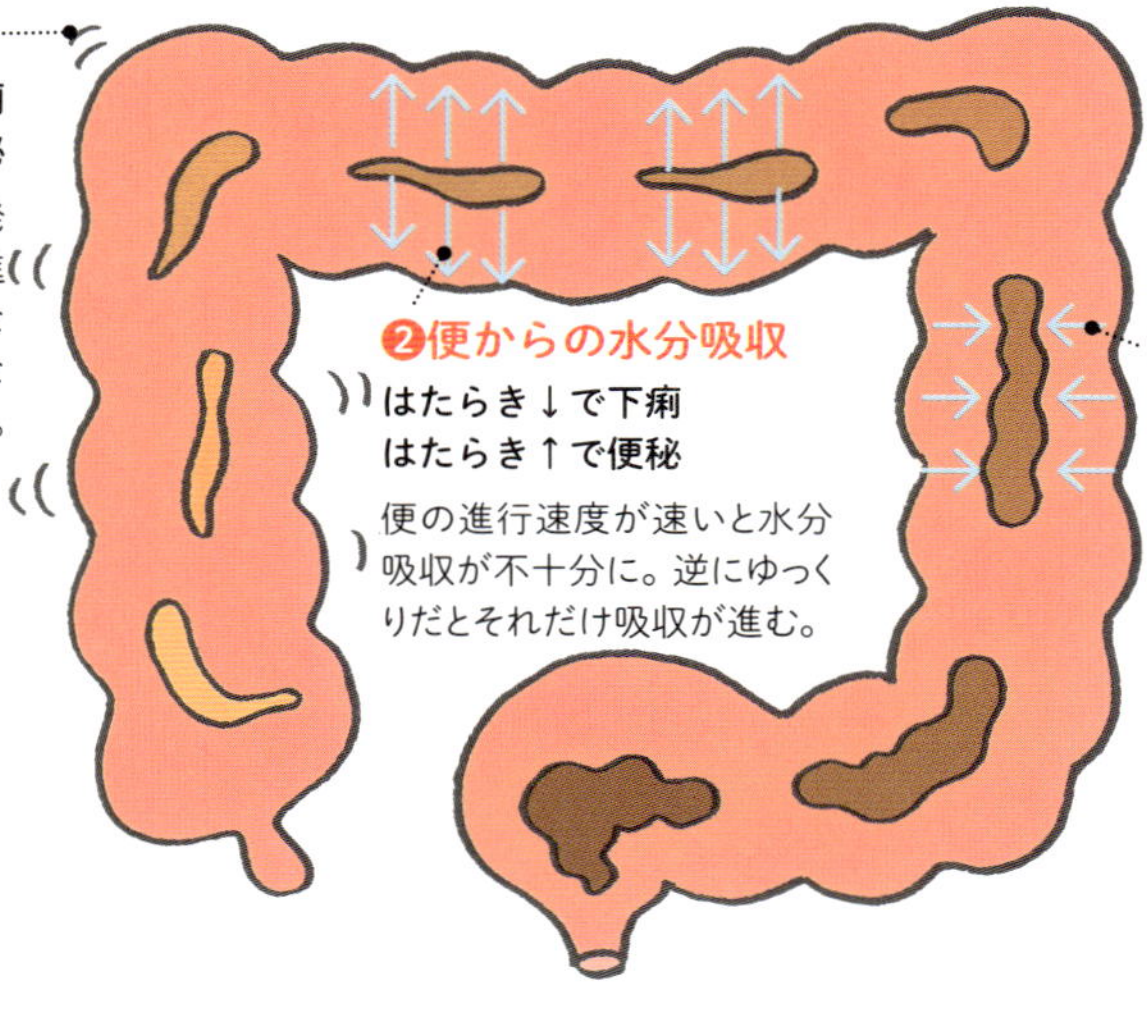

❶ぜん動運動

はたらき↑で下痢
はたらき↓で便秘

ぜん動運動が活発になると、便の進行速度が速くなり、動きが鈍くなるとゆっくり進む。

❷便からの水分吸収

はたらき↓で下痢
はたらき↑で便秘

便の進行速度が速いと水分吸収が不十分に。逆にゆっくりだとそれだけ吸収が進む。

❸腸からの水分分泌

はたらき↑で下痢
はたらき↓で便秘

腸からの水分分泌が多いと便がゆるくなり、少ないと硬くなる。

4

腸内環境は60歳で急激に衰える？

60歳を過ぎると、腸内細菌の組成が変化し、悪玉菌が増加して、善玉菌が急激に減少していくことは、すでに述べました。

とくに問題なのは、悪玉菌のなかでも有害な物質をつくる細菌種が増えるということです。

腸内細菌が生み出した有害物質が、迷走神経や血管、リンパ管などを通ってカラダのあらゆる場所で問題を引き起こす原因となります。腸のネットワークの優れた機能が、逆に仇となってしまうのです。

たとえば、腸内の環境が悪化してくると、勢力を増す「アリアケ菌」という細菌がいます。

このアリアケ菌は、消化液を構成する胆汁から「二次胆汁酸」という有害物質を生み出すのですが、これが発がん性物質につながるのです。門脈という腸と肝臓をつなぐ血管からその物質が肝臓に入ってしまうと、肝臓がんを引き起こす原因になります。

このほかにも、認知症やパーキンソン病、うつ病などの原因となる毒素を生み出したり、肌を劣化させたり、有害なガスを発生させたり、さまざまな悪さをする凶悪な悪玉菌が増えてきます。ある意味、老化は腸から始まるといえるかもしれません。

60歳で悪玉菌が急増する！

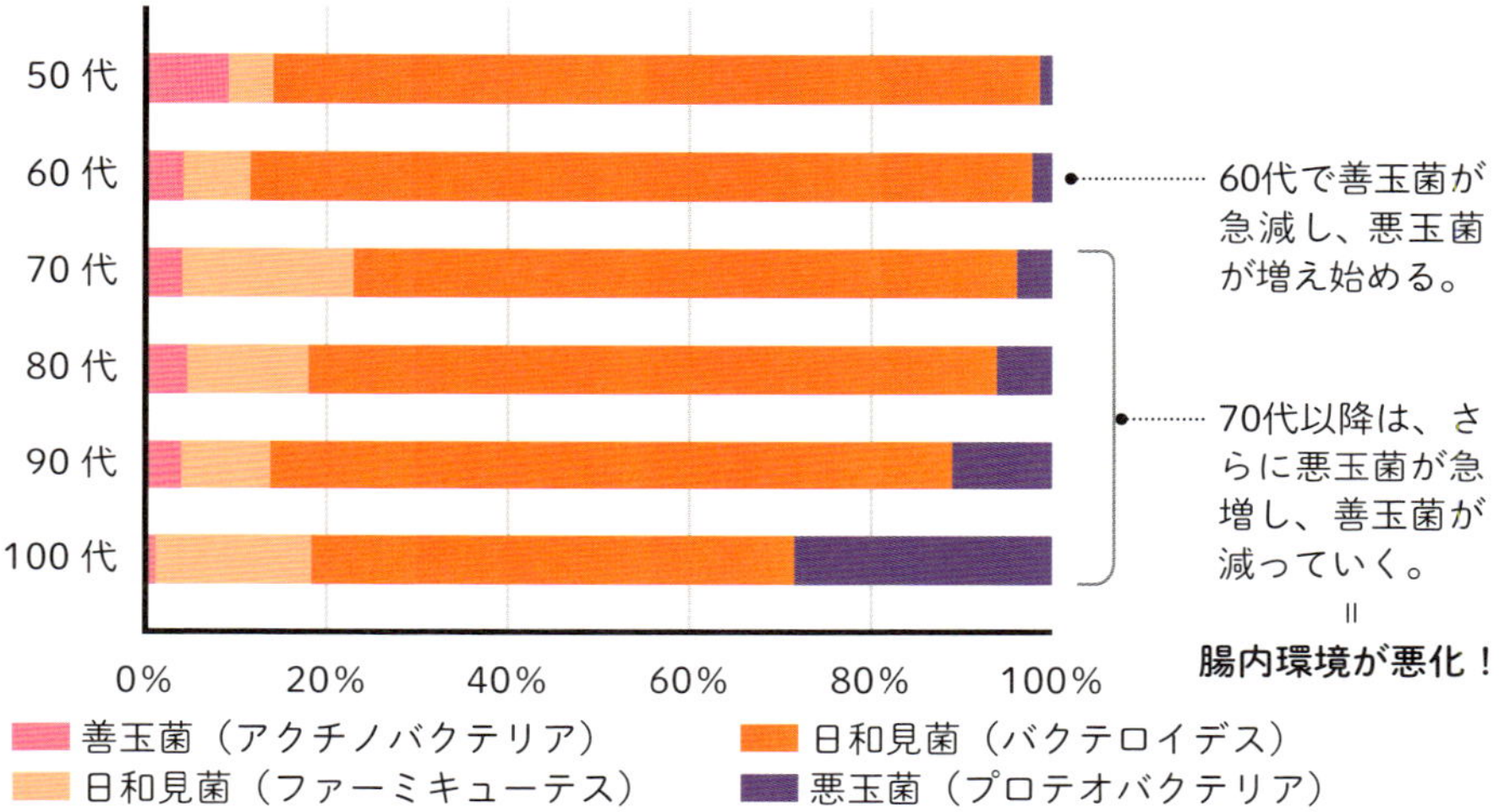

70代以降は、さらに悪玉菌が急増し、善玉菌が減っていく。

出典：Odamaki T, et al. BMC Microbiol. 2016

悪玉菌が増えると、どうなる？

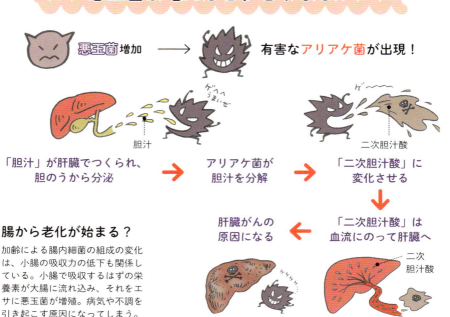

悪玉菌増加　→

有害なアリアケ菌が出現！

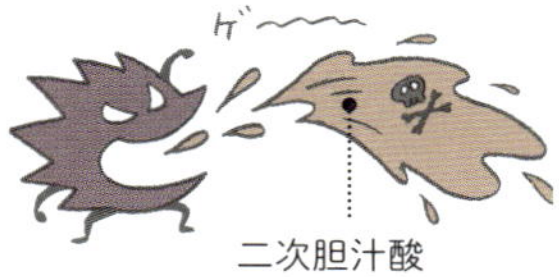

「胆汁」が肝臓でつくられ、胆のうから分泌 → **アリアケ菌が胆汁を分解** → **「二次胆汁酸」に変化させる** ↓ **「二次胆汁酸」は血流にのって肝臓へ** → **肝臓がんの原因になる**

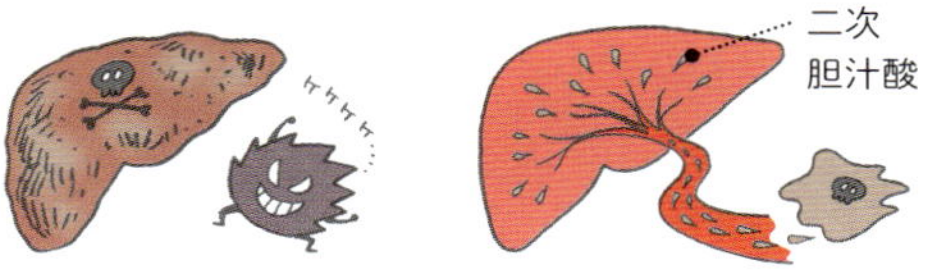

腸から老化が始まる？

加齢による腸内細菌の組成の変化は、小腸の吸収力の低下も関係している。小腸で吸収するはずの栄養素が大腸に流れ込み、それをエサに悪玉菌が増殖。病気や不調を引き起こす原因になってしまう。

腸の不調

5

「やせ型で陰うつ」な人は腸が乱れている

腸がさまざまな不調のSOSサインを送ってくることは、すでに述べましたが、実はカラダの内部の症状だけでなく、外見でも腸の不調の兆候を読み解くことができます。

まず、お腹の具合が悪いといって診察に訪れる人の多くは、やせ型の体型をしています。腸に問題があると、栄養素をうまく吸収できず、やせ細ってしまうためです。そして、やはりお腹の調子が悪ければ、顔色も悪く、「脳腸相関」（P22）の影響で表情が暗くなります。無意識にお腹を守っているせいか、猫背になっている人も多いのが特徴です。「やせ型で陰うつな表情」をしている方は、腸内環境の乱れを疑ったほうがよいかもしれません。

腸内の水分やホルモン分泌のバランスが崩れると、「足のむくみ」「肌ツヤの低下」「割れツメ」などを起こしやすい状態になったりもします。さらに、肌の老化が進み、顔のシワがいつもより深くなったりする場合もあります。

また、悪玉菌の増加などによって、腸内にガスが充満し、お腹がぽっこり張ってきたり、口臭がにおってきたりすることも。

このように、腸内環境の悪化が、カラダの外見にさまざまな影響を与えるのです。

腸内環境の乱れは外見にも現れる！

見た目に下記のような症状が現れたら、
腸内の乱れを疑ってみよう。

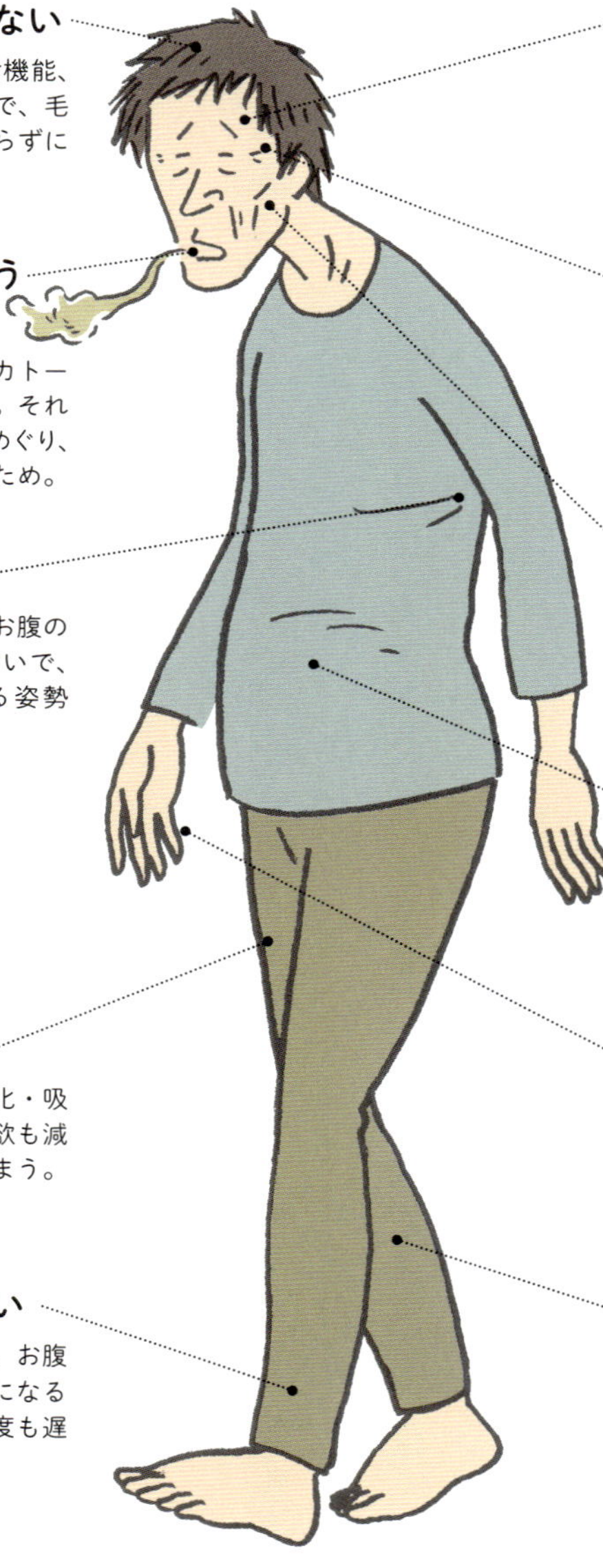

⚠ 髪にツヤがない

栄養素の吸収や代謝機能、血行が低下することで、毛髪に栄養素が行き渡らずにツヤがなくなる。

⚠ 口臭がにおう（クサイ）

悪玉菌が増殖し、スカトールなどのガスが増加。それが血液などで全身をめぐり、肺に到達してしまうため。

⚠ 猫背気味

便秘や下痢、腹痛、お腹の張りなどの不調のせいで、腹部を無意識に守る姿勢に。

⚠ やせている

腸内での栄養素の消化・吸収機能が低下し、食欲も減退してやせ細ってしまう。

⚠ 歩幅がせまい

心が後ろ向きになり、お腹を無意識に守る姿勢になると、歩幅も狭く、速度も遅くなる。

⚠ 肌が荒れやすい

ホルモン分泌の不具合、悪玉菌が生み出す毒素などの影響で肌が荒れやすい。

⚠ シワが深い

ホルモン分泌の不具合、悪玉菌が生み出す毒素などの影響で肌の老化が進む。

⚠ 笑顔がない

腸の調子が悪いと、脳や自律神経にも悪影響が生じ、陰うつな表情になることが多い。

⚠ お腹が張っている

悪玉菌が増殖し、メタンなどのガスが増加。便秘などを併発することで腸が膨張する。

⚠ ツメが割れやすい

便秘や下痢の症状があると、代謝の低下を招き、ツメが割れやすくなる。

⚠ 足がむくんでいる

腸内の水分吸収と分泌のバランスが崩れると、血行不良を招いて手足がむくみやすい。

腸の不調

6

なぜ旅行で便秘になる？ 脳と腸の親密すぎる関係

旅行に行くと、「必ず便秘になる」と訴える人がいます。また、会社のプレゼンなど緊張する場面があると、「直前にお腹が痛くなって下痢になってしまう」と悩んでいる方も多いことでしょう。

これらの原因は、前述した「**脳腸相関**」のネットワーク（P22）によるものです。

旅行先で便秘になるのは、不慣れな環境に脳がストレスを感じ、交感神経がはたらきすぎることで、腸の動きが低下して起こります。この状態が長く続くと、悪玉菌が増殖して、さまざまな不調を招く恐れがあります。したがってできるだけリラックスし、交感神経のはたらきを抑えることが大切です。また、緊張する場面で下痢になってしまうのは、過敏性腸症候群。これは失敗できないという強い不安（興奮）を抑えようと、副交感神経がはたらきすぎ、腸の動きが活発になってしまうことなどで起こります。

このように脳のストレスは、ダイレクトに腸に伝えられます。しかも逆に、腸の不調が脳へと伝わるという悪循環にはまってしまうので、症状がひどい場合は、薬に頼るという選択肢も視野に入れるとよいでしょう。

こんなとき、腸ではなにが起きている？

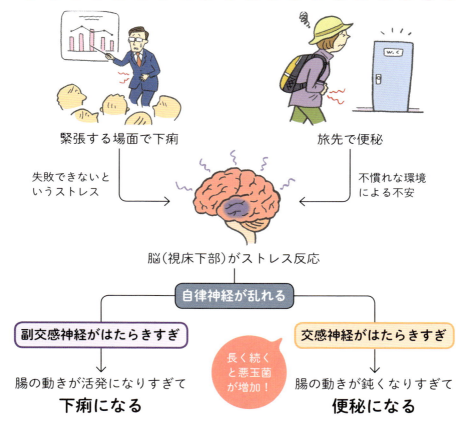

緊張する場面で下痢

旅先で便秘

失敗できないというストレス

不慣れな環境による不安

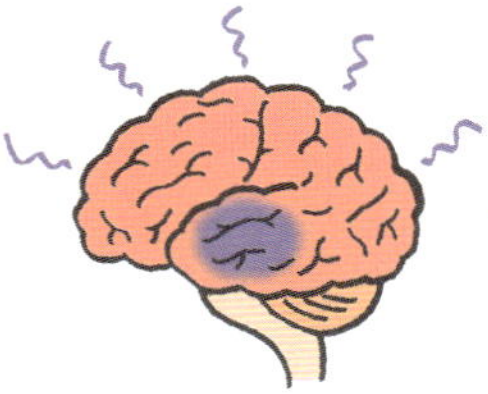

脳（視床下部）がストレス反応

自律神経が乱れる

副交感神経がはたらきすぎ

腸の動きが活発になりすぎて

下痢になる

長く続くと悪玉菌が増加！

交感神経がはたらきすぎ

腸の動きが鈍くなりすぎて

便秘になる

脳と腸の相関関係で悪循環に!?

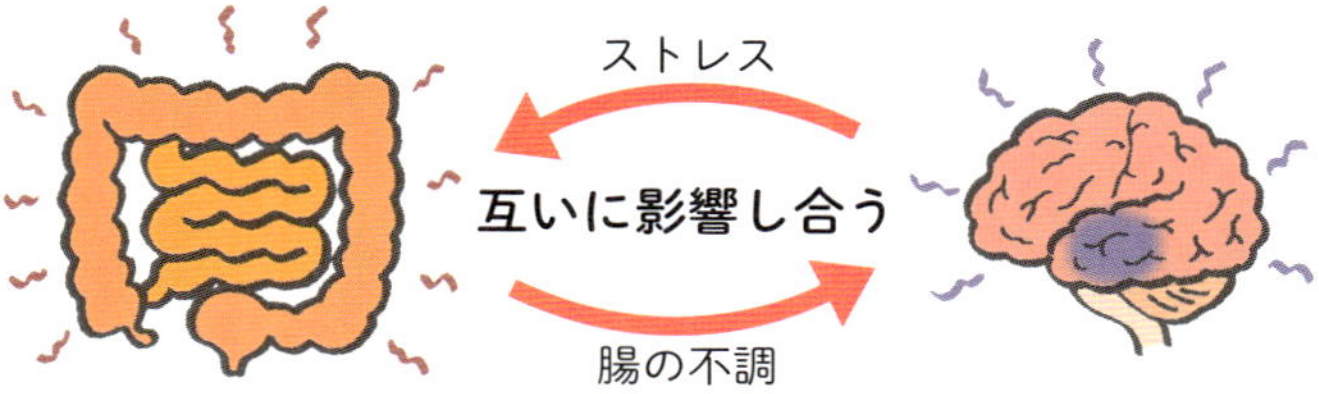

脳と腸それぞれが感じたストレスや不調は、互いに影響し合う。リラックスして脳のストレスを解消するか、食事を変えてみる（低 FODMAP 食⇨ P96）か、薬で腸の不調を止めるか、いずれかを改善しないと悪循環にはまってしまう可能性も。

7

「乳がんや子宮頸がん」は腸内細菌の偏りが原因!?

乳がんや子宮頸がんは、女性ホルモンの分泌と深い関わりがあると考えられています。乳がんや子宮頸がんの罹《り》患率データを見ると、女性ホルモンのバランスを崩しやすい30〜40代にピークがあるのがわかります。

婦人科系がんに影響するとされるのが、「**エストロゲン**」という女性ホルモンです。エストロゲンが受容体物質と結合すると、がん細胞を増殖させるスイッチが入るといわれています。そのため、エストロゲンが過剰に増えすぎると、がん細胞が増えやすくなり、発がんのリスクが高くなるというわけです。

実は、このエストロゲンの過剰な増加には、腸内細菌が深く関係しています。腸内には、エストロゲンを分解する細菌が存在し、その細菌が、ホルモンのバランスをコントロールしているのです。乳がん患者の腸内を調べると、腸内細菌の種類の多様性が失われた**ディスバイオシス**の状態になっており、エストロゲンを分解する細菌が激減しているということもわかっています。

もし、これら婦人科系のがん予防に不安があるという場合は、腸内環境のバランスに意識を向けることが大切です。

乳がん・子宮頸がんと女性ホルモンの関係

年齢別罹《り》患率データ

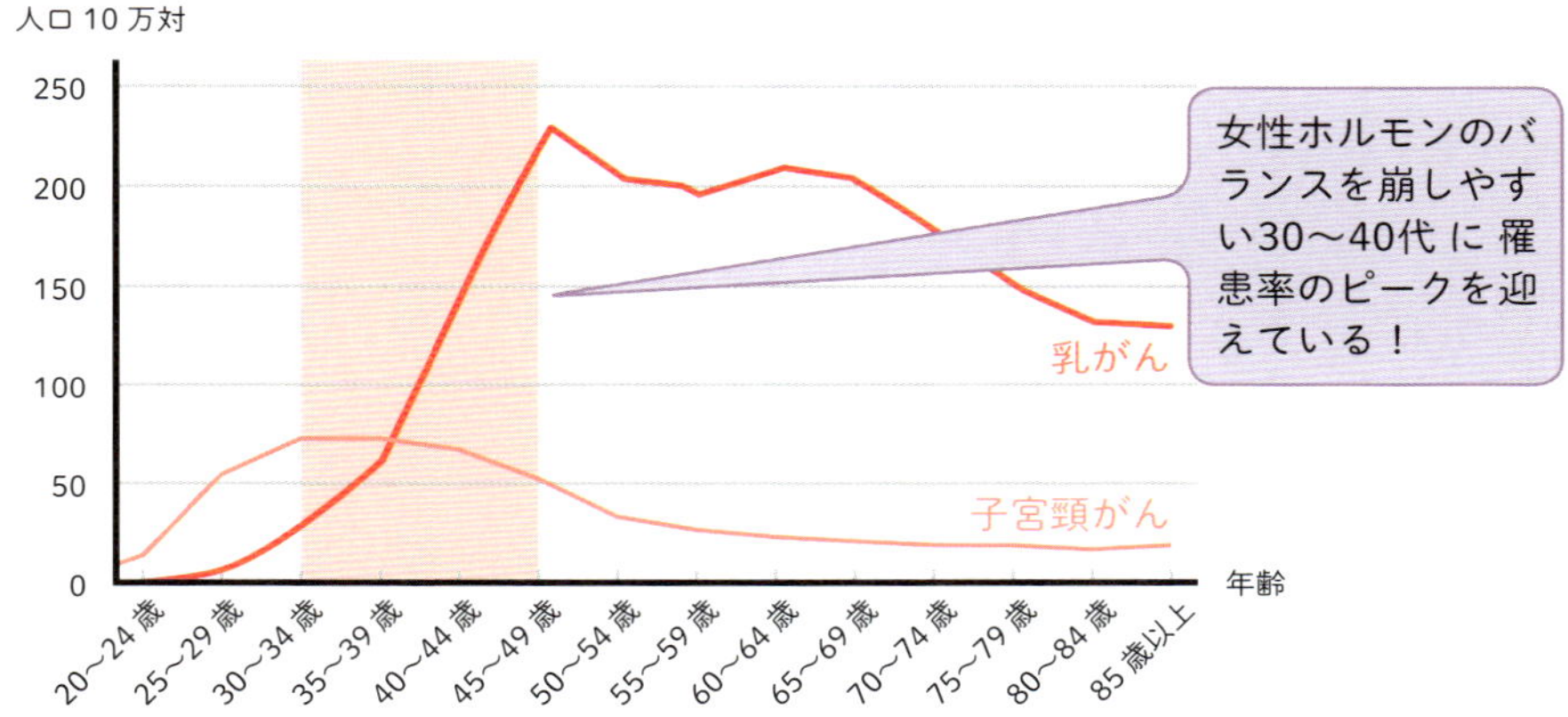

出典：国立がん研究センターがん情報サービス 地域がん登録全国推計によるがん罹患データ（2008年）より作成

女性ホルモン「エストロゲン」の影響とは？

↑増えすぎると…

乳がん・子宮頸がんのリスクが上昇

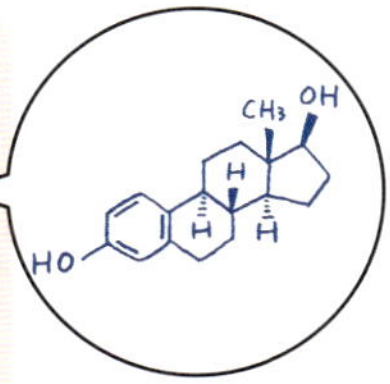

エストロゲン

腸内では…

エストロゲンを分解する腸内細菌が激減し、多様性を失っている**ディスバイオシス**の状態に！

エストロゲンとがんの関係

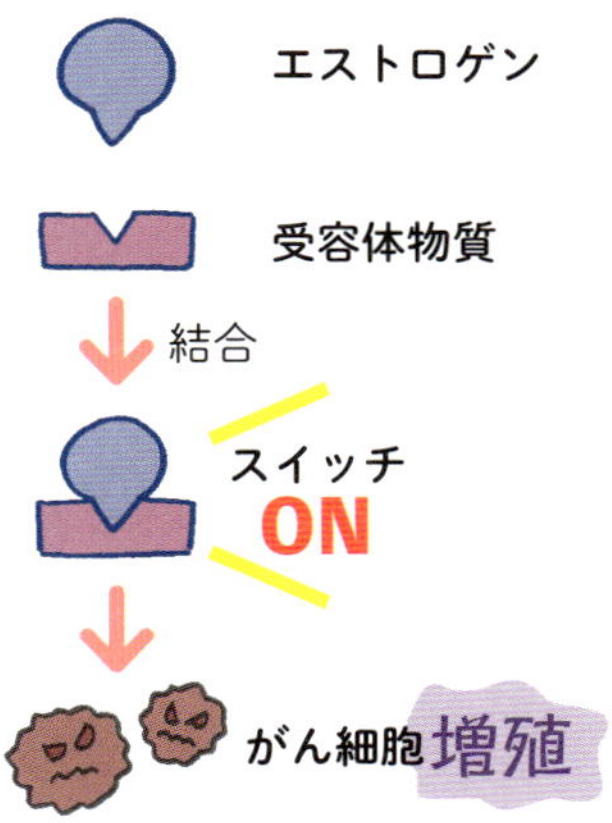

エストロゲンが受容体物質と結合すると、がん細胞増殖のスイッチがONになり、乳がんなどを引き起こす原因になるとされている。

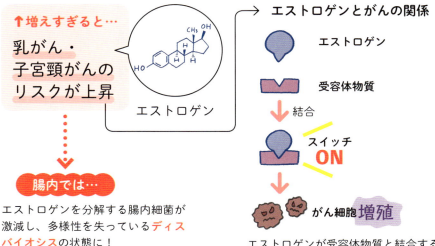

8

脂肪肝が引き起こす！「肝臓がんや大腸がん」

肝臓がんといえば、これまではB型肝炎やC型肝炎といった肝炎ウイルスに感染しない限りなることは少ないと考えられてきました。しかし、最近は**脂肪肝**から肝硬変になり、肝臓がんへと進行するケースもあることがわかってきています。

　脂肪肝とは、肝臓に中性脂肪がたまった状態のこと。脂肪肝はアルコールの過剰摂取などが主な原因ですが、アルコール以外の原因もあります。それが「**非アルコール性脂肪肝炎（NA《ナッ》SH《シュ》）**」です。

　腸内で悪玉菌が増殖し、それが**LPS**という毒素を生み出します。LPSが血流に漏れ出し肝臓に到達することで、NASHを引き起こすのです。NASHを患った5～20％の人が、肝硬変へと進み、やがて肝臓がんを発症します。

　また、脂肪肝になるような腸内環境の悪化は、**アリアケ菌**（P46）の増殖も考えられ、大腸がんになる危険も。さらに**フソバクテリウム・ヌクレアタム**という大腸がんの原因と考えられる悪玉菌も増えるので、病気のリスクは増すばかりです。

　普段から脂肪過多の食生活や運動不足といった悪癖には注意したいところです。

脂肪肝とがんの関係とは？

［脂肪肝ってなに？］

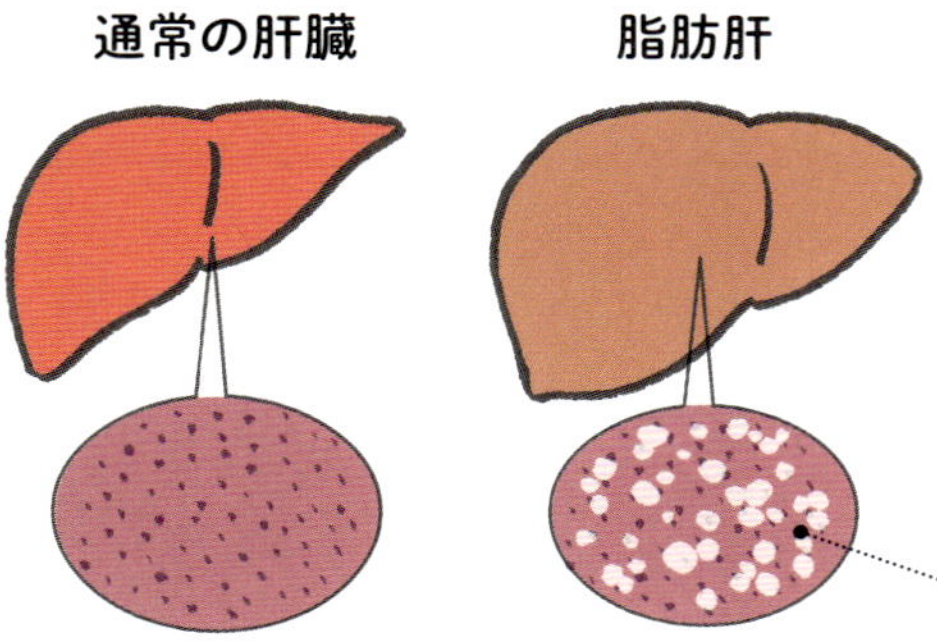

肝臓に中性脂肪がたまった状態を「脂肪肝」という。アルコールの過剰摂取以外にも、脂肪過多の食事や運動不足などを原因に悪玉菌が増殖。細菌が生み出すLPSという毒素によって非アルコール性脂肪肝炎（NASH）になってしまう。

白く見えるのが中性脂肪。
とりすぎた中性脂肪が
肝臓に蓄積してしまう。

［脂肪肝になると腸内環境も悪化！］

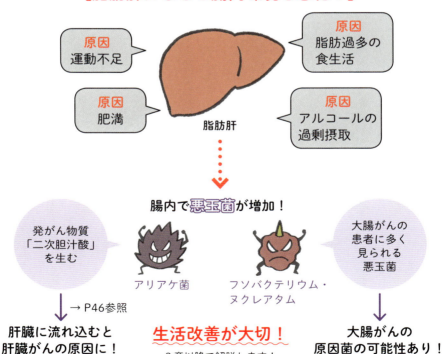

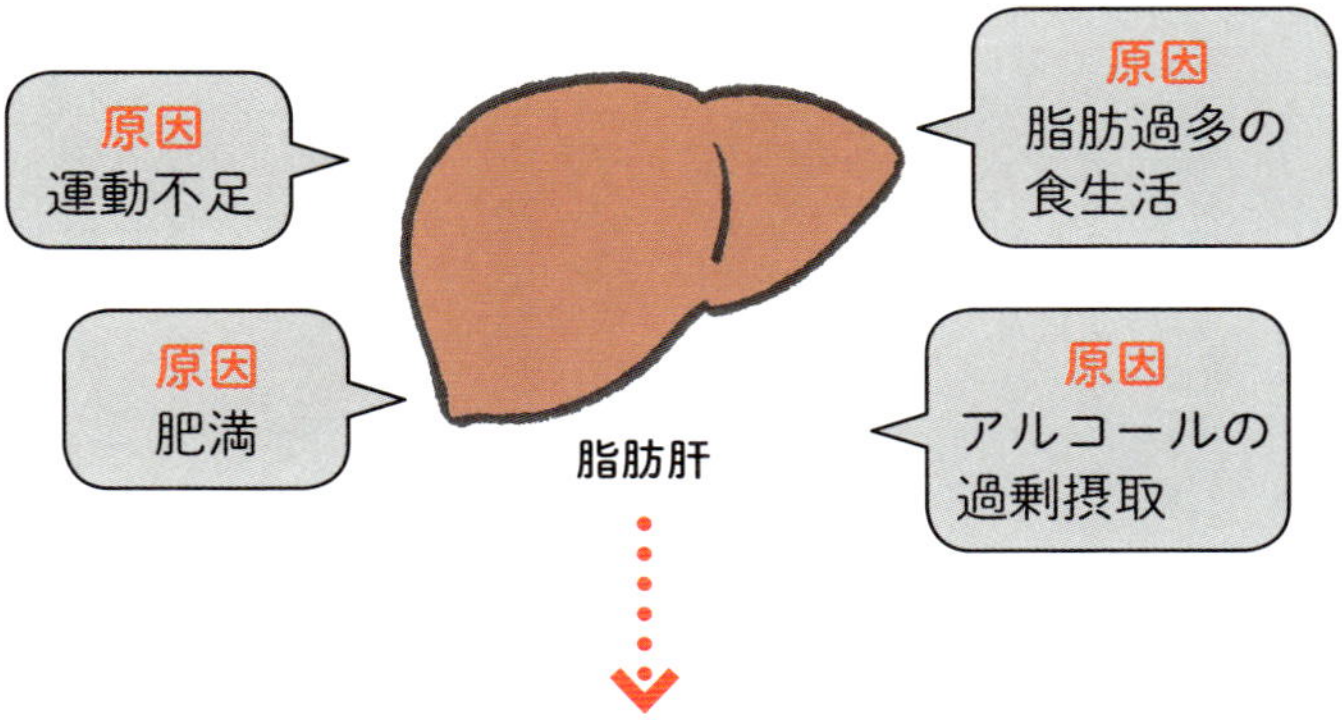

腸内で悪玉菌が増加！

発がん物質
「二次胆汁酸」
を生む

アリアケ菌

フソバクテリウム・
ヌクレアタム

大腸がんの
患者に多く
見られる
悪玉菌

→ P46参照

肝臓に流れ込むと
肝臓がんの原因に！

生活改善が大切！

3章以降で解説します！

大腸がんの
原因菌の可能性あり！

9

肥満は感染する!? 太らせ菌 〝ファーミキューテス〟の恐怖

多くの方が、肥満に悩んでいると思いますが、なかには食事制限や運動をしているのに、なかなかやせにくいという場合があります。その場合、腸内細菌の「太らせ菌」が、ダイエットの邪魔をしているのかもしれません。

太らせ菌と呼ばれる「ファーミキューテス」という細菌グループの割合が多いほど、肥満になりやすいといわれています。

日和見菌の一種であるファーミキューテスの特徴は、とにかく栄養素を過剰に吸収してしまうこと。通常は吸収できない難吸収性の食物繊維すら分解してしまうため、極端にいえば、「水を飲んでも太ってしまう」ような人もいます。

前述したように、無菌状態で生まれた赤ん坊は、親や産科医など最初に触れた人から腸内細菌に感染します。もし、そのファーストタッチをした人が、ファーミキューテスが多めの肥満体質の人であれば、その子にもそれが感染し、太りやすい体質になってしまうのです。米国では、太った産科医に取り上げられた赤ん坊は肥満になることが多いというデータがあるほど。

ちなみに、やせ型の人には「バクテロイデス」という細菌の割合が多く、食べても太りにくい体質になるとされています。

肥満体質は「ファーストタッチ」で決まる？

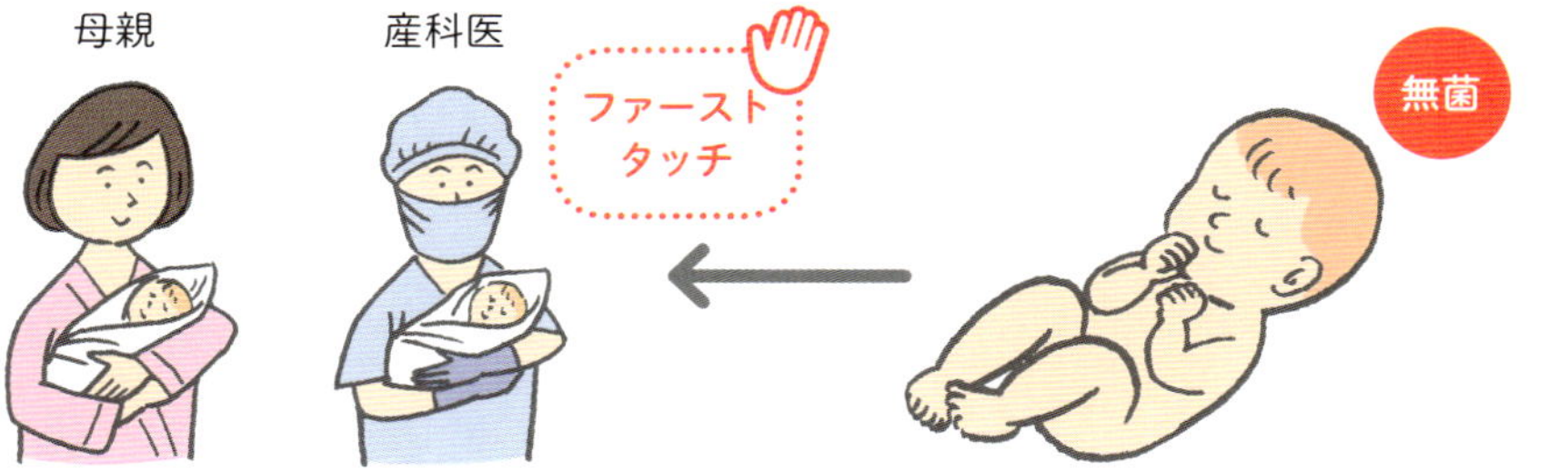

最初に触れた人の腸内細菌に感染する！

赤ちゃんは無菌状態で生まれてくる

ファーストタッチした人の腸内細菌の傾向が、そのまま赤ちゃんに受け継がれる！

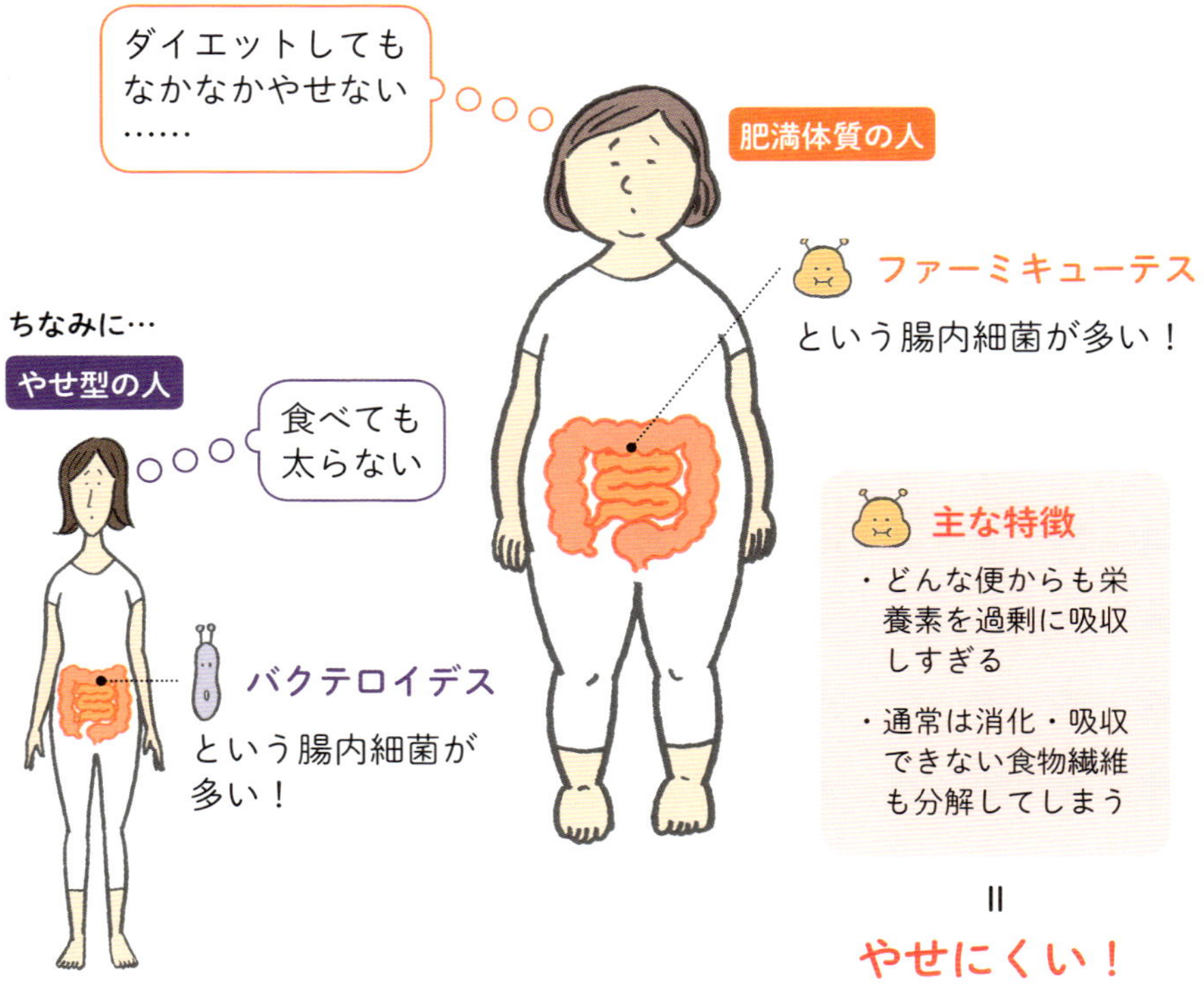

主な特徴

- どんな便からも栄養素を過剰に吸収しすぎる
- 通常は消化・吸収できない食物繊維も分解してしまう

＝

やせにくい！

腸の不調

10

「うつ病や自閉症」も腸内環境が原因!?

かつて、胃潰瘍の治療のための胃酸を抑えるよい薬がなかった時代。脳と胃をつなぐ迷走神経を手術で切断し、胃酸を出なくさせる「**迷走神経離断術**」という治療が行われていました。脳と胃、脳と腸の関係が断たれたのち、その経過を見ると、パーキンソン病や認知症になった人が少なかったのです。このことからも、脳と腸が相関関係にあることがわかります。

現在では、大腸のなかに「**シヌクレイン**」というたんぱく質ができ、それが過剰に発生して迷走神経を通じて、脳に蓄積するとパーキンソン病や認知症（レビー小体型）を招くことが明らかになっています。

また、うつ病の治療として、東北大学の研究グループが絶食療法を実施しています。絶食という強い負荷を心身に与えることで、神経系や内分泌系、免疫機能が再調整されて心身ともに健康になるといわれています。

うつ病や自閉症、パーキンソン病などの患者には、便秘が多いというデータもあり、腸内環境と脳の関係は、今後もさらに研究が進められていくでしょう。

心療内科に行く前に、腸内を整えることから始めるのもよいかもしれませんね。

「脳腸相関」のシステムで心にも影響

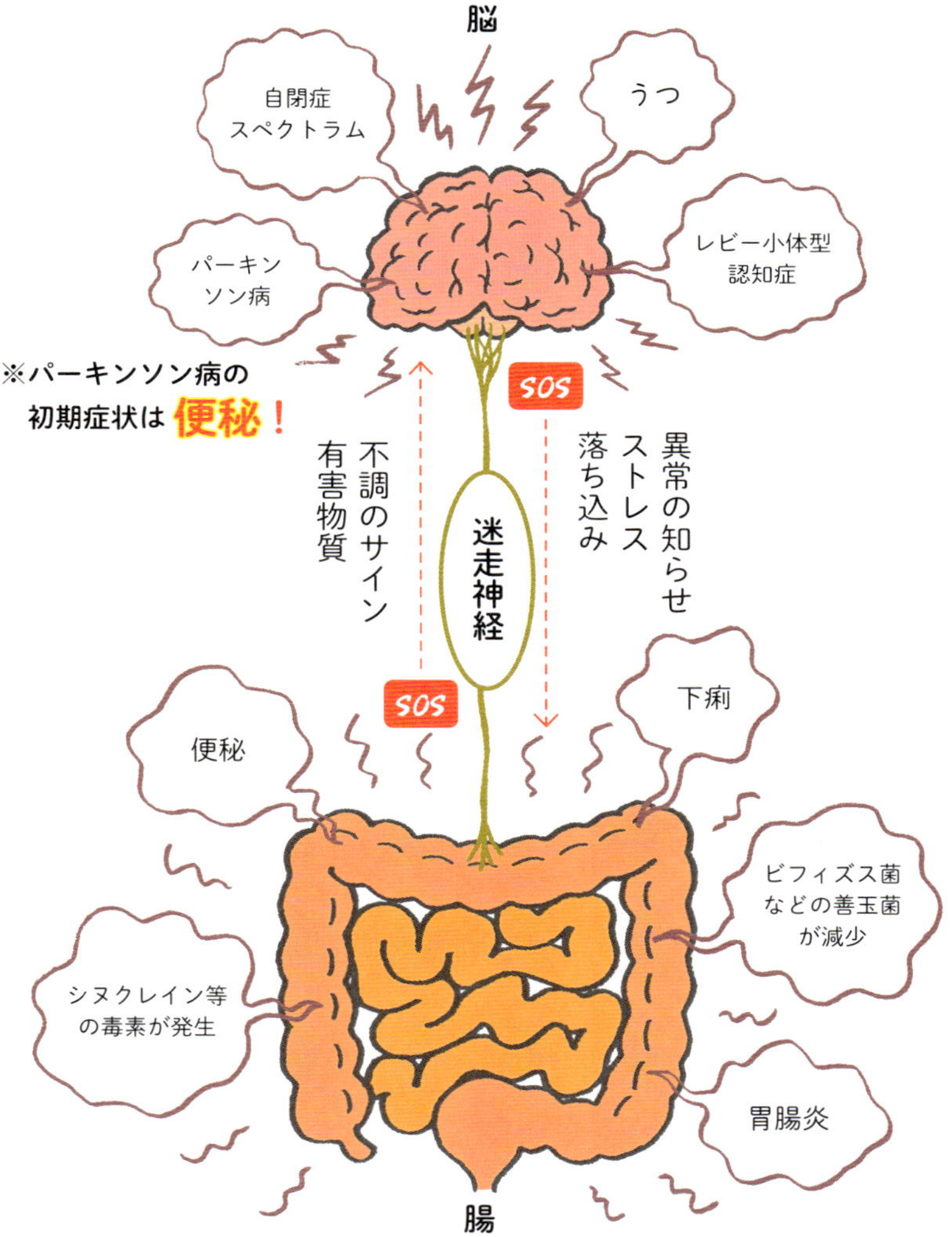

脳と腸は互いに影響し合う

腸内でつくられる毒素や神経伝達物質、たんぱく質などが脳に送られることで、その機能に影響を与える。また、うつ病や自閉症などの疾患がある場合、便秘や下痢を起こしていることが多く、脳と腸が互いに影響し合っていることがわかる。

11 「漏れやすい腸」リーキーガット症候群って？

腸の老化が進んで、腸内の環境が悪化してくると、ガスがたまりやすい状態となり、腸管の伸びたり縮んだりする負荷が大きくなります。すると、腸粘膜の細胞が疲弊してきて、細胞同士のつながりが壊されてスカスカになってきます。通常の腸粘膜は、病原菌や未消化のたんぱく質が血管内に入り込まないようブロックしてくれますが、このような状態になると、ブロックすべき病原菌などをスルーしてしまいます。この腸粘膜のフィルター機能が故障した状態を「**漏れやすい腸＝リーキーガット症候群**」といいます。

リーキーガット症候群になると、肝臓がんの原因となるＬＰＳという毒素も血流にのってしまいますし、アレルゲンなどをスルーすると免疫細胞が自分のカラダを攻撃してしまう※自己免疫疾患を招く危険も。つまり、免疫機能が低下してしまうため、あらゆる感染症やアレルギーを発症しやすくなるのです。

この症状を改善するには、青魚などに含まれるオメガ3系の油や、抗酸化作用のある緑黄色野菜などをたくさんとり、アルコールやカフェイン、グルテン（小麦などに含まれる）といった炎症を起こしやすい食品を避けることです。

※免疫システムの異常により、自分自身のカラダを攻撃してしまう疾患のこと。

腸粘膜のフィルター機能が故障！

正常な腸粘膜

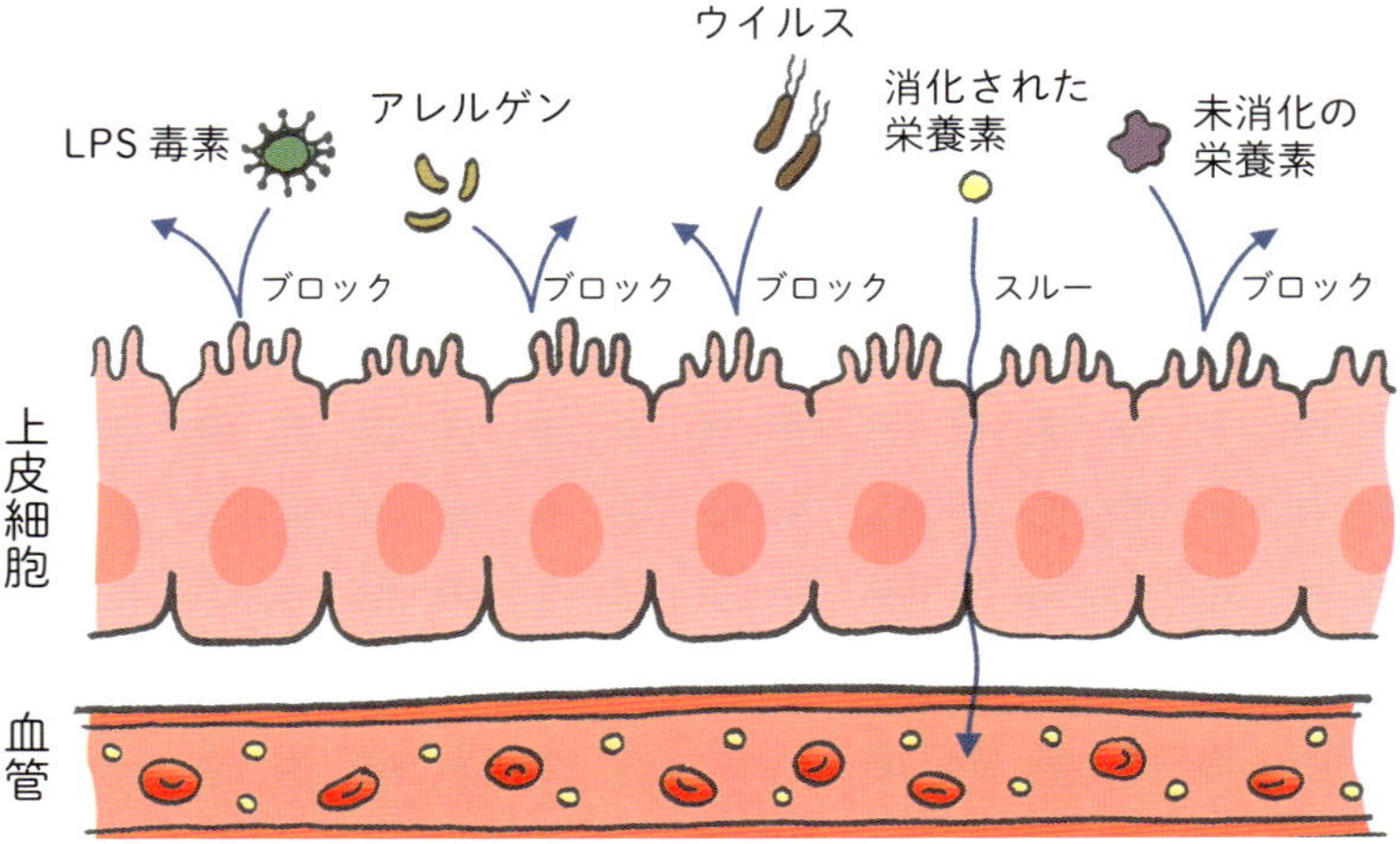

消化された栄養素以外の毒素やウイルス、アレルゲン、未消化の栄養素といった有害物質を腸粘膜（上皮細胞）がブロックしてくれる。

リーキーガット症候群の腸粘膜

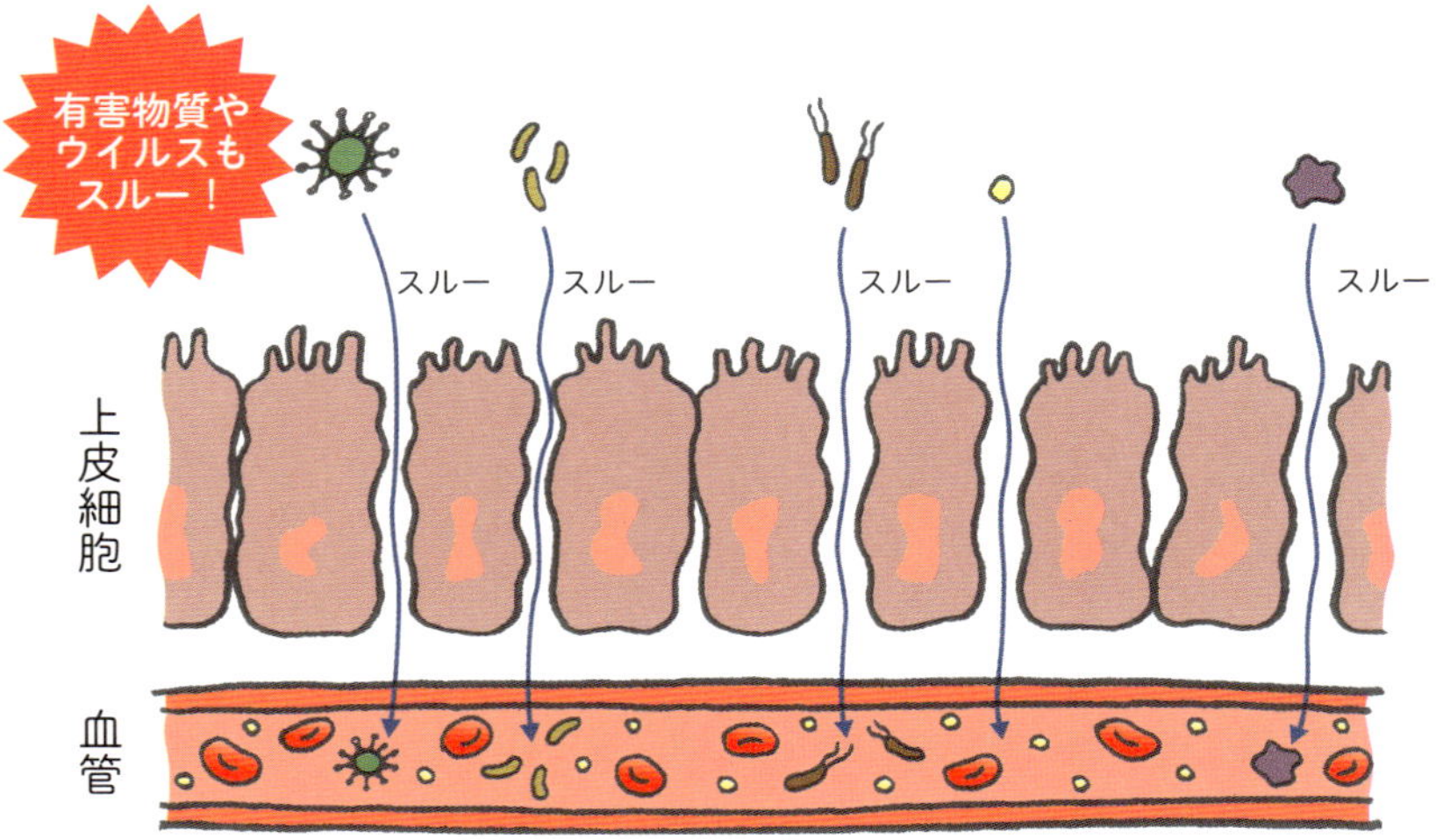

腸粘膜のつながりが壊され、毒素やウイルス、アレルゲンなどの有害物質も血管内へと漏れ出して、免疫機能が低下してしまう。

腸の不調

12

日本人の半数は美肌の元「エクオール」をつくれない!?

栄養素の供給やホルモン分泌など、きれいな肌をつくるには、腸の機能を正常に保つことが欠かせません。

腸内フローラのバランスが崩れ、悪玉菌が増えてしまうと、そのなかに「**フェノール類**」という有害物質を生成する細菌も増加します。

フェノール類は、腸から血流にのって肌に到達して蓄積すると、表皮細胞に悪影響をもたらして、皮膚のくすみや乾燥を引き起こします。つまり、悪玉菌の増加が肌荒れを招くということ。便秘になると肌が荒れるといわれるのは、フェノール類がその一因であるといえます。

また、女性ホルモン「**エストロゲン**」の減少も肌に影響します。エストロゲンはコラーゲンをつくり、肌に潤いを与えますが、これが不足した場合、通常は腸内細菌が大豆イソフラボンから「**エクオール**」という物質をつくり、エストロゲンの代わりの機能を果たします。

ところが、日本人の約43%は、エクオール産生菌を十分に持っていません。つまり、大豆を食べてもエクオールをつくれない人が2人に1人いることになるのです。この場合、エクオールを補給できるサプリメントなども販売されているので、使用してみるのもよいでしょう。

美肌の天敵「フェノール類」って？

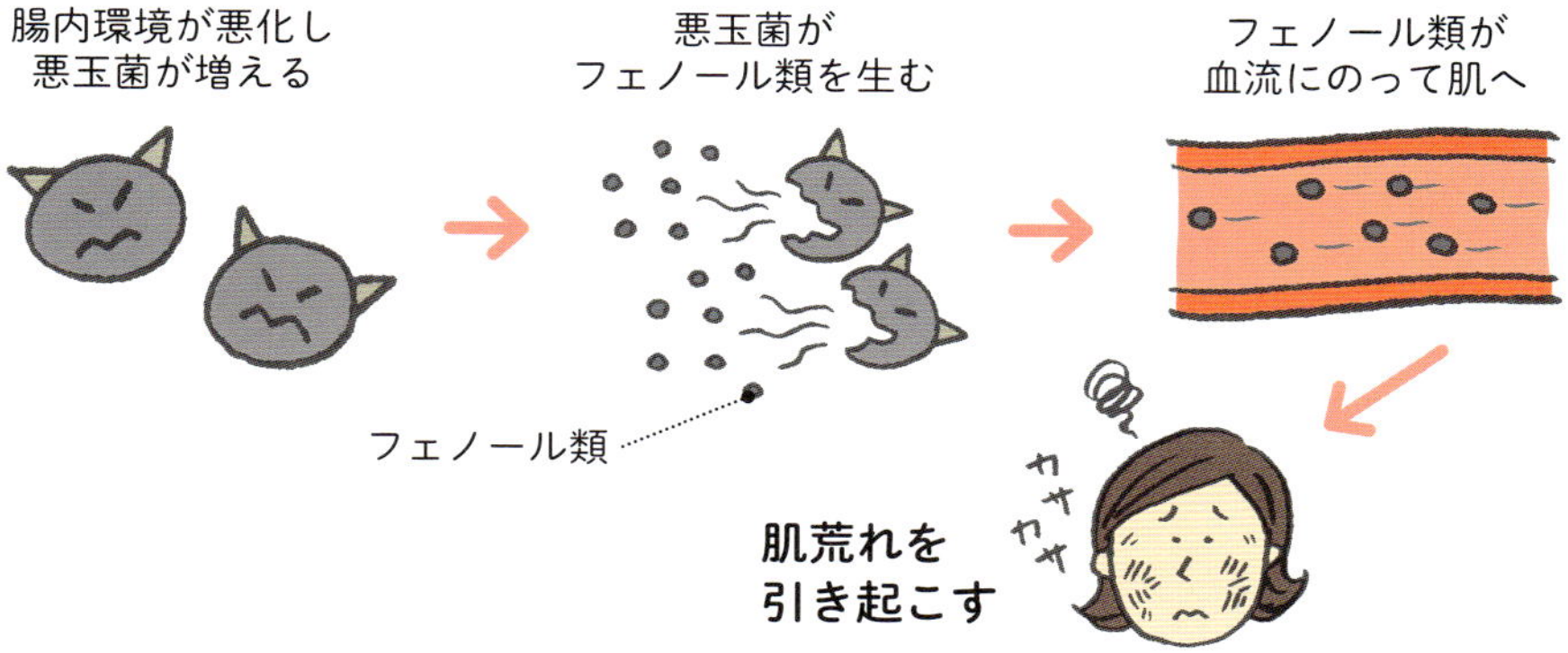

2人に1人は美肌の元「エクオール」をつくれない？

腸内環境の悪化でエストロゲンが減少！ →

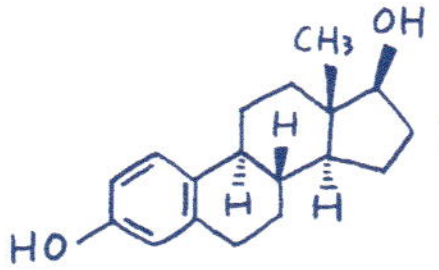

女性ホルモン
「エストロゲン」

・肌荒れ
・更年期症状
・骨粗しょう症
などを招く！

エストロゲンの代役
そこで！「エクオール」が登場！

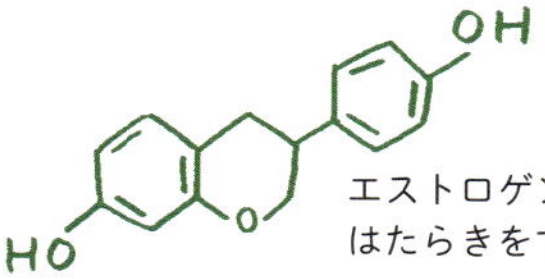

エストロゲンと同様の
はたらきをする物質！

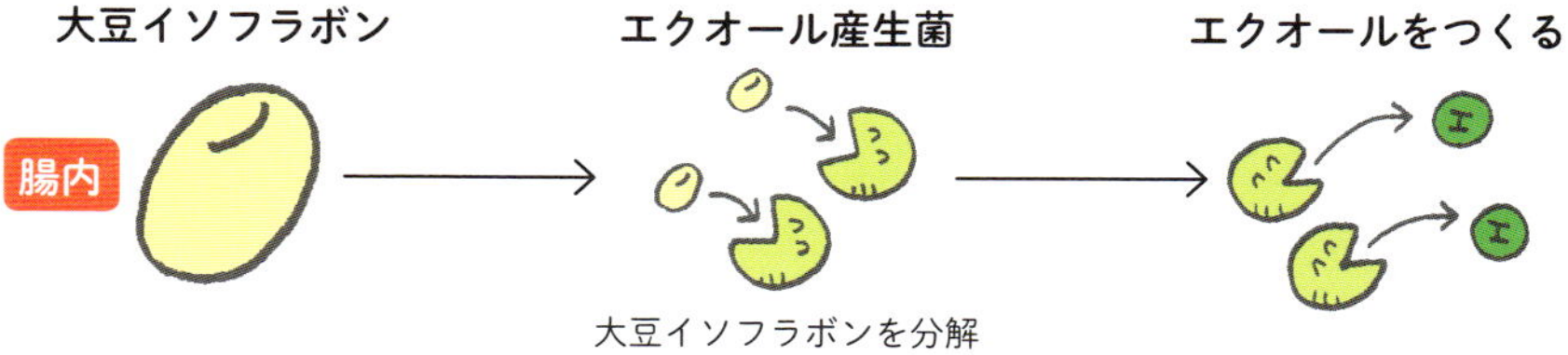

ところが  **でエクオールをつくれるのは日本人の約43％！**

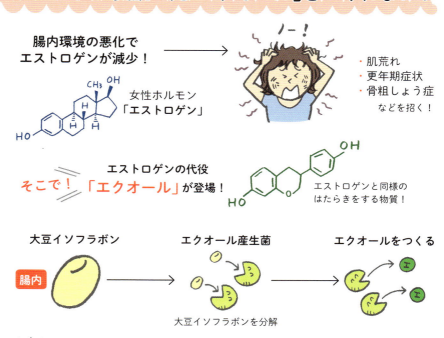

エクオール産生菌

腸の不調

13 自律神経が乱れると悪玉菌が増える！

空腹時には、お腹が鳴ります。このとき、腸内でなにが起こっているのかというと、腸管が大きく収縮し、散らかった腸内をおそうじしています。これを「ＭＭＣ（伝播《でんぱ》性消化管収縮運動）」といい、殺菌性のある消化液が悪玉菌を処理し、環境を整えているのです。

腸管のぜん動運動は、腸管神経が動き自体をコントロールしており、さらに、腸管神経と連携している自律神経が指令を出しています。

自律神経のうち、興奮や活動時に優位になる交感神経がはたらくと、腸管の動きは抑えられ、逆にリラックスしているときにはたらく副交感神経が優位になると、腸管の動きが活発になります。

ところが、ストレスや不摂生などによって、自律神経のバランスが崩れると、腸管の動きを正常にコントロールできなくなります。前述したＭＭＣのシステムが正常にはたらかなくなり、悪玉菌を殺菌して抑える作用が不十分になります。すると、必然的に腸内フローラのなかは、悪玉菌の割合が増え、カラダに不調をきたすようになるのです。

そのため、自律神経に乱れが生じると、腸内の悪玉菌が増えてしまうというわけです。

自律神経と悪玉菌の関係って？

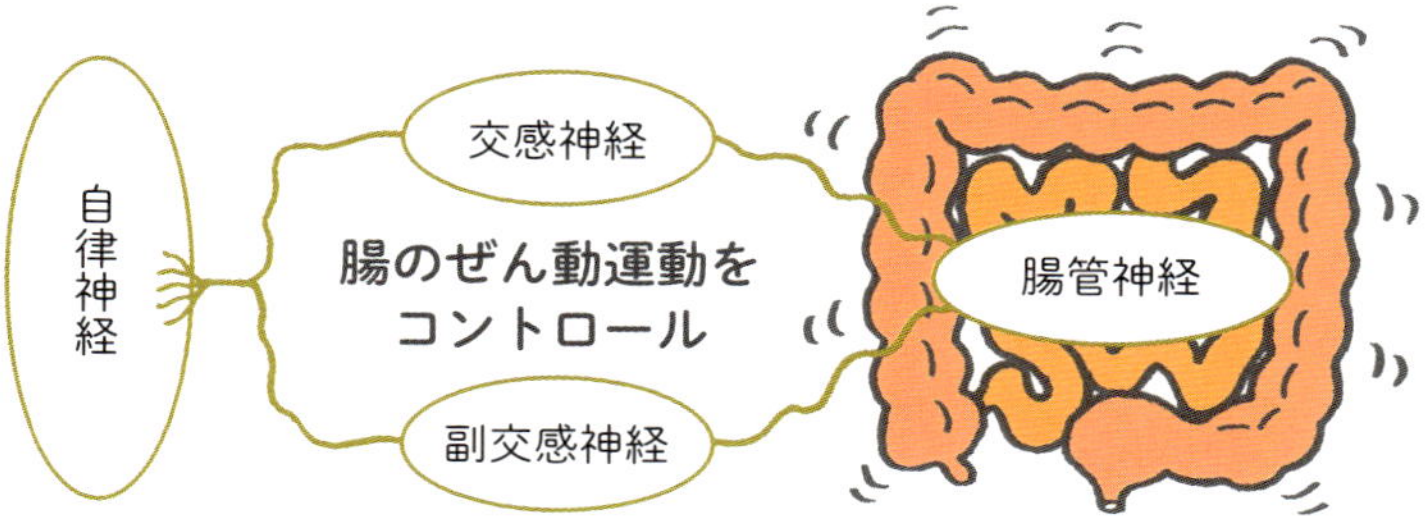

腸のおそうじタイム「MMC」

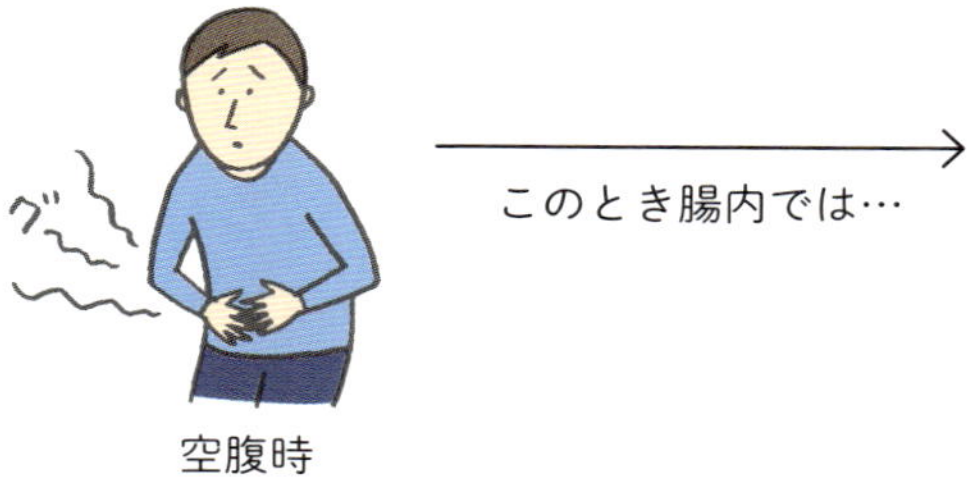

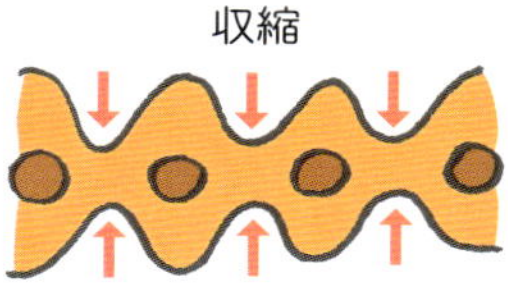

腸管が大きく収縮し、殺菌性のある消化液で消化物や悪玉菌を処理している。

これを「伝播性消化管収縮運動（MMC）」という

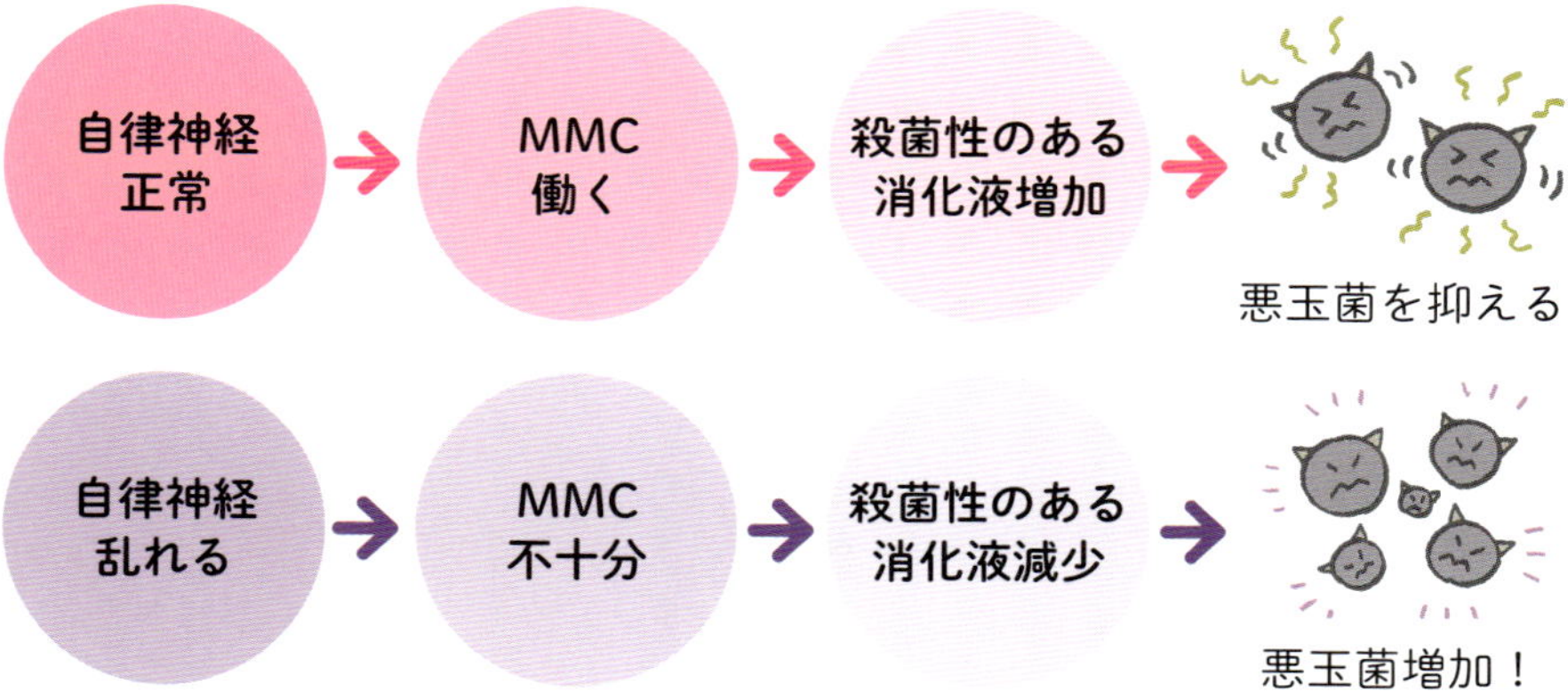

自律神経のバランスが乱れ、腸管の動きを正常にコントロールできなくなると、MMCのはたらきが不十分になり、悪玉菌が増えてしまう。

14 小腸内に細菌が大増殖！「SIBO」が招く不調とは？

腸内細菌のほとんどは、基本的に大腸のなかに生息しています。小腸のなかにもいますが、大腸の約100兆個に対し、小腸は約1万個ですから、かなり少ないといえます。

ところが現在、小腸のなかで細菌が増殖してしまう「**小腸内細菌増殖症（SIBO《シーボ》）**」という病気が問題になっています。

SIBO (Small Intestinal Bacterial Overgrowth) は、加齢による機能低下や、小腸の出口である「**バウヒン弁（回盲口）**」がゆるむことで起こります。本来、大腸にいるべき細菌が小腸内に流入してしまい、大増殖してしまうのです。すると、小腸内でガスが充満してしまうのですが、小腸は本来ガスに耐えるような構造をしていません。そのため、炎症を起こしたり、腸粘膜が壊されるリーキーガット症候群（P60）のような症状を起こしたりします。

過敏性腸症候群の患者のうち約80%がSIBOを併発しているというデータもあり、便秘や下痢、お腹の張りや違和感などが長引くようなら、一度SIBOを疑ったほうがよいかもしれません。

小腸の問題は、カラダ全体に深刻な影響を及ぼすため、早めの改善が大切です。

「小腸内細菌増殖症（SIBO）」って？

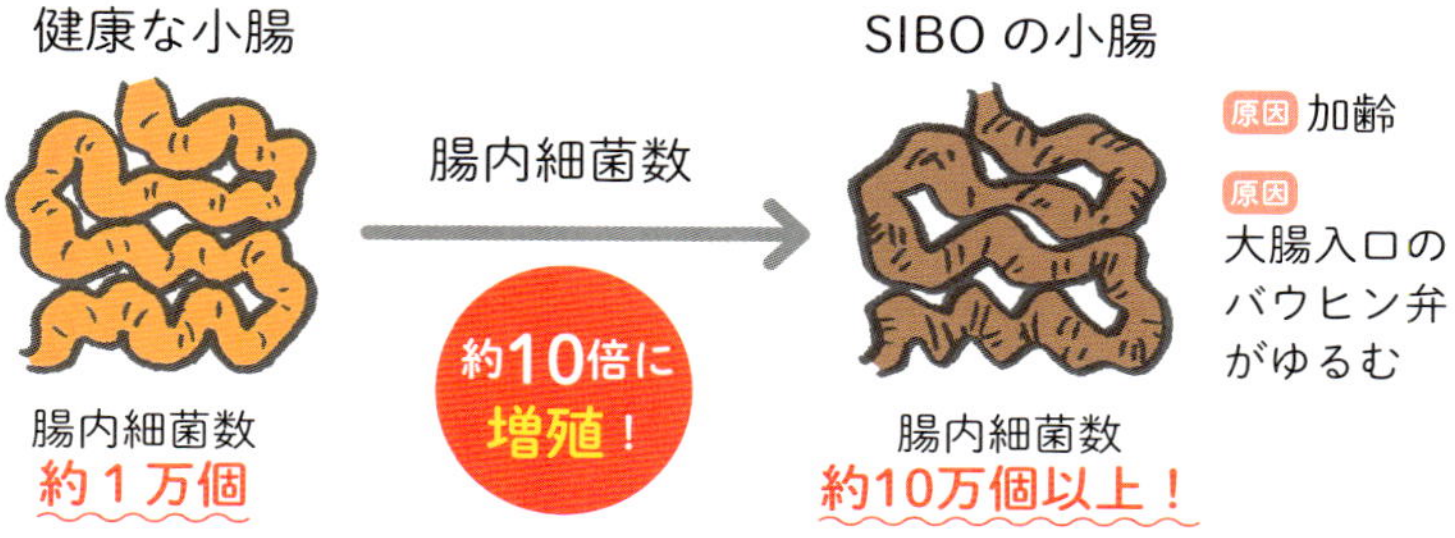

小腸内に細菌が増えすぎると…

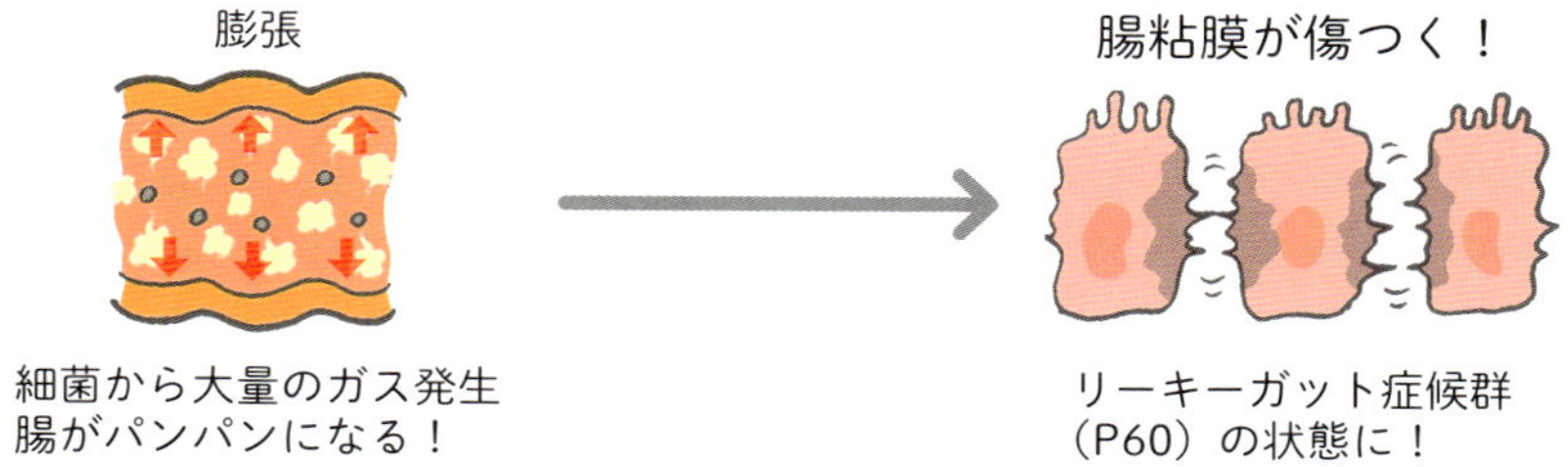

SIBO はさまざまな問題を招く！

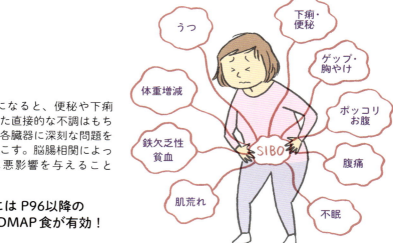

SIBO になると、便秘や下痢といった直接的な不調はもちろん、各臓器に深刻な問題を引き起こす。脳腸相関によって心に悪影響を与えることも。

改善には P96以降の低FODMAP食が有効！

＼チャートでわかる！／

不調と腸の関係

カラダのあらゆる不調や病気は、
腸につながっている！
さまざまな不調や病気別に、
腸とのつながりや原因、対策を
チャートで解説！

便秘

運動不足や強いストレスで、腸の動きが低下！

原因

運動不足や強いストレス

対策
生活習慣や食生活を改善
→P122

大腸のぜん動運動が弱くなったりけいれんしたりする

対策
マッサージや運動で刺激！
→P142

対策
毎朝トイレに5分間！
→P130

便を先に送れず、水分をどんどん吸収

結果

大腸の動きが悪いうえに、便が硬くなり排便しづらい

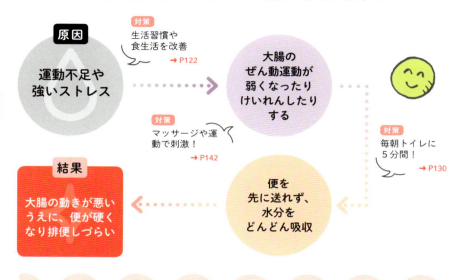

下痢

腸の動きが過剰に活発になって、水分吸収が不十分に！

原因

強いストレスや消化不良、水あたり、冷え

対策
暴飲暴食を控え、生活習慣を改善
→P122

大腸のぜん動運動が強くなり、水分分泌も増加

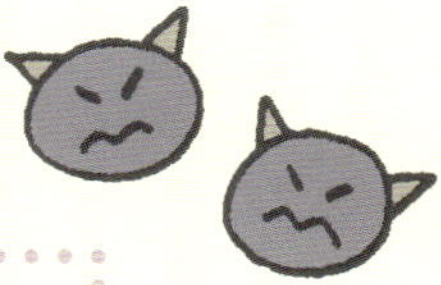

対策
食生活の改善や運動などでリフレッシュ
→P82

対策
ひどい場合は下痢止め薬を使用

大腸内を急速に通過するため、水分を吸収しきれない

結果

便の水分量が多くなり、下痢や軟便になってしまう

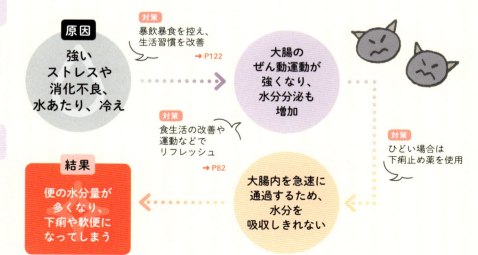

食欲不振

ストレスや腸の不調が、満腹中枢を刺激！

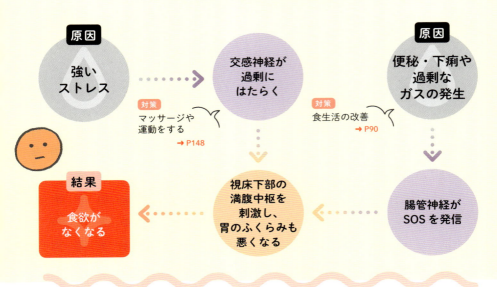

原因
強い
ストレス

対策
マッサージや
運動をする
➜ P148

交感神経が
過剰に
はたらく

原因
便秘・下痢や
過剰な
ガスの発生

対策
食生活の改善
➜ P90

腸管神経が
SOS を発信

視床下部の
満腹中枢を
刺激し、
胃のふくらみも
悪くなる

結果
食欲が
なくなる

肥満

「太らせ菌」の増殖で、栄養素を過剰に吸収！

原因
高カロリー食を
習慣的に食べる

対策
食生活を改善
➜ P82

腸内で栄養素を
吸収しすぎる細菌
ファーミキューテス
が増える

ファーミキューテス
➜ P56

対策
運動をする
➜ P156

対策
食物繊維や発酵食
品を食べ、やせ菌
（バクテロイデス）
を増やす
➜ P84

余分な
エネルギーが増え、
脂肪として
取り込む量が
増加

結果
脂肪過多の
体型になる

※その他、メタンガスが発生しやすい人は肥満傾向で、メタボの人が多く、便秘が多いことが判明している（水素ガスが発生しやすい人はやせ型で下痢が多い）。

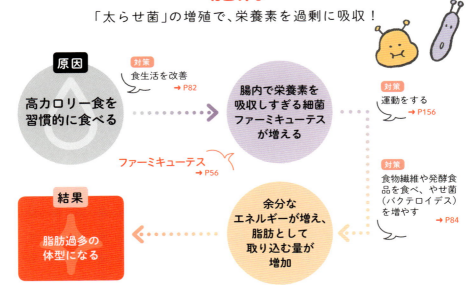

基礎知識
腸の不調
食生活
生活習慣
運動・マッサージ

生理痛

腸内環境の悪化と女性ホルモンの分泌低下！

原因
腸内細菌が多様性を失う

対策
食生活の改善
→P84

腸内環境の悪化で女性ホルモン「エストロゲン」が減少

対策
サプリメントでエクオールを補給
→P117

女性ホルモン効果のある物質エクオールを腸内細菌がつくれない

対策
大豆を食べてイソフラボンを補給
→P62

結果
月経前症候群（PMS）や更年期症状がひどくなる（肌荒れにも影響）

肌荒れ

悪玉菌増加で有害物質が肌に蓄積！

原因
腸内で悪玉菌が増加

対策
生活習慣の改善
→P122

悪玉菌がたんぱく質をエサに有害物質フェノール類をつくり出す

フェノール類
→P62

フェノール類が血流にのって全身へ送られる

対策
プロバイオティクスで乳酸菌を補給
→P86

結果
フェノール類が肌に到達し、肌荒れを引き起こす

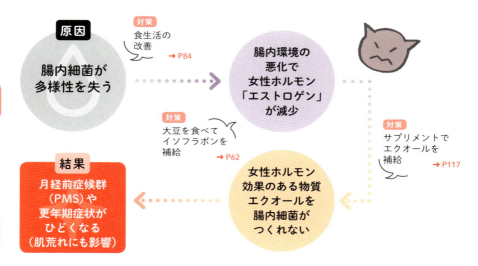

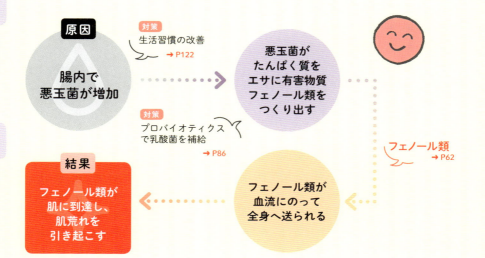

むくみ・冷え性

悪玉菌の増加によって血行不良が発生！

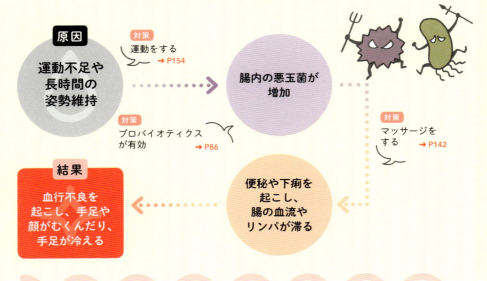

原因
運動不足や
長時間の
姿勢維持

対策
運動をする
→ P154

腸内の悪玉菌が
増加

対策
プロバイオティクス
が有効
→ P86

対策
マッサージを
する
→ P142

便秘や下痢を
起こし、
腸の血流や
リンパが滞る

結果
血行不良を
起こし、手足や
顔がむくんだり、
手足が冷える

腰痛

腸管神経のSOSが周辺筋肉を緊張させる！

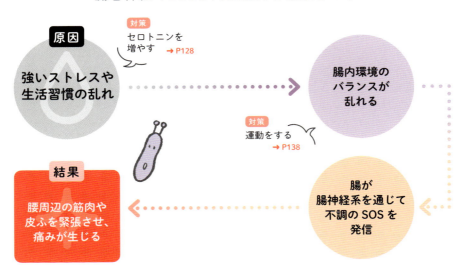

原因
強いストレスや
生活習慣の乱れ

対策
セロトニンを
増やす
→ P128

腸内環境の
バランスが
乱れる

対策
運動をする
→ P138

腸が
腸神経系を通じて
不調のSOSを
発信

結果
腰周辺の筋肉や
皮ふを緊張させ、
痛みが生じる

肩こり

腸のSOSが不良姿勢を招いて肩の負担増！

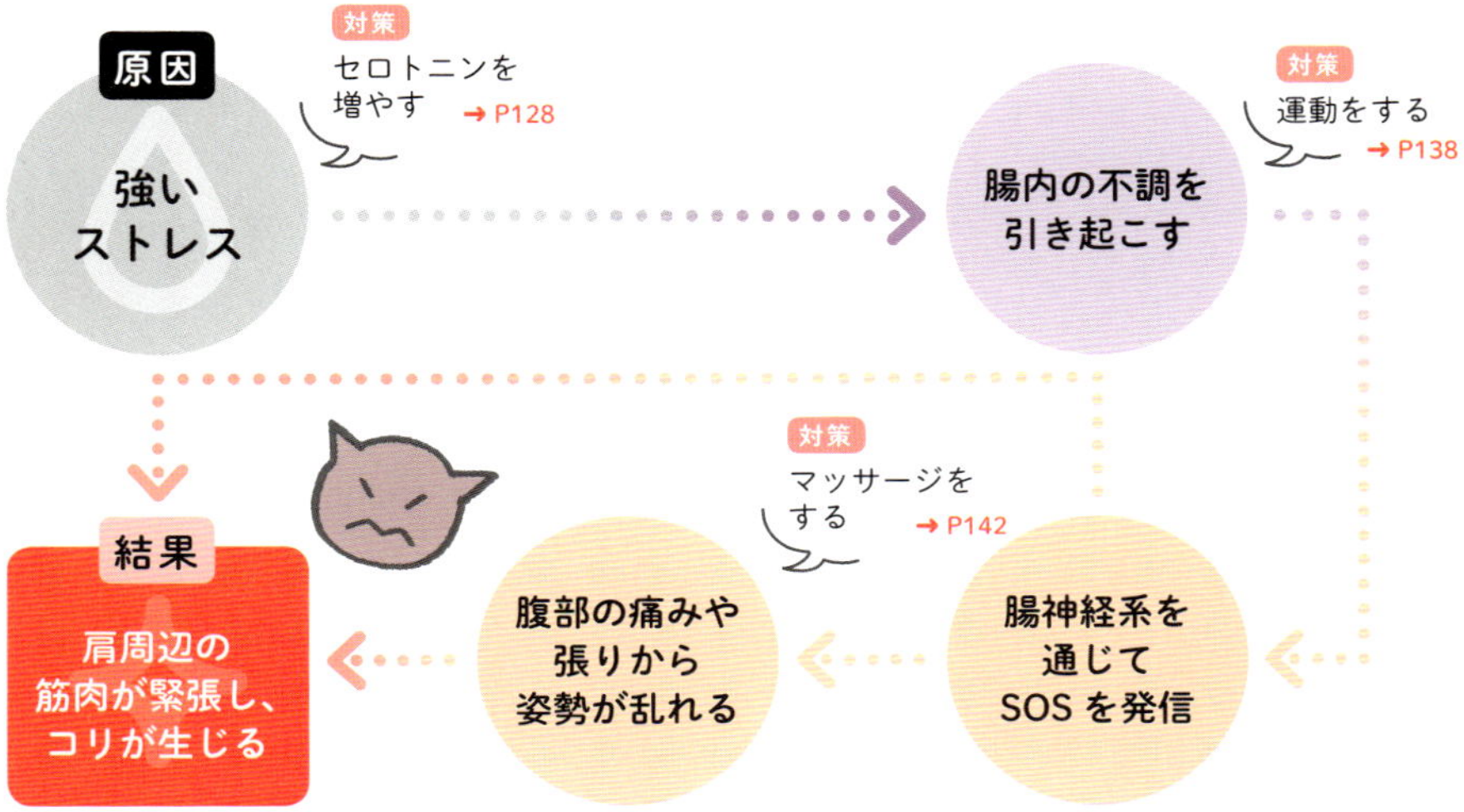

不眠

腸内の不調が自律神経を乱し、睡眠を妨げる！

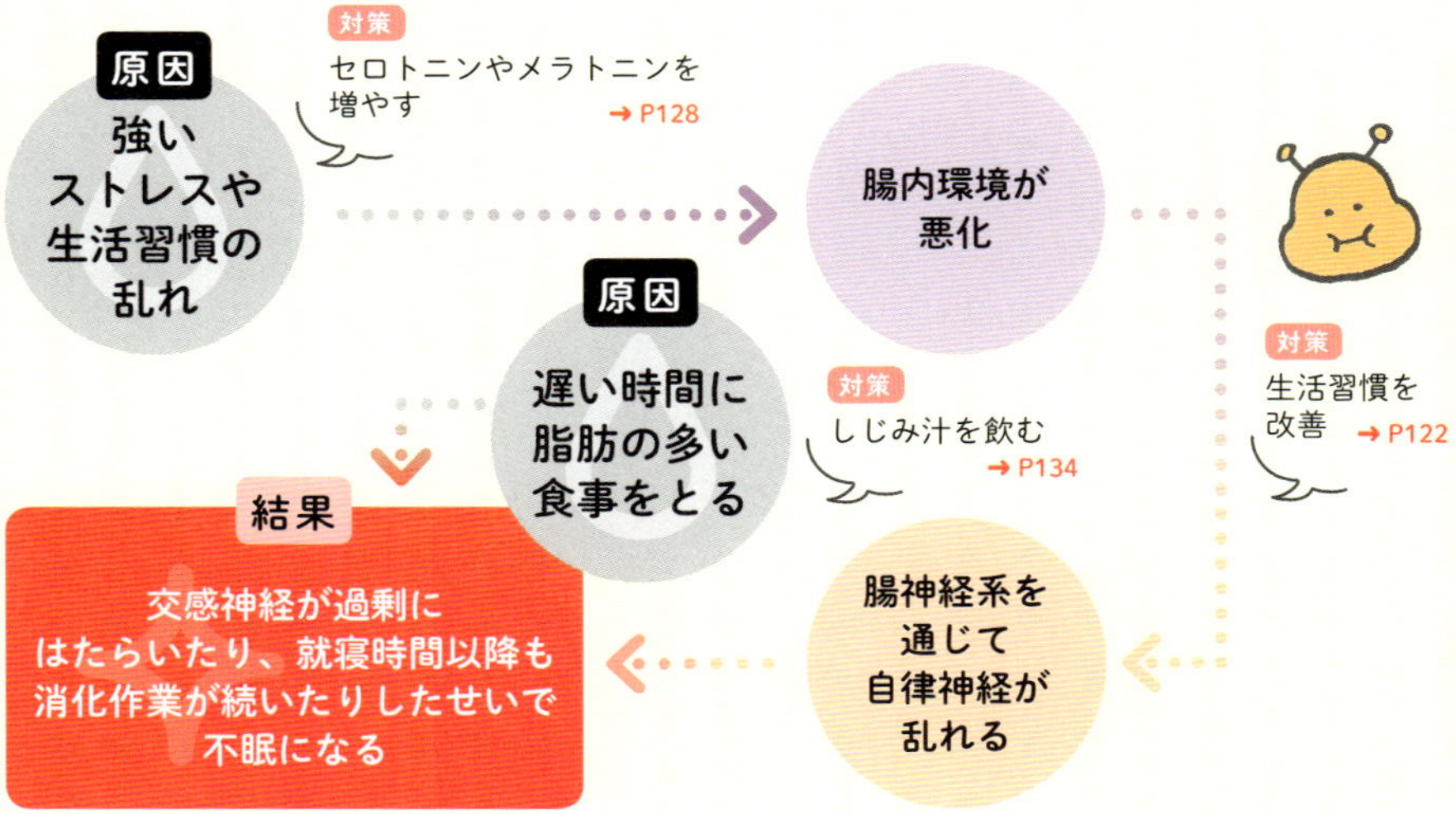

慢性疲労

腸内環境の悪化で、体内の活性酸素が増加！

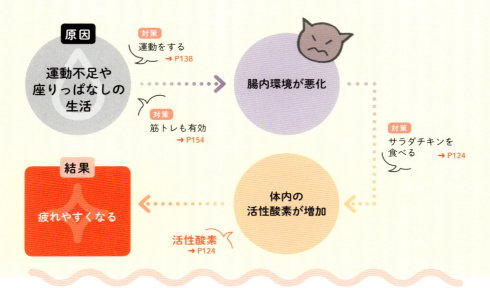

原因

運動不足や座りっぱなしの生活

対策
運動をする
→ P138

対策
筋トレも有効
→ P154

腸内環境が悪化

対策
サラダチキンを食べる
→ P124

体内の活性酸素が増加

活性酸素
→ P124

結果

疲れやすくなる

イライラ

セロトニンの分泌が低下し、興奮物質が暴走！

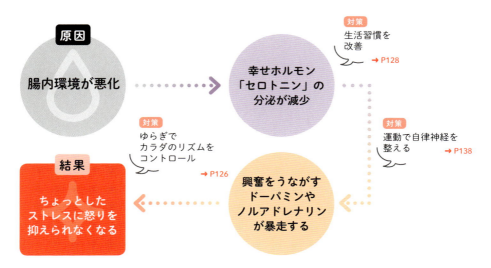

原因

腸内環境が悪化

幸せホルモン「セロトニン」の分泌が減少

対策
生活習慣を改善
→ P128

対策
運動で自律神経を整える
→ P138

興奮をうながすドーパミンやノルアドレナリンが暴走する

対策
ゆらぎでカラダのリズムをコントロール
→ P126

結果

ちょっとしたストレスに怒りを抑えられなくなる

基礎知識
腸の不調
食生活
生活習慣
運動・マッサージ

無気力・うつ

セロトニンが過剰に分泌し、興奮物質が抑制！

原因
強いストレス

→ 神経伝達物質セロトニンやストレスホルモン（CRF※）が過剰分泌

対策
運動をする
→P138

対策
質のよい睡眠をとる
→P134

→ 過敏性腸症候群を招く（下段参照）

→ 興奮をうながすドーパミンやノルアドレナリンのはたらきが低下

結果
行動する意欲が生じにくくなり、うつにもなりやすい

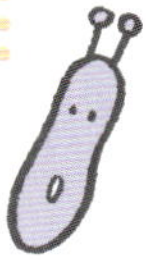

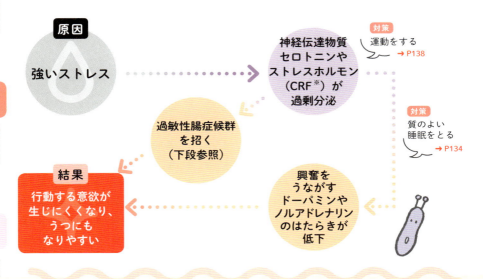

過敏性腸症候群

セロトニンの過剰分泌で、ぜん動運動に異常発生！

原因
強いストレス

対策
SIBOも原因と考えられる
→P66

→ 神経伝達物質セロトニンやストレスホルモン（CRF※）が過剰分泌

対策
セロトニンのはたらきを抑える薬「イリボー」や「コロネル」などが有効

対策
便秘やガスの貯留感には運動・マッサージが有効
→P140

→ 腸のぜん動運動に変調が現れる

結果
下痢・便秘になり、腹痛・張り・ガスの貯留感などを感じる

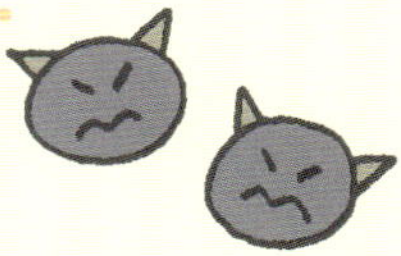

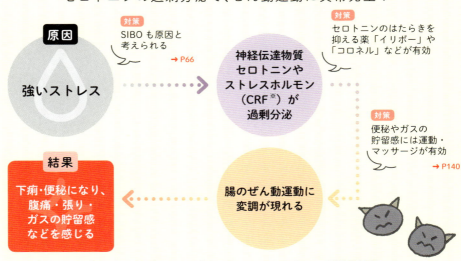

※ CRF（コルチコトロピン・リリーシング・ファクター）…ストレスホルモンのひとつで、過敏性腸症候群や機能性ディスペプシア（原因不明の慢性的腹痛）の病態に影響。CRFのはたらきを抑えると、過敏性腸症候群の症状が改善することも動物実験で確認されている。

花粉症などのアレルギー

腸内細菌のバランス悪化で、免疫機能が低下！

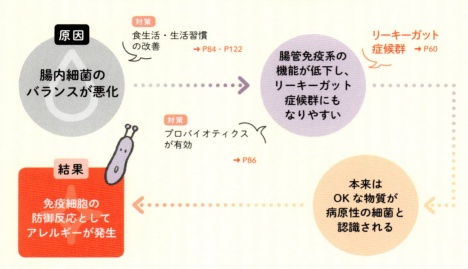

原因

腸内細菌のバランスが悪化

対策

食生活・生活習慣の改善

→ P84・P122

腸管免疫系の機能が低下し、リーキーガット症候群にもなりやすい

リーキーガット症候群 → P60

本来はOKな物質が病原性の細菌と認識される

対策

プロバイオティクスが有効

→ P86

結果

免疫細胞の防御反応としてアレルギーが発生

手足口病などの感染症

免疫機能が低下し、外敵を攻撃しなくなる！

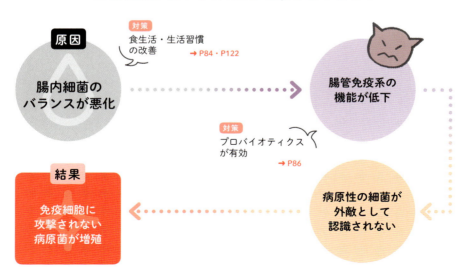

原因

腸内細菌のバランスが悪化

対策

食生活・生活習慣の改善

→ P84・P122

腸管免疫系の機能が低下

対策

プロバイオティクスが有効

→ P86

病原性の細菌が外敵として認識されない

結果

免疫細胞に攻撃されない病原菌が増殖

SIBO（小腸内細菌増殖症）

小腸内で細菌が大増殖し、ガスが大量発生！

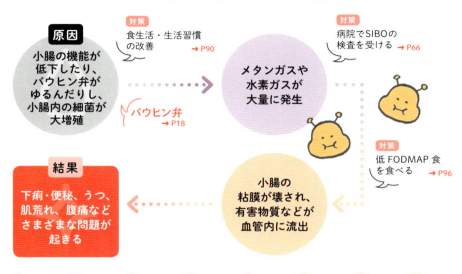

原因

小腸の機能が低下したり、バウヒン弁がゆるんだりし、小腸内の細菌が大増殖

対策
食生活・生活習慣の改善
→P90

バウヒン弁
→P18

メタンガスや水素ガスが大量に発生

対策
病院でSIBOの検査を受ける
→P66

対策
低 FODMAP 食を食べる
→P96

小腸の粘膜が壊され、有害物質などが血管内に流出

結果

下痢・便秘、うつ、肌荒れ、腹痛などさまざまな問題が起きる

がん

悪玉菌の増加で、有害な発がん性物質も増える！

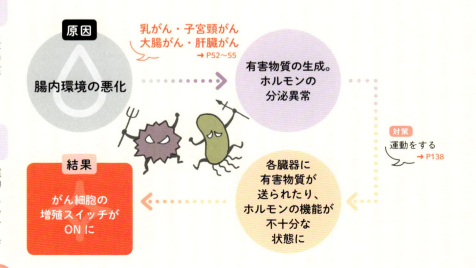

原因

腸内環境の悪化

乳がん・子宮頸がん
大腸がん・肝臓がん
→P52～55

有害物質の生成。ホルモンの分泌異常

対策
運動をする
→P138

各臓器に有害物質が送られたり、ホルモンの機能が不十分な状態に

結果

がん細胞の増殖スイッチがONに

認知症（アルツハイマー型）

腸内細菌の多様化が失われ、脳に原因物質が蓄積！

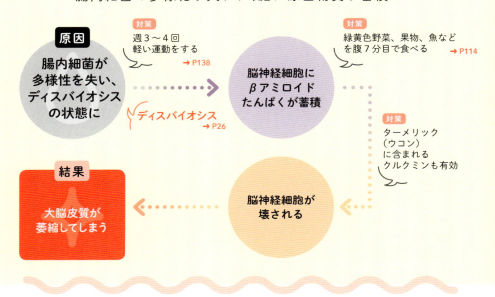

原因

腸内細菌が多様性を失い、ディスバイオシスの状態に

対策
週３〜４回
軽い運動をする
→ P138

ディスバイオシス
→ P26

↓

脳神経細胞にβアミロイドたんぱくが蓄積

対策
緑黄色野菜、果物、魚など
を腹７分目で食べる
→ P114

対策
ターメリック
（ウコン）
に含まれる
クルクミンも有効

↓

脳神経細胞が壊される

↓

結果

大脳皮質が萎縮してしまう

高血圧

乳酸菌の減少による自己免疫で血管を傷つける！

原因

習慣的な高塩分食の摂取

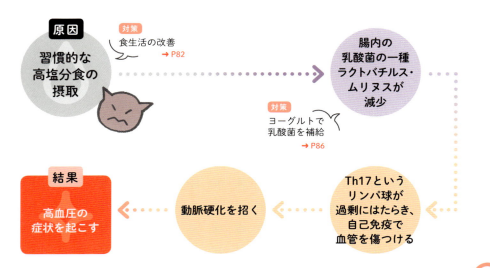

対策
食生活の改善
→ P82

↓

腸内の乳酸菌の一種ラクトバチルス・ムリヌスが減少

対策
ヨーグルトで
乳酸菌を補給
→ P86

↓

Th17というリンパ球が過剰にはたらき、自己免疫で血管を傷つける

↓

動脈硬化を招く

↓

結果

高血圧の症状を起こす

動脈硬化（アテローム性）

腸内細菌の代謝物によって、血管にコレステロールが沈着！

原因

赤身肉などを多く食べる

対策
食生活の改善
→P84

腸内細菌の代謝によってTMAOという化学物質が生じる

対策
軽い運動をする
→P138

免疫細胞がコレステロールを取り込み、粥状になる

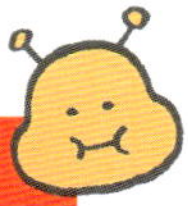

結果

粥状の沈着物がたまり、動脈硬化を招く

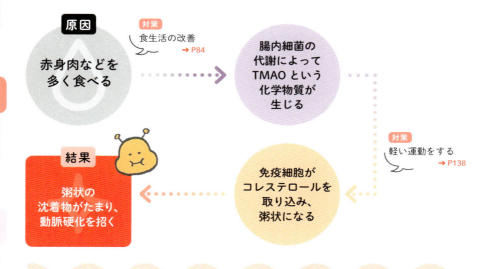

糖尿病

腸が脂肪肝をつくり、やがて高血糖へとつながる！

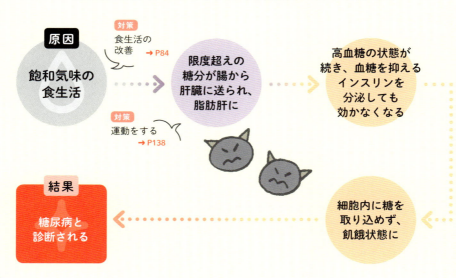

原因

飽和気味の食生活

対策
食生活の改善
→P84

限度超えの糖分が腸から肝臓に送られ、脂肪肝に

対策
運動をする
→P138

高血糖の状態が続き、血糖を抑えるインスリンを分泌しても効かなくなる

細胞内に糖を取り込めず、飢餓状態に

結果

糖尿病と診断される

COLUMN 2

病院に行くタイミングは?

たかが、便秘や下痢。高齢の人ほど我慢強い方が多く、「トイレで大量の出血があってビックリした」というような、かなり深刻な状態まで放置して、なかなか病院を訪れないケースが多く見られます。

病院に行かない理由のひとつとして、「この症状が病院で診てもらうべきなのかわからない」ということもあるのではないでしょうか？　そこで、病院に行くタイミングの目安を解説したいと思います。

まずは、便の状態から。血便が出ると、ただの痔では？ と迷う人もいます。この場合、痔と大腸がんを併発しているケースもあるので、血便が出たらすぐに医療機関で受診することをおすすめします。とくに、大腸がんは遺伝しやすい傾向にあるため、親きょうだいに大腸がんの患者がいる場合は要注意です。また、このとき色が赤い場合は大腸（下部消化管）、黒ければ胃や十二指腸（上部消化管）に出血があると考えられます。とにかく「血便が出たら、すぐに病院」と覚えておきましょう。

便秘の場合、便が出たものの「残便感」があるときは要注意。直腸がんの可能性もあるので、念のため検査を受けたほうがよいでしょう。

下痢の場合は、1ヵ月継続するようなら、病院に行ったほうがよいです。40歳以上からがんが増え、若い人はとくにクローン病や潰瘍性大腸炎の可能性もあるので、そのタイミングで内視鏡検査などをおすすめします。

腹痛の場合も目安は1ヵ月。腸管に問題があるときの痛みは、ぜん動運動の影響で、痛くなったり治まったりという「間欠痛」の症状が多く見られます。それが1ヵ月続くようなら、病院に行くタイミングといえるでしょう。

第3章

食べて改善！腸がよみがえる食生活

食生活

1

食事は腸内細菌の大切なパートナー

デリケートな腸内環境は、加齢とともにバランスが崩れていきます。とくに、腸内環境に大きな影響を与えているのが、食事。腸によい食生活を知る前に、食事と腸内環境の関係について考えてみましょう。

まず、腸に入ってきた食べものは、腸内細菌のエサとなり、発酵・分解されることでカラダに吸収しやすい物質に変化します。この生成される物質が、食事内容によって大きく変わり、カラダに影響してくるのです。

カラダによい影響を与える善玉菌は、バランスのよい食事を好みます。野菜や果物が好物で、腸に入ってくると乳酸や酪酸、ビタミンB群などカラダに有益な物質をつくり出します。逆にカラダに悪い影響を与える悪玉菌は、高脂質や高カロリーの偏った食事の過剰摂取が好物。※アンモニアやアミン、二次胆汁酸（P46）などの有害な物質を生成する原因となりうるのです。

腸内細菌は、人が生まれてから死ぬまで腸のなかで食べものをエサとして生きています。つまり、食事は腸内細菌を善にも悪にもする大切なパートナーなのです。食生活を意識して、悪玉菌の繁殖を抑制し、腸のはたらきを促進させるようにしましょう。

※アンモニアやアミンは便のいやなにおい成分。

食生活と腸の関係

STEP1　食べる

絶えず流れてくる食べものを腸内細菌がキャッチ。

STEP2　腸内細菌のエサになる

腸内に入ってきた食べものを発酵・分解。

STEP3　さまざまな物質をつくる

腸内細菌がカラダに吸収しやすい物質を生成。

＼つまり／
食生活がカラダに及ぼす影響　大

GOOD

・規則正しく、バランスのとれた食事

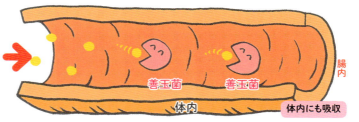

有益な物質 ＜ ビタミンB群、乳酸、酪酸、酢酸、プロピオン酸など

NG

・高脂質、高カロリーの偏った食事

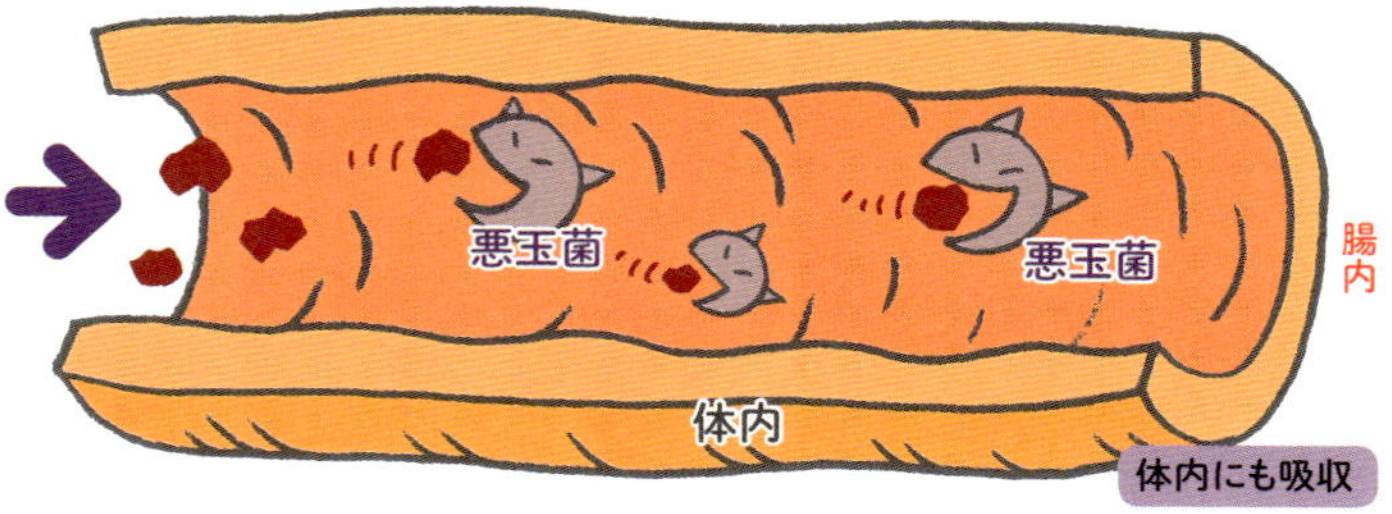

有害な物質 ＜ アンモニア、アミン、二次胆汁酸、硫化水素など

腸内環境にとって食生活が重要！

食生活

2 健康な腸にしてくれる「4大食品」って？

よい腸内フローラとはどのような状態だと思いますか？ 善玉菌がたくさんある状態だと思われがちですが、実は、善玉菌の割合が悪玉菌よりも多いだけでは不十分なのです。

健康な腸の条件は、腸内細菌のバリエーションが多いこと。腸内細菌の種類が多いほど、腸の粘膜のバリア機能が高まり、外から入る細菌やウイルスに対しての免疫力がアップします。そのため、腸内細菌の種類が豊富な人は、大腸がんや肝臓病、乳がんなどのリスクが低下するというデータもあるのです。

一方、似たような種類の腸内細菌ばかりが育ち、種類が限られた腸内フローラの状態を**ディスバイオシス**といいます。こうなると、腸粘膜のバリア機能が衰え、免疫力が低下します。

健康な腸を目指すためには、1日にとる食品の数を増やすことが大切です。なにを食べるかが重要なので、ここで善玉菌が育ちやすく、腸の強い味方となる食品を紹介します。それは、「**発酵食品**」「**水溶性食物繊維**」「**オリゴ糖**」「**EPA・DHA**」の4つです。食品数が増える分、腸内細菌のエサとなる栄養素の種類が増えるので、さまざまな腸内細菌が活発にはたらくようになります。

腸の強い味方！　善玉菌を成長させる食品ベスト4

1

悪玉菌の増殖を抑える

発酵食品

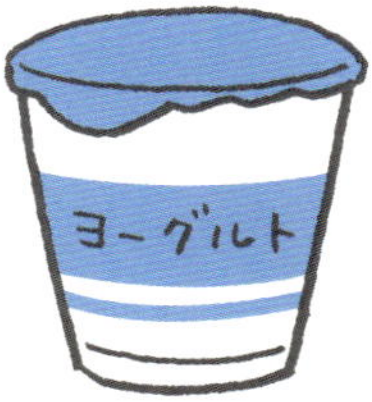

効果
腸内細菌の仲間である微生物が**善玉菌を活性化**させる

詳しくは →P86へ

2

水分を引き込んで、便をやわらかくする

水溶性食物繊維

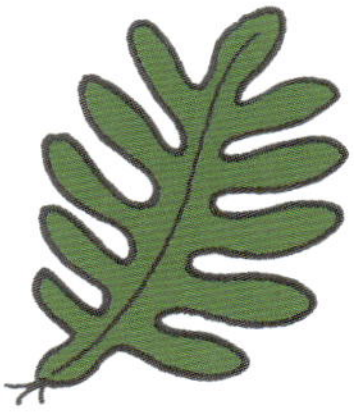

効果
善玉菌のエサとなり、腸内フローラを整える

詳しくは →P87へ

3

乳酸菌を増やし、お腹の調子を整える

オリゴ糖

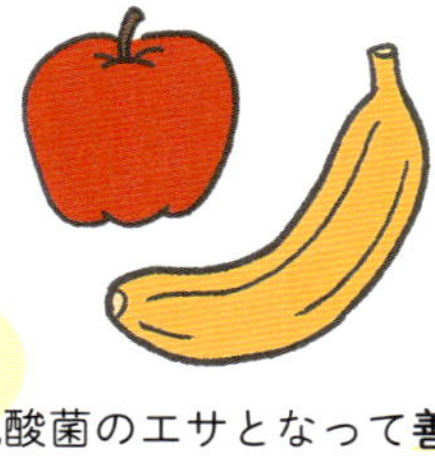

効果
乳酸菌のエサとなって**善玉菌を増やす**

詳しくは →P88へ

4

抗酸化作用でがん予防にも効果

EPA・DHA

（エイコサペンタエン酸・ドコサヘキサエン酸）

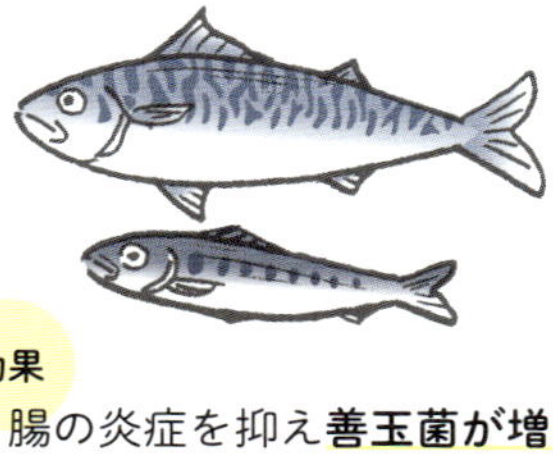

効果
腸の炎症を抑え**善玉菌が増えやすい環境**にする

詳しくは →P89へ

腸の強い味方1

発酵食品

発酵食品は、善玉菌を刺激して腸のぜん動運動を活性化させます。
納豆やヨーグルトなどには、善玉菌のエサになるだけでなく、
腸内を弱酸性にして悪玉菌が増えるのを防ぐ効果もあります。

～主な食品～

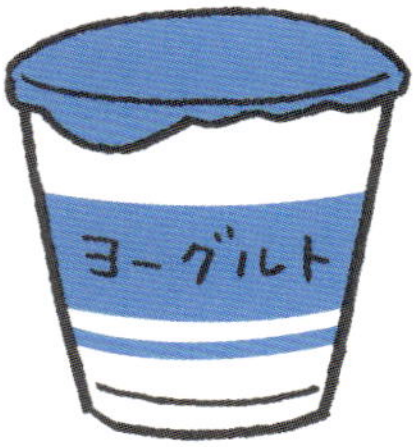

ヨーグルト

ビフィズス菌などの乳酸菌が含まれる。製品ごとに菌の種類が異なるため、腸に合うものを選ぶことが大切。

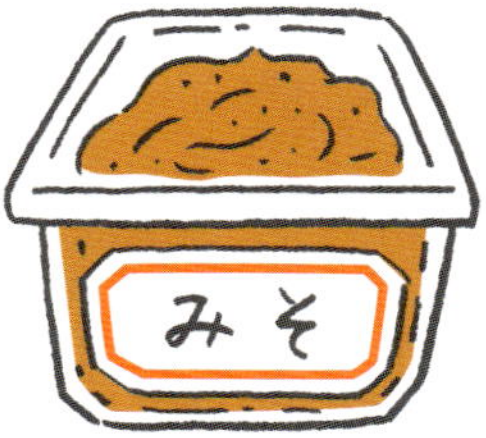

味噌

麹菌、酵母菌、乳酸菌の3つの善玉菌を一度に摂取することができる。大豆由来の食物繊維も含まれる。

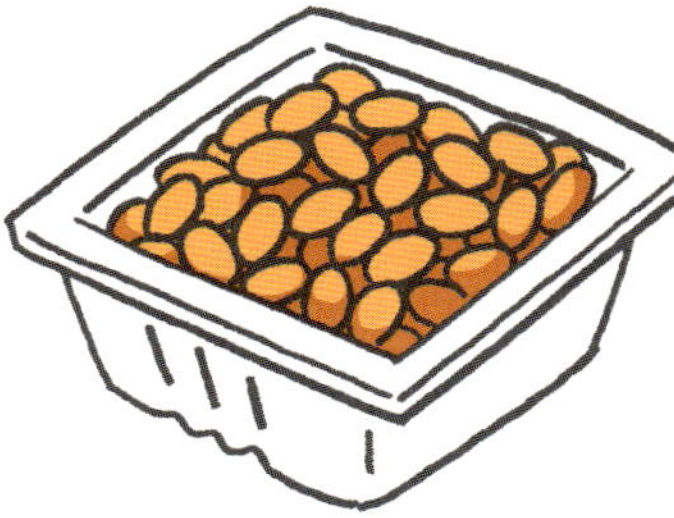

納豆

熱や胃酸にも強い**納豆菌**は腸まで生きて届くため、腸の善玉菌を増やす。消化を助けるはたらきもある。

COLUMN

すごい善玉菌「プロバイオティクス」

プロバイオティクスとは、「健康のために」という意味のギリシャ語が由来とされ、**口から摂取しても生きたまま腸にたどりつく善玉菌のこと**です。腸内細菌のエサとなり、その多様性を保つ手助けをします。さらに、腸内を酸性化させることで、悪玉菌が育ちづらい環境をつくり出すことができます。

身近な食品

- **調味料**
  - ・しょうゆ（麹菌・酵母菌）
  - ・酢（酢酸菌）　・塩麹（麹菌）
- **漬物**
  - ・ぬか漬け　・キムチ
  - ・ピクルス
- **その他**
  - ・甘酒　・チーズ
  - ・ワイン　・かつおぶし

腸の強い味方2

水溶性食物繊維

食物繊維は、加齢とともに乱れがちな腸内環境のバランスを整えます。
善玉菌が水溶性食物繊維を分解したときにつくり出される
短鎖脂肪酸の脂肪燃焼効果にも注目が集まっています。

～主な食品～

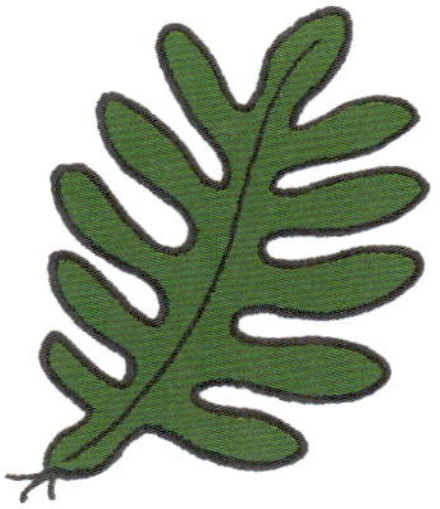

海藻

海藻の**ぬめり成分に食物繊維**が多く含まれる。カリウムやカルシウムなどの栄養素も補うことができる。

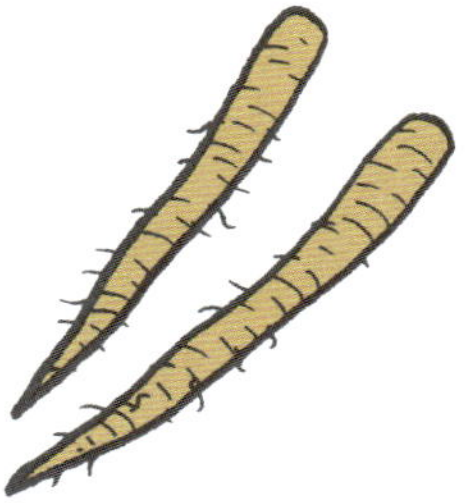

ごぼう

食物繊維が豊富なだけでなく、善玉菌のエサになる**オリゴ糖**も含まれるので、快便に効果が期待できる。

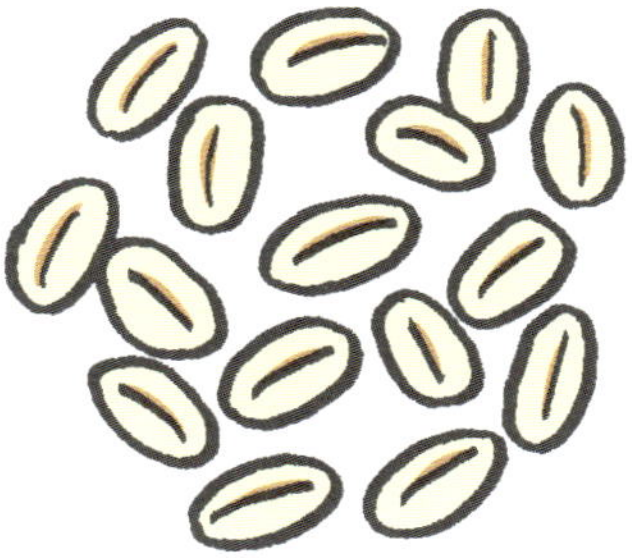

もち麦

β - グルカンという水溶性食物繊維が豊富。善玉菌を増やすだけでなく、腸内の免疫力を高める効果もある。

COLUMN

水溶性食物繊維の優等生「ブロッコリー」

水溶性食物繊維のなかでも腸への効果が高いといわれているのがブロッコリーです。**ブロッコリーに含まれるスルフォラファン**は、強い抗菌作用があり悪玉菌を減らし、腸内環境を整えます。加熱しても栄養素が壊れにくい性質を持っているので、さまざまな料理に活用できます。

身近な食品

●野菜
・オクラ　・モロヘイヤ
・かぼちゃ

●果物
・アボカド　・キウイ
・ドライいちじく

●その他
・そば　・納豆
・ライ麦パン

腸の強い味方３

オリゴ糖

オリゴ糖には、ビフィズス菌などの乳酸菌のエサとなって善玉菌を増やす効果があります。悪玉菌のエサにはならないため、効率よく善玉菌だけを増やすことができるのが特徴です。

～主な食品～

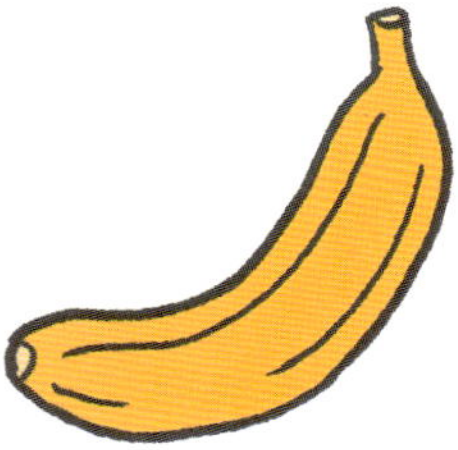

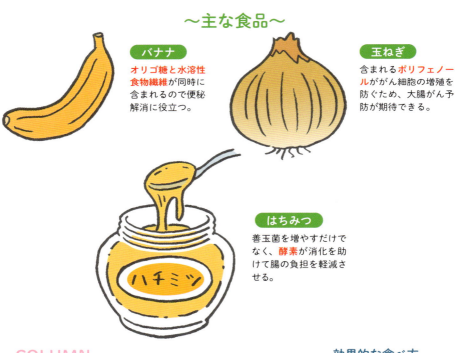

バナナ

オリゴ糖と水溶性食物繊維が同時に含まれるので便秘解消に役立つ。

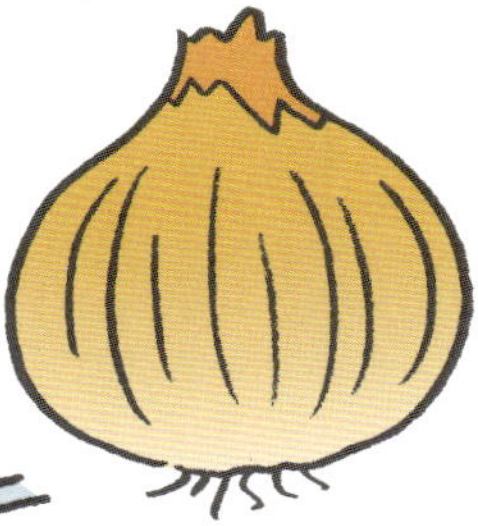

玉ねぎ

含まれる**ポリフェノール**ががん細胞の増殖を防ぐため、大腸がん予防が期待できる。

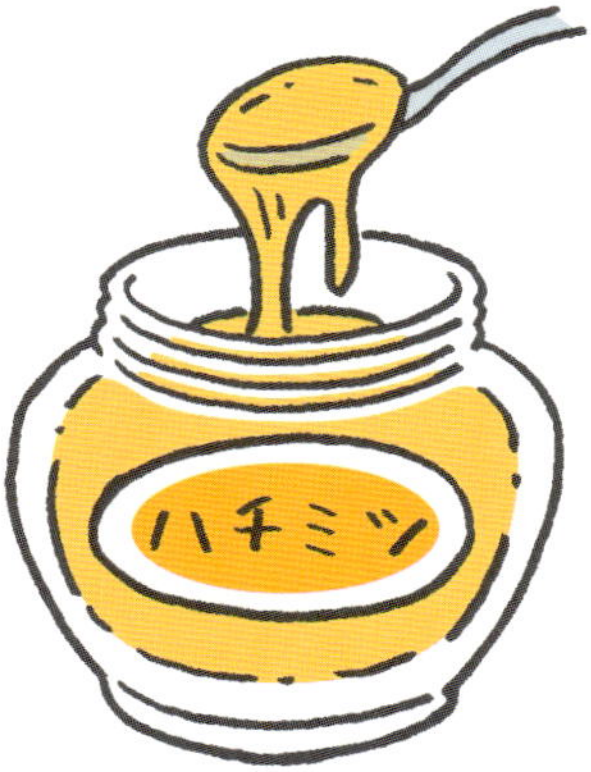

はちみつ

善玉菌を増やすだけでなく、**酵素**が消化を助けて腸の負担を軽減させる。

COLUMN

とりすぎ注意!?
オリゴ糖の正しい食べ方って？

オリゴ糖は腸のために、積極的にとりたい栄養素ですが、とりすぎると便がゆるくなることもあります。**摂取量は、**バナナや玉ねぎに多く含まれるフラクトオリゴ糖で3～8g、はちみつに多く含まれるイソマルトオリゴ糖で10g です。**ティースプーン２杯分のはちみつ**を目安に10g 以内と考えましょう。

効果的な食べ方

バナナやはちみつに多く含まれるオリゴ糖は、**乳酸菌であるビフィズス菌などの善玉菌と一緒にとると、相乗効果で効率よく善玉菌を増やす**ことができます。そのため、ヨーグルトと一緒に食べるのがおすすめです。

腸の強い味方4

EPA・DHA

EPAやDHAは、体内で産生できないため食事からとる必要があります。腸のなかの炎症を鎮め、善玉菌が増えやすい腸内環境に整えるだけでなく、潤滑油として便の通りをよくする効果も期待できます。

〜主な食品〜

青魚

脂の乗った旬のものに**EPA・DHA**が多く含まれ、缶詰にも同じ効果があります。

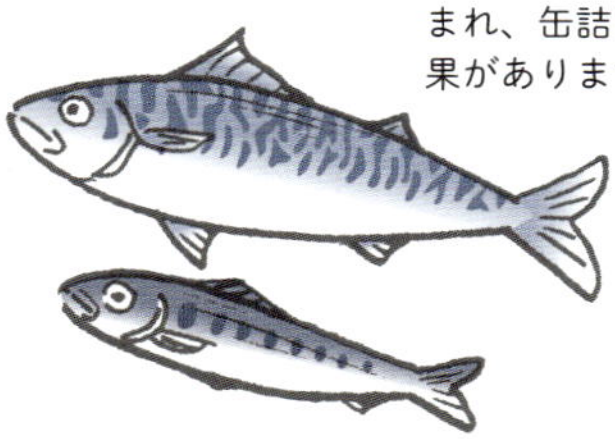

鮭

抗酸化作用に、腸内の炎症を抑えるはたらきがある。大腸がんの抑制にも効果が期待できる。

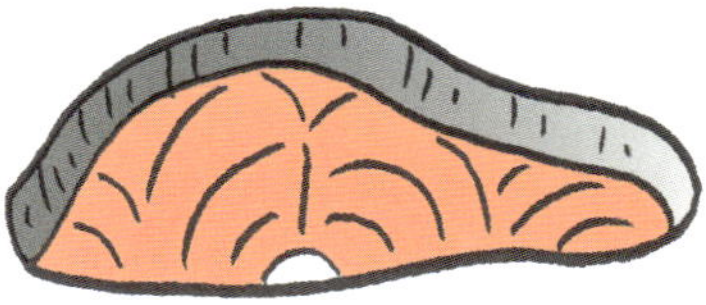

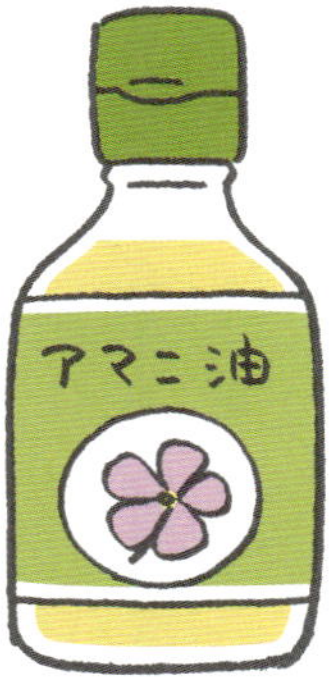

アマニ油

成分に多く含まれる**α-リノレン酸**が、胃腸のはたらきを活発にして排便を促してくれる。

COLUMN

体内で合成できない必須脂肪酸ってなに？

がん細胞の増殖を抑える成分として、よく知られているのがEPAとDHAです。**不飽和脂肪酸と呼ばれ、そのなかでもオメガ3系に分類**されます。2015年の日本人の食事摂取基準では、オメガ3系脂肪酸を18〜69歳の男性は1日に2.0〜2.4g、女性は1.6〜2.0gとることが推奨されています。

効果的な食べ方

魚は、缶詰をサラダに加えるのもおすすめです。また、**魚の皮にはEPA・DHAが豊富に含まれているの**で、皮ごと食べると栄養をより多くとることができます。オイル類は加熱すると酸化するため、生で摂取するのが正解。

食生活

3

味方は寝返る!? 整腸食の落とし穴

前述したように（P84）、ヨーグルトやごぼうなどの発酵食品や食物繊維といった4つの食品は腸内環境を整えてくれます。これらの食品を積極的にとり入れ、食生活を改善することで、ほとんどの患者さんのお腹の調子はよくなります。

しかし、なかには発酵食品や食物繊維をとるとかえってお腹が張ってしまい、便秘や下痢を引き起こし、調子が悪くなる人がいます。整腸食で腸が不調になるというのはどういうことなのでしょうか？

答えは、**ＳＩＢＯ（小腸内細菌増殖症）**と呼ばれる、小腸のなかで細菌が爆発的に増えすぎてしまう病気にあります（P66）。小腸のなかで細菌が増えすぎると、代謝産物が過剰に産生されます。そこに、発酵食品や食物繊維を細菌に与えると火に油状態。小腸のなかで細菌が増殖し大量のガスが発生して、さらなる不調を招くことにつながります。過剰に菌が増えた小腸のなかでは、整腸食は味方ではなく、敵になりうるのです。

腸が健康な人は食物繊維や発酵食品を積極的にとり入れるべきですが、ＳＩＢＯや過敏性腸症候群の人は避けるようにしましょう。

そのお腹の不調、腸からのSOSかも？

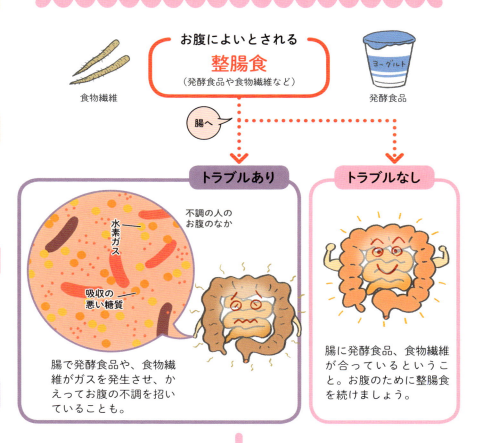

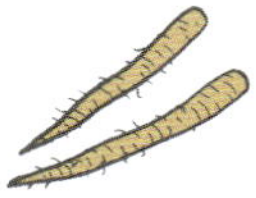

食物繊維

お腹によいとされる

整腸食

（発酵食品や食物繊維など）

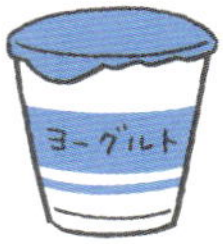

発酵食品

腸へ

トラブルあり

不調の人の
お腹のなか

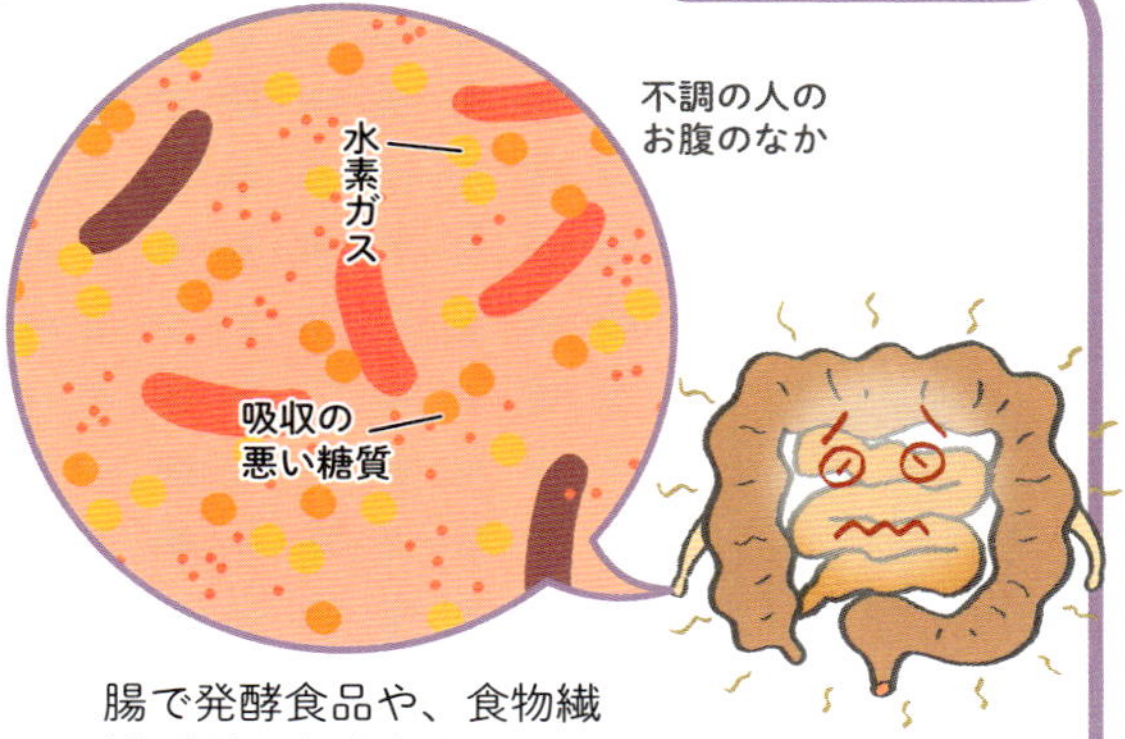

腸で発酵食品や、食物繊維がガスを発生させ、かえってお腹の不調を招いていることも。

トラブルなし

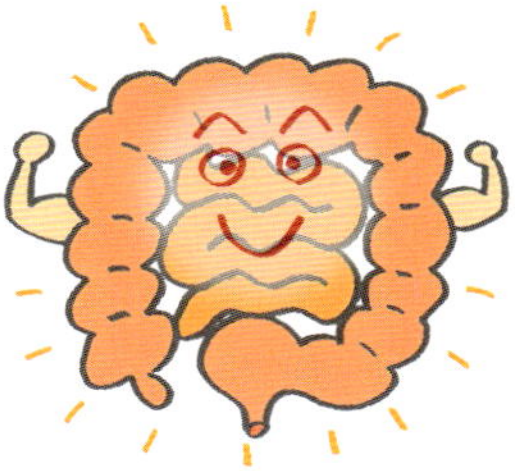

腸に発酵食品、食物繊維が合っているということ。お腹のために整腸食を続けましょう。

整腸食でお腹の調子が改善しない人は

FODMAPと呼ばれる糖質が原因の可能性**大**

思い当たる人は

P92の**チェックリスト**を確認してみましょう

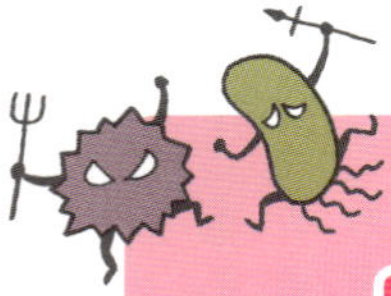

もしかしてFODMAP食品が原因かも……

腸内環境チェックリスト

何げなく感じていたお腹の不快感は、FODMAP 食品（P94）が原因かも。
そんな予想外の食生活を10個ピックアップしました。ひとつでも当てはまると、
FODMAP が腸を不調にしている可能性があります。あなたはいくつ当てはまりますか？

□【チェック1】

糖質オフとしてお米を控えているが、お腹が張っている

□【チェック2】

パンやパスタを食べたあとに下痢をしたり、便が硬いように感じる

□【チェック3】

牛乳やチーズなどの乳製品をとるとお腹が痛くなる

□【チェック4】

毎朝ヨーグルトを食べているのに便秘が治らない

□【チェック5】

ごぼう、豆などの食物繊維をとるとガスや下痢・便秘がひどくなる

□【チェック6】
納豆、キムチなどの発酵食品をとっても
便が出ない

□【チェック7】
玉ねぎやにんにくを食べると
下痢や腹痛を引き起こす

□【チェック8】
きのこ類を食べるとお腹が痛くなる

□【チェック9】
りんごや桃、柿を食べると
お腹に不快感を感じる

□【チェック10】
キシリトールガムを噛むとお腹がゆるくなる

ひとつでも当てはまった人は
P94以降の
FODMAPに
よる不調かも！

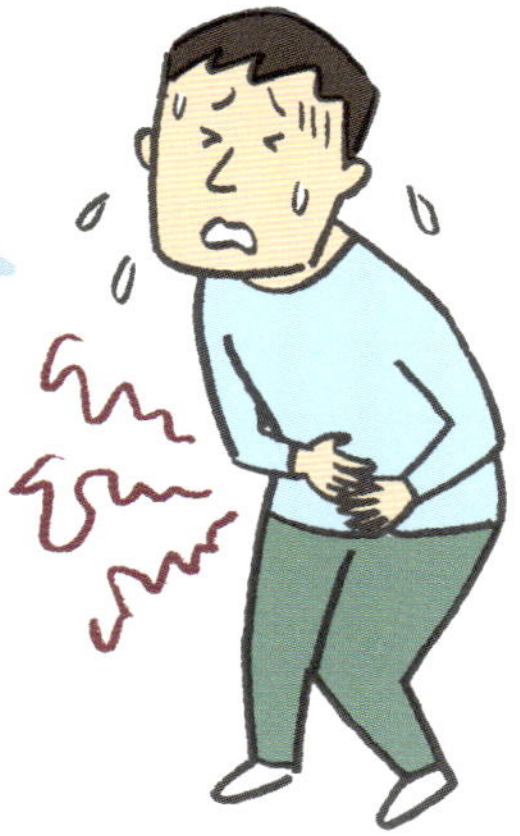

食生活
（FODMAP）

4

腸内を悪化させる4つの糖質「FODMAP」とは？

ＳＩＢＯのような腸に問題がある人にとって、整腸食は敵となりうることはすでに述べました。そのカギを握るのが、「ＦＯＤＭＡＰ」です。ＦＯＤＭＡＰとは、発酵性のある４種類の糖質の頭文字を組み合わせたもので、**Ｆ「発酵性の」**、**Ｏ「オリゴ糖」**、**Ｄ「二糖類」**、**Ｍ「単糖類」**、**Ａ「ＡＮＤ」**、**Ｐ「ポリオール」**のことを指します。現代の食事でよく食べられる、小麦類や豆類、りんごやヨーグルトなどがそれに該当します。

ＦＯＤＭＡＰという糖質は小腸のなかでの吸収が非常に悪いため、なかなか腸に入っていきません。小腸内では、糖質の濃度が高くなり、人間の性質である「濃いものを薄めようとする」作用がはたらきます。そのせいで、血管から小腸内に水が引き込まれ、その結果、腸のぜん動運動が過剰になり、下痢や腹痛を引き起こします。また、ＦＯＤＭＡＰは大腸内のバクテリアのエサとなり、大量のガスを発生させ、消化管の動きに障害を与えたり、便秘やおならの原因となったりすることがわかっています。ＳＩＢＯや過敏性腸症候群と診断された人は、問題を起こす糖質ＦＯＤＭＡＰを含む食事をできるだけ避けましょう。

不調の原因となる「FODMAP」って？

特徴① 小腸での吸収が非常に悪い

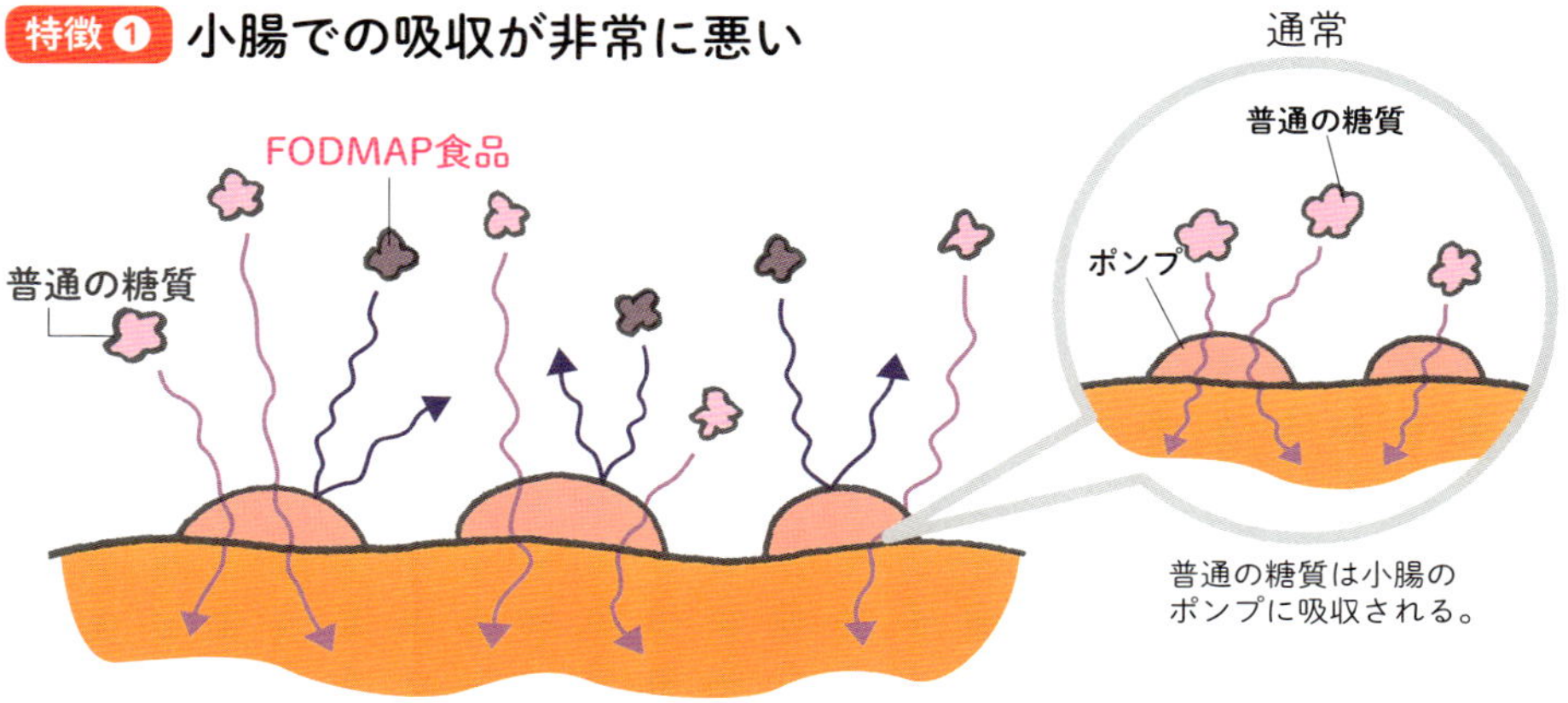

普通の糖質は小腸のポンプに吸収される。

FODMAP食品は小腸で吸収されづらく、食べると小腸内でFODMAPの濃度が高まる。

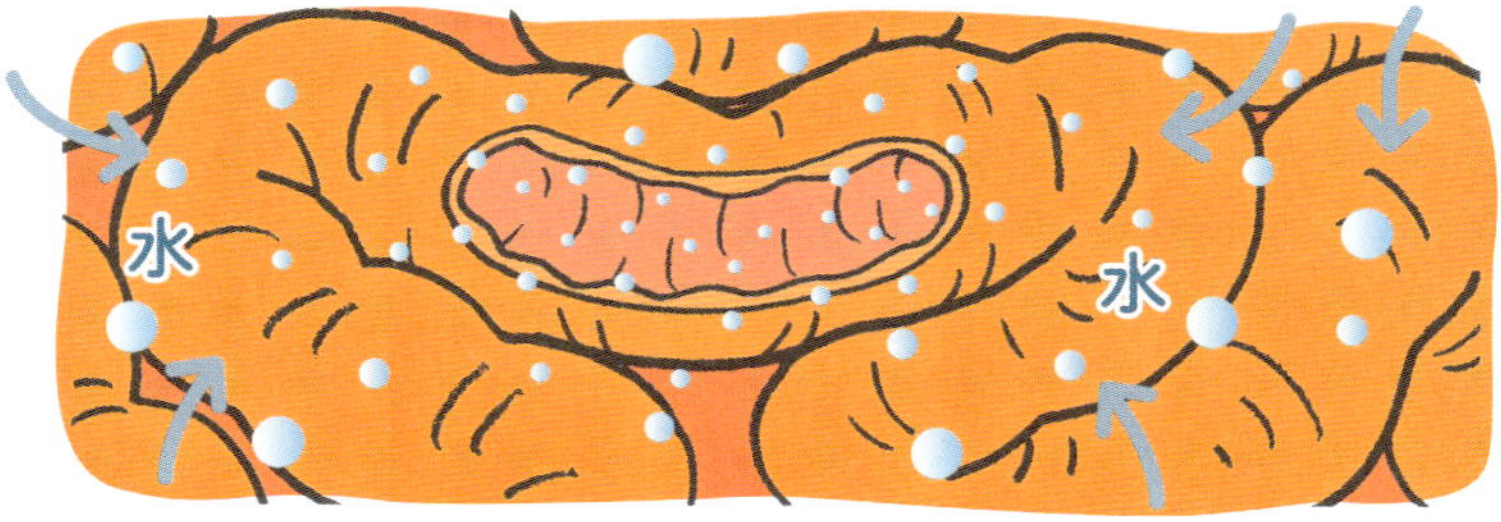

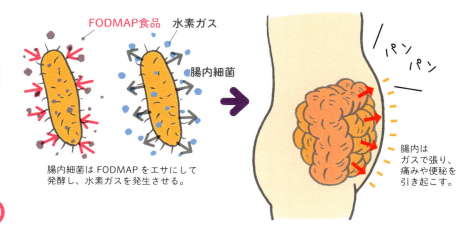

小腸内の糖質濃度を薄くするために、大量の水が血管内から小腸内に引き込まれ下痢を起こす。

特徴② 大腸内で腸内細菌のエサになり発酵してガスを発生する

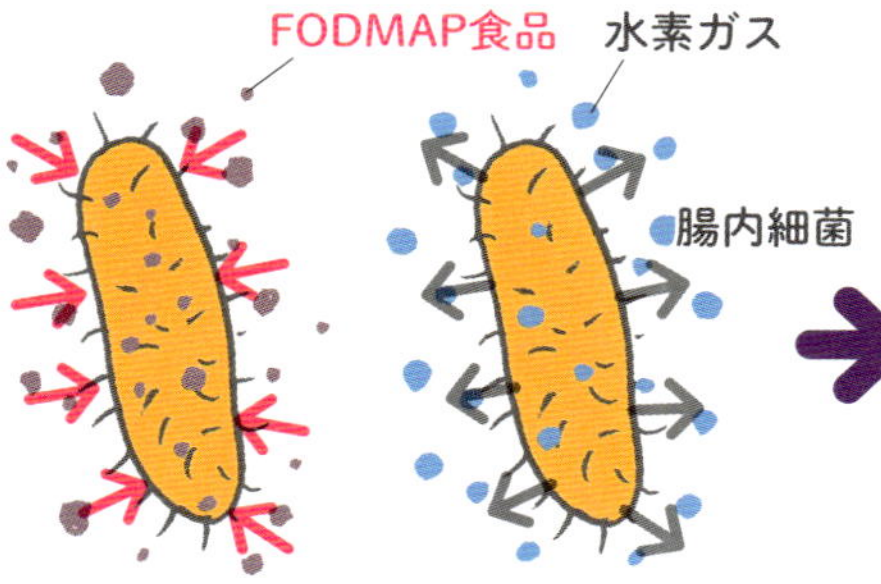

腸内細菌はFODMAPをエサにして発酵し、水素ガスを発生させる。

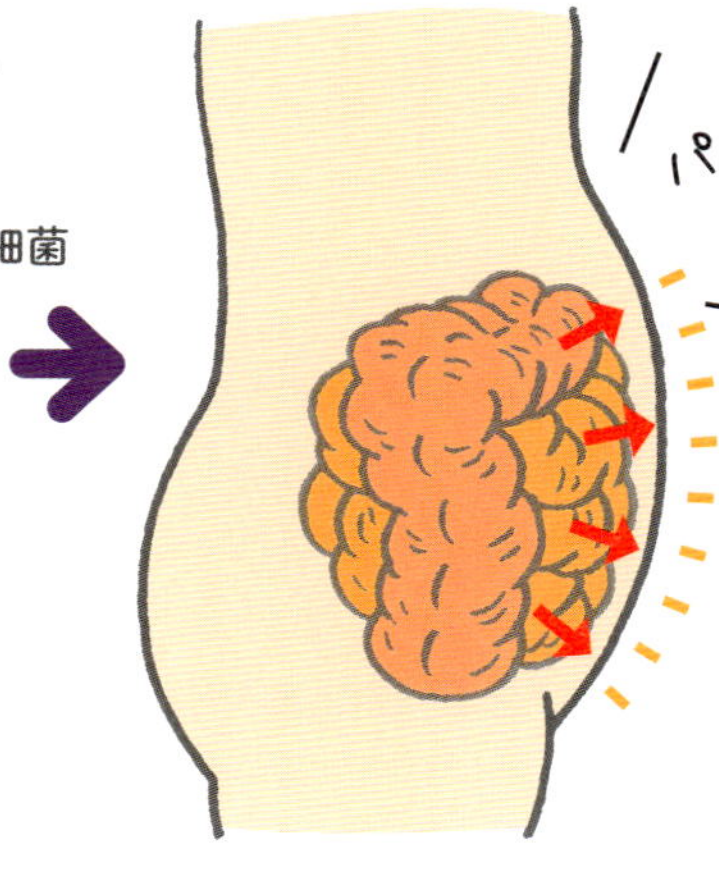

腸内はガスで張り、痛みや便秘を引き起こす。

食生活
（FODMAP）

5

「低FODMAP食」で過敏性腸症候群を改善！

前述したように、お腹の調子が悪い人がまずやるべきことは、問題を引き起こす可能性が高いFODMAPという糖質をできるだけ避けた食事を取り入れることです。不調だった人の約75％が3週間のその食事法で改善したという実証データも報告されています。

　FODMAPを避けた「低FODMAP食事法」は、①3週間は高FODMAP食品を一切とらない。②その後、1グループずつ高FODMAP食品を試す。③食後に、なにを食べるとどんな症状が出るのかを記録して特定する。の3ステップで行います。試してみて、お腹の調子が悪くならなければ、その高FODMAP食品は食べてもOK。つまり、すべての高FODMAP食品を一生食べられないわけではありません。

　また、低FODMAP食品だからといって、食べすぎや飲みすぎは厳禁です。食事中のベストな飲みものは水。市販のジュースは、FODMAPである果糖が多く含まれており、炭酸飲料は腸内のガスの原因になるので控えましょう。

　数多くの高FODMAP食品のなかでも、合わない人が多いのは小麦類。まずは、パンやパスタを控えてお米に替えることから始めてみてもいいかもしれません。

お腹の不調を改善する「低FODMAP食」

低 FODMAP 食事法

STEP1

3週間は
高 FODMAP
食品を避ける

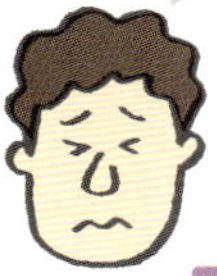

ちょっと面倒な人は
P100のレシピをチェック！

STEP2

1グループずつ
高 FODMAP
食品を食べる

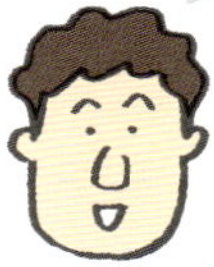

詳しく食品を調べたい人は
P98のリストをチェック！

STEP3

自分の体質に
合う食品を
特定する

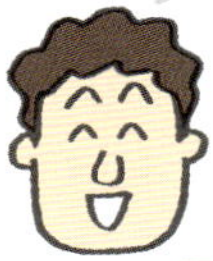

STEP1~3を
くり返して、快腸を
目指しましょう！

FODMAPリスト

F fermentable　**発酵性の**
特徴
・小腸で吸収されづらい
・大腸で腸内細菌のエサになり発酵する

O oligosaccharides　**オリゴ糖**
食品例
・ガラクトオリゴ糖：レンズ豆などの豆類など
・フルクタン：小麦、玉ねぎなど

D disaccharides　**二糖類**
食品例
・乳糖（ラクトース）：牛乳、ヨーグルトなど

M monosaccharides　**単糖類**
食品例
・果糖（フルクトース）：果物、はちみつなど

A and

P polyols　**ポリオール**（糖アルコール）
食品例
・ソルビトール、マンニトール：
マッシュルーム、人工甘味料（キシリトール）など

ＮＧ＆ＯＫ食品一覧表

腸に NG ＆ OK の食品一覧表です。表を見ながら、腸内細菌の多様性を保つために、なるべくたくさんの種類の低 FODMAP 食品をとりましょう！

穀　物

高 FODMAP

・大麦
・小麦
・ライ麦
・パン（大麦、小麦、ライ麦）
・ラーメン（小麦）
・パスタ
・うどん
・そうめん
・クスクス（小麦）
・とうもろこし
・ピザ
・お好み焼き
・シリアル（大麦、小麦、オリゴ糖、フルーツ、はちみつを含むもの）
・ケーキ
・パイ
・パンケーキ
・焼き菓子
など

低 FODMAP

・米、玄米
・米粉類
・そば（10割）
・グルテンフリーの食品
・オート麦
・シリアル（米、オート麦）
・タコス
・スターチ
・コーンスターチ
・ポップコーン
・タピオカ
・ポテトチップス（少量）
・コーンミール
・フォー
・ビーフン
・こんにゃく麺
など

野菜・いも

高 FODMAP

・アスパラガス
・豆類（大豆、さやえんどう、ひよこ豆、あずき）
・納豆
・ゴーヤ
・玉ねぎ
・にんにく
・にら
・カリフラワー
・ごぼう
・セロリ
・キムチ
・きくいも
・さつまいも
・きのこ類（しいたけ・マッシュルーム）
・らっきょう
・里芋
など

低 FODMAP

・なす
・トマト、ミニトマト
・ブロッコリー
・にんじん
・ピーマン
・ホウレンソウ
・かぼちゃ
・きゅうり（ズッキーニ）
・じゃがいも
・しょうが
・オクラ
・レタス、キャベツ
・大根（ラディッシュ）
・たけのこ
・もやし
・チンゲンサイ
・白菜　・かぶ
・パセリ　・パクチー
・海藻類（昆布・ひじき）
・モロヘイヤ
など

肉・魚・卵・ナッツ・スパイス

高 FODMAP

・ソーセージ
・カシューナッツ
・ピスタチオ
・アーモンド（20粒以上）
・わさび
・あんこ
・きな粉
など

低 FODMAP

・ベーコン、ハム
・豚肉
・牛肉（赤身）
・鶏肉
・羊肉
・魚介類
・卵
・アーモンド（10粒以下）
・ヘーゼルナッツ（10粒以下）
・くるみ
・ピーナッツ
・栗
・ミント
・バジル
・カレー粉
・こしょう
・チリパウダー
・唐辛子
など

調味料・その他

高 FODMAP

・はちみつ
・オリゴ糖
・コーンシロップ（果糖ブドウ糖液糖）
・ソルビトール、キシリトールなどの甘味料
・アップルソース
・トマトケチャップ
・カスタード
・カレーソース
・バーベキューソース
・ブイヨン
・缶詰のフルーツ
・固形スープの素、ブイヨン
・絹ごし豆腐
・バルサミコ酢
・豆乳（大豆由来）
など

低 FODMAP

・塩
・味噌
・しょうゆ
・マヨネーズ（小さじ3まで）
・オリーブオイル
・酢
・缶詰のトマト
・ココア
・ココナッツオイル
・メープルシロップ
・魚油
・キャノーラ油
・オイスターソース
・ウスターソース
・ピーナッツバター
・酵母
・木綿豆腐
など

乳製品など

高 FODMAP

・牛乳
・乳糖を含む乳製品全般
・ヨーグルト
・アイスクリーム
・クリーム類全般
・ラッシー
・ミルクチョコレート
・ホエイチーズ
・プロセスチーズ
・カッテージチーズ
・ブルーチーズ
・クリームチーズ
・プリン
・コンデンスミルク
など

低 FODMAP

・バター
・マーガリン（牛乳を含まないもの）
・ラクトフリー（乳糖が入っていないもの）
・アーモンドミルク
・ブリーチーズ
・カマンベールチーズ
・チェダーチーズ
・ゴルゴンゾーラチーズ
・モッツァレラチーズ
・パルメザンチーズ
など

※硬めのチーズは低FODMAPであることが多い。
※乳糖が多いチーズは避けるとよい。

ドリンク

高 FODMAP

・フルーツジュース※
・レモネード（加糖）
・ウーロン茶
・ハーブティー
・麦芽コーヒー
・チャイ
・カモミールティー
・エナジードリンク
・マルチビタミンジュース
・ポートワイン
・ラム
・シェリー
・甘いワイン
・りんご酒
など

低 FODMAP

・紅茶
・コーヒー（無糖）
・緑茶
・レモネード（無糖）
・クランベリージュース
・ビール
・ジン
・ウォッカ
・ウイスキー
・甘くないワイン
・タピオカティー
・ラム以外のリキュール
・水
・中国茶
など

果物

高 FODMAP

・りんご
・すいか
・あんず
・もも
・なし
・グレープフルーツ
・アボカド
・ライチ
・柿
・西洋なし
・パパイヤ
・さくらんぼ
・干しぶどう
・いちじく
・マンゴー
・ドライフルーツ
など

低 FODMAP

・バナナ
・いちご
・ココナッツ
・ぶどう
・メロン
・キウイ
・オレンジ
・レモン
・キンカン
・パイナップル
・ライム
・ラズベリー
・ブルーベリー
・ザボン
・クランベリー
・ドリアン
など

※高 FODMAP フルーツジュースを指す。低 FODMAP のフルーツジュースのなかでも「果糖ブドウ糖液糖」「高果糖液糖」という甘味料が添加されたものは高 FODMAP。

出典：Monash University 等の資料をもとに江田証医師が作成（無断転載を禁ず）

組み合わせは自由自在！

低FODMAP食 1週間レシピ

腸の不調を改善する、低 FODMAP 食品だけを使った1週間レシピをご紹介。
3 食の組み合わせが自由自在のレシピです。楽しみながら腸を改善させましょう！

1週間レシピルール

1 主食がお米の場合は、メインのおかず、サブのおかず、スープ・汁物をそれぞれ1~2品選ぶ。

1. 主食

白米 or 玄米

パンや麺類は避け、主食はごはんにしましょう。

2. 選べるメニュー

メインのおかず（1品） ＋ サブのおかず（1~2品） ＋ 汁物（1品）

レシピのなかから、好みの1品を選んでバランスのとれた定食をつくりましょう。

2 メインのおかずが主食の場合は、サブのおかず、スープ・汁物をそれぞれ1~2品選ぶ。

1. 主食＋メインのおかず

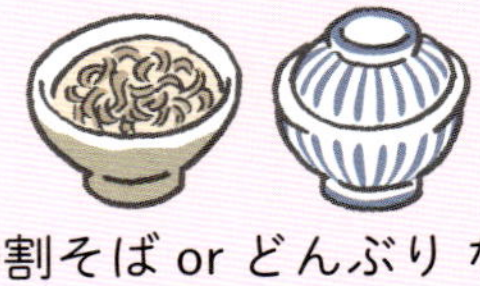

10割そば or どんぶり など

主食であるごはん・そばと具材を一緒にとれる、メインのおかずもあります。

2. 選べるメニュー

サブのおかず（1~2品） ＋ 汁物（1品）

あと1品欲しいと感じた場合には、必要に応じて小鉢や汁物をつけましょう。

3 1週間レシピを自由に組み合わせて朝・昼・夜の3食で実践してみる。

時間のない朝や昼は1品だけでも構いません。無理せずに続けましょう！

選べるメニューは、

メインのおかず7品　サブのおかず5品　汁物4品

おいしく！　たのしく！　組み合わせアイデア！

かんたん朝ごはんに

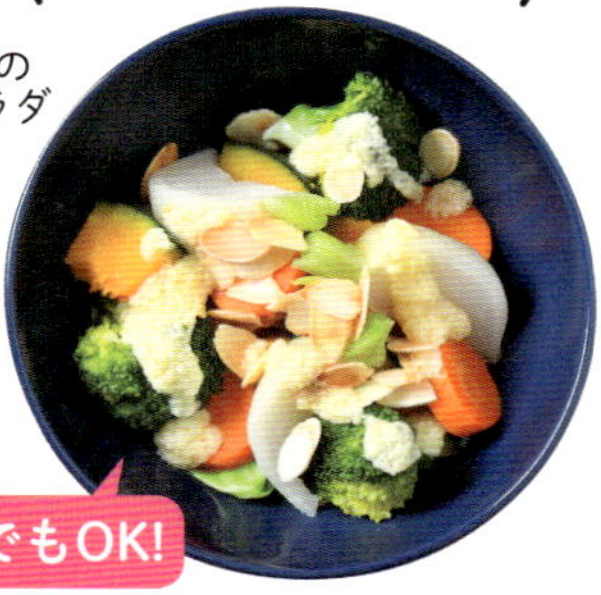

蒸し野菜のナッツサラダ

1品でもOK!

つめるだけ！お弁当

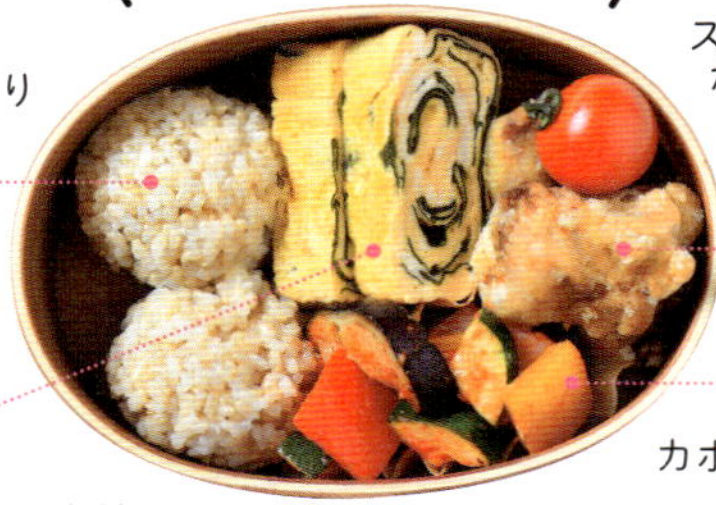

おにぎり

スパイシーから揚げ

カポナータ

わかめの卵焼き

らくちん昼ごはん

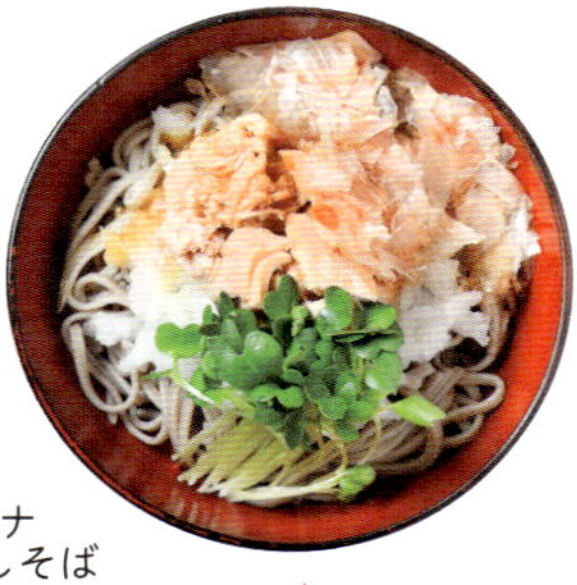

ツナおろしそば

1品でもOK!

家族も満足！　夜ごはん

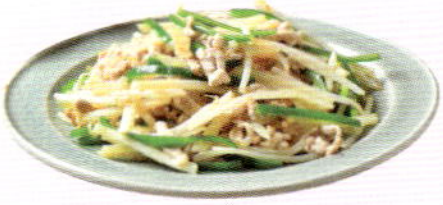

豚肉と野菜の千切り炒め

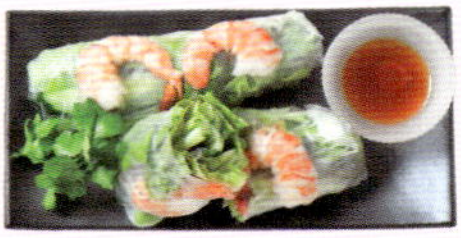

生春巻き

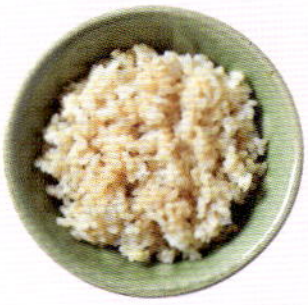

玄米ごはん

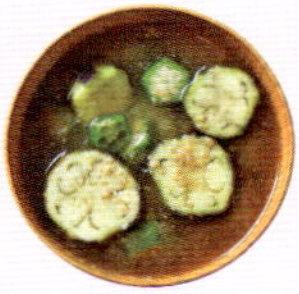

なすとオクラのごまみそ汁

かんたん！手軽に！ワザありアイデア

ワザ1　アレンジ可能

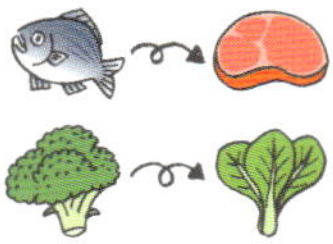

魚をお肉に替えたり、似た野菜で代用したりできます。

ワザ2　つくり置きOK

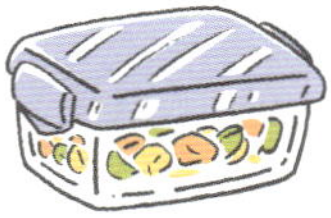

保存容器に入れて、一定期間保管しておくことができます。

ワザ3　真似するだけ

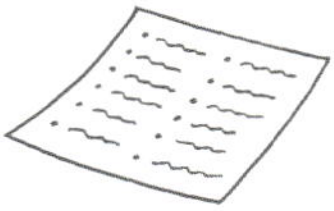

品目数の多い低FODMAP食品リストは不要です。

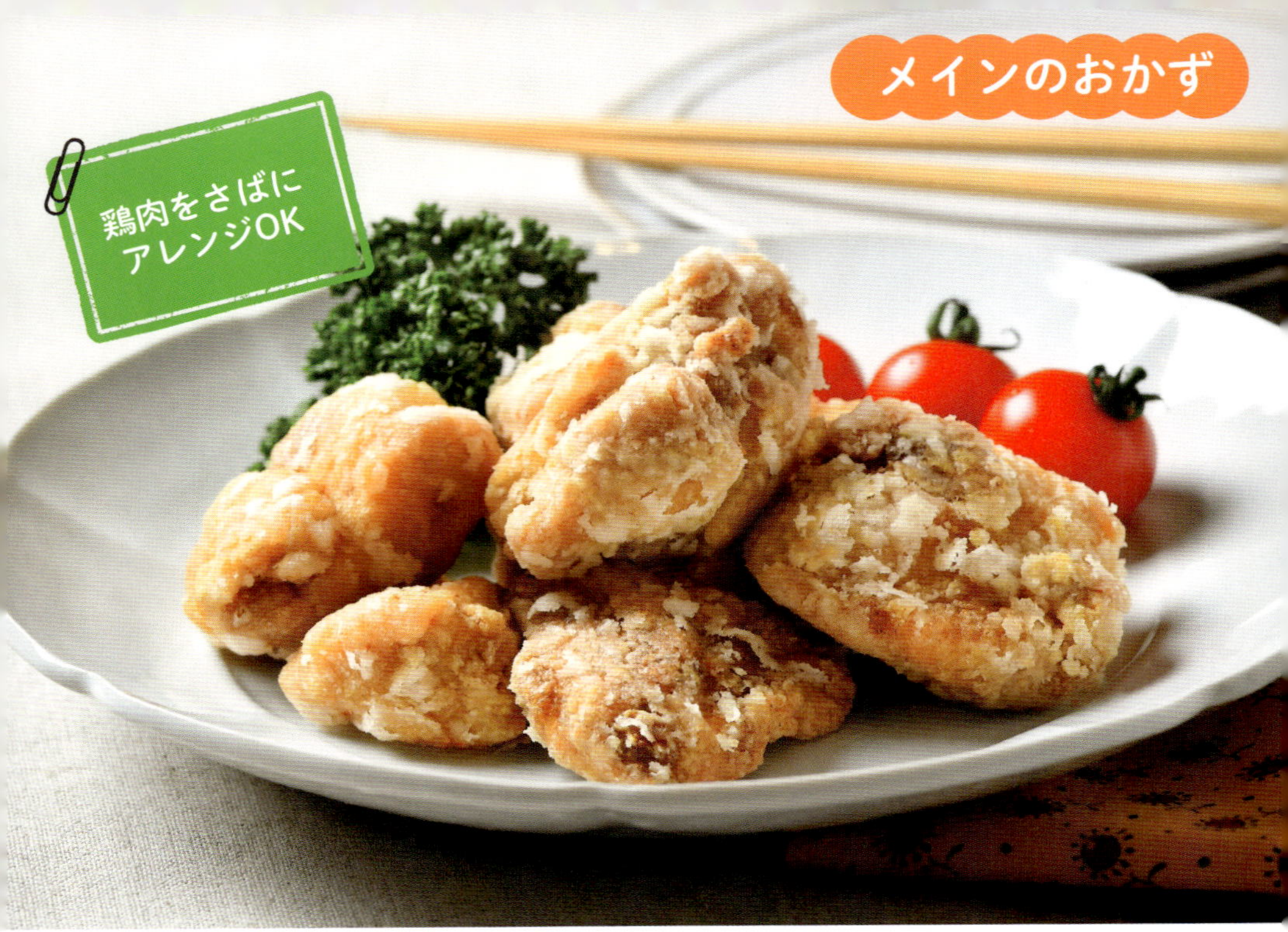

メイン 1 スパイシーから揚げ（2人分）

【材料】

鶏むね肉……1枚
塩……小さじ1/2
溶き卵……1/2個分
カレー粉……小さじ2
かたくり粉……適量
サラダ油……適量
パセリ……少々
ミニトマト……2個

【つくり方】

1. 鶏肉はひと口大に切り、塩、溶き卵、カレー粉をもみ込み10分ほど置く。その間に、揚げ油を170度に温めておく。

2. かたくり粉を、鶏肉を握るようにしながらまんべんなくつけ、油で3～4分カラッと揚げる。最後に、パセリやミニトマトで盛り付ける。

保存期間冷凍2週間

メイン
2

八宝菜（2人分）

【材料】

えび……小8尾
豚肉（薄切り）……100g
白菜……3枚
にんじん……1/4本

A
だし（かつお＋昆布）……1/2カップ
しょうゆ……小さじ2
塩……小さじ1/4
こしょう……少々
かたくり粉……小さじ2

ごま油……適量

【つくり方】

1. えびは殻と背ワタを取り、豚肉はひと口大に切る。塩、こしょう少々（分量外）でそれぞれ下味をつける。
2. 白菜はざく切り、にんじんは短冊切りに。Aは合わせておく。
3. フライパンを熱し、ごま油で豚肉、えびの順に炒め、色が変わったら一度お皿に取り出す。
4. ごま油小さじ2を足して、にんじんと白菜を炒める。
5. しんなりしてきたら、Aと3を加え、とろみがついたら火を止める。

保存期間1日

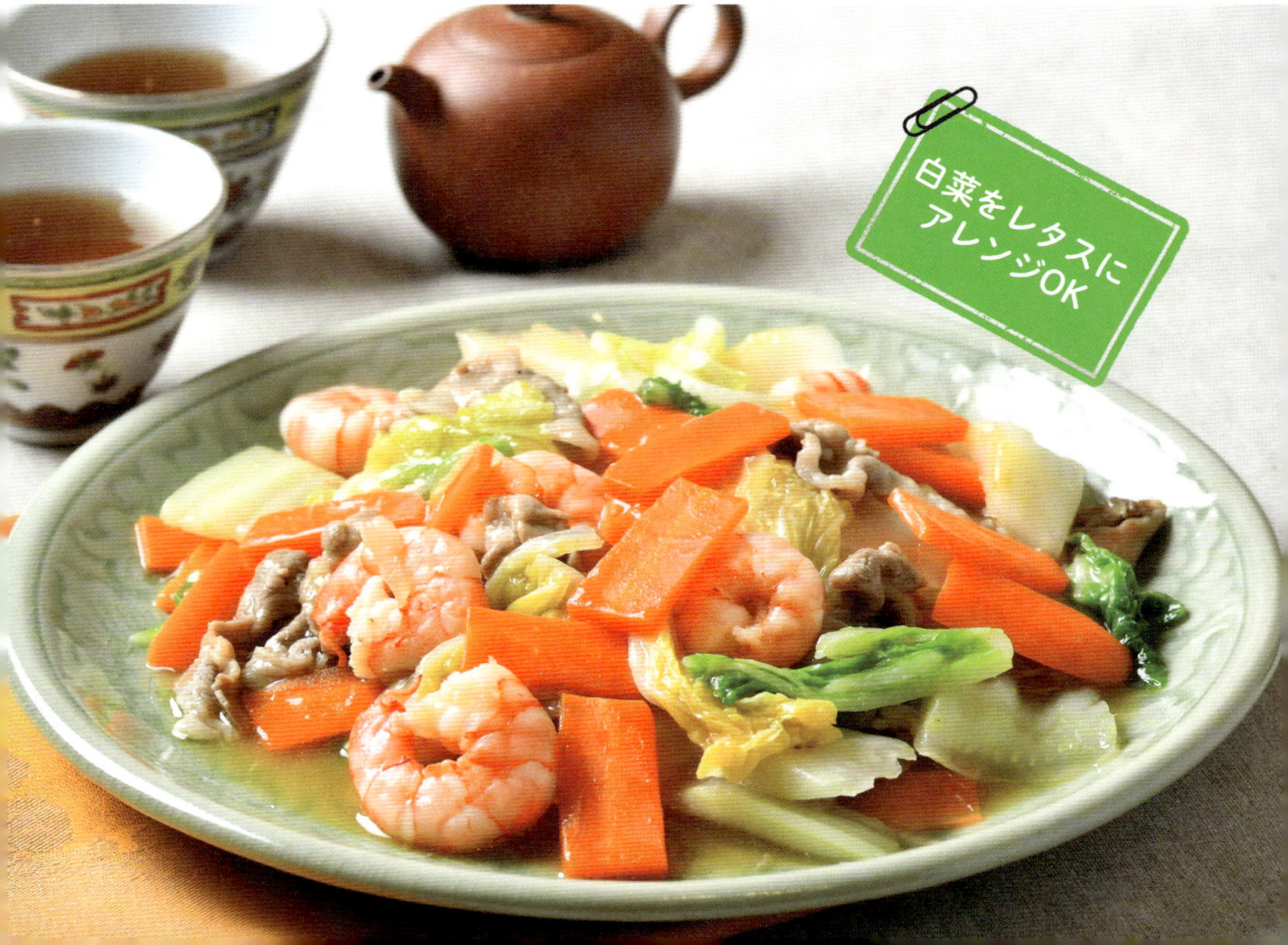

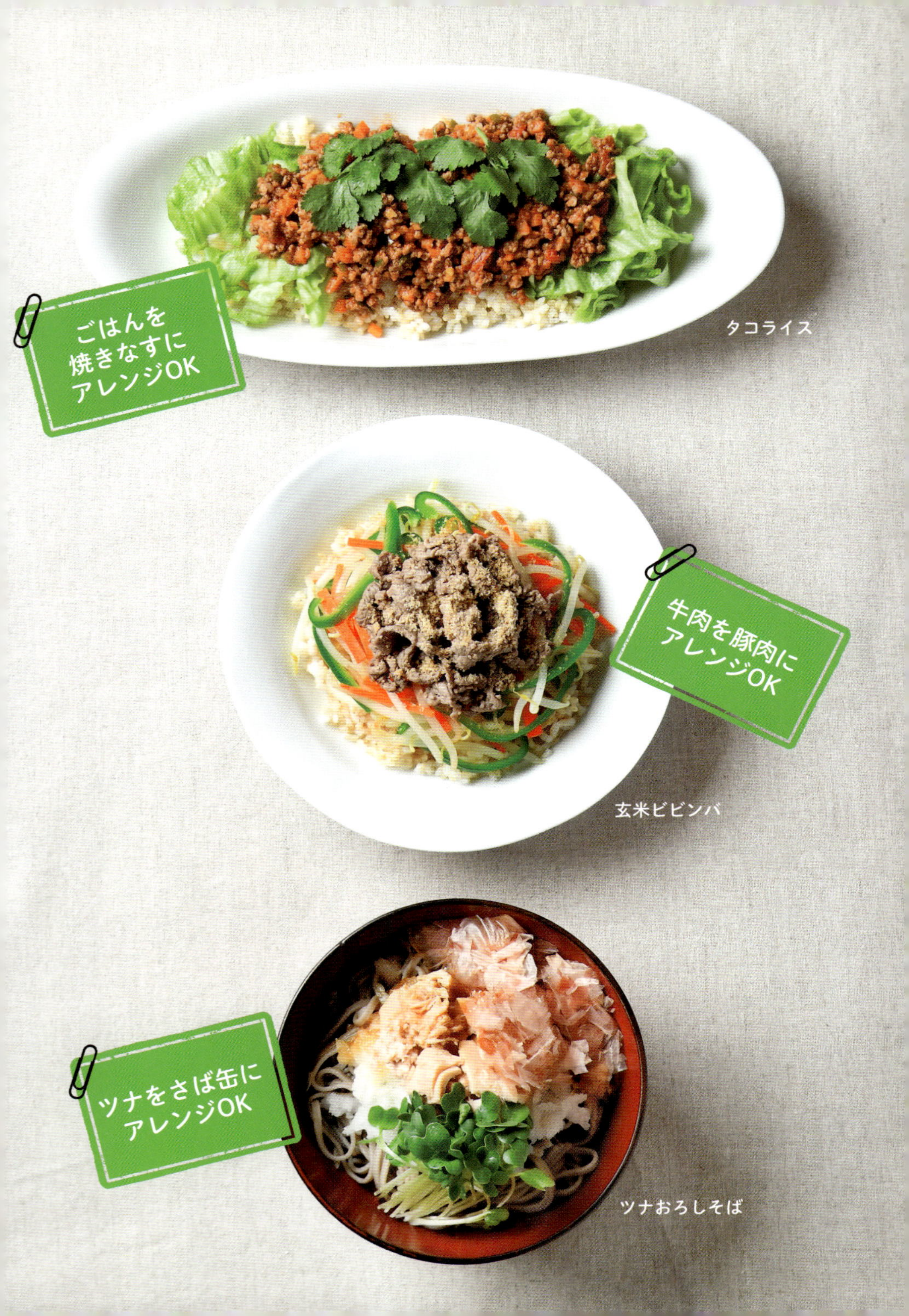
ごはんを
焼きなすに
アレンジOK
牛肉を豚肉に
アレンジOK
ツナをさば缶に
アレンジOK

タコライス

玄米ビビンバ

ツナおろしそば

メイン3 タコライス（2人分）

【材料】

にんじん……1/2本
ピーマン……1個
しょうが……1かけ
牛豚合いびき肉……250g
オリーブ油……大さじ1/2
チリパウダー……大さじ1
塩……小さじ1/2
こしょう……少々
トマト缶……150g
ごはん（玄米）……適量
レタス……2枚
パクチー……好みで

【つくり方】

1. にんじん、ピーマン、しょうがはみじん切りに。
2. フライパンを熱し、オリーブ油で1を炒める。弱火で5～6分しんなりとするまで炒めたらひき肉を加えて炒める。
3. パラパラになったらチリパウダー、塩、こしょう、トマト缶を加えて汁けがなくなるまで5分ほど煮る。
4. ごはん（玄米）、細切りレタス、3、お好みでパクチーの順に盛り付ける。

保存期間5日

メイン4 玄米ビビンバ（2人分）

【材料】

牛肉（薄切り）……120g
しょうゆ……小さじ2
もやし……150g
にんじん……1/3本
ピーマン……2個
ごま油……適量
塩、こしょう……少々
ごはん（玄米）……2杯分
白すりごま……小さじ2

【つくり方】

1. 牛肉はひと口大に切り、しょうゆで下味をつける。にんじん、ピーマンは千切りにする。
2. フライパンを熱し、ごま油小さじ2で、にんじん、ピーマン、もやしの順に炒める。しんなりとしたら塩、こしょうで味付けし、1度お皿に取り出す。
3. ごま油小さじ1で、牛肉を火が通るまで炒める。
4. 器にごはん（玄米）、2、3を盛り付け、白ごまをかける。

保存期間3日

メイン5 ツナおろしそば（2人分）

【材料】

大根……300g
かいわれ大根……1/2パック
十割そば……200g
ツナオイル漬け缶
……小1缶（約80g）
しょうゆ……適量
かつおぶし……2つまみ

【つくり方】

1. 大根はすりおろしにし、かいわれ大根は長さを半分に切る。
2. そばは茹でて冷水で冷やし、水けを切って器に盛る。
3. 大根おろしとツナ缶をオイルごとかけ、上にかいわれ大根、かつおぶしをのせて、しょうゆを適量かける。

保存期間1日

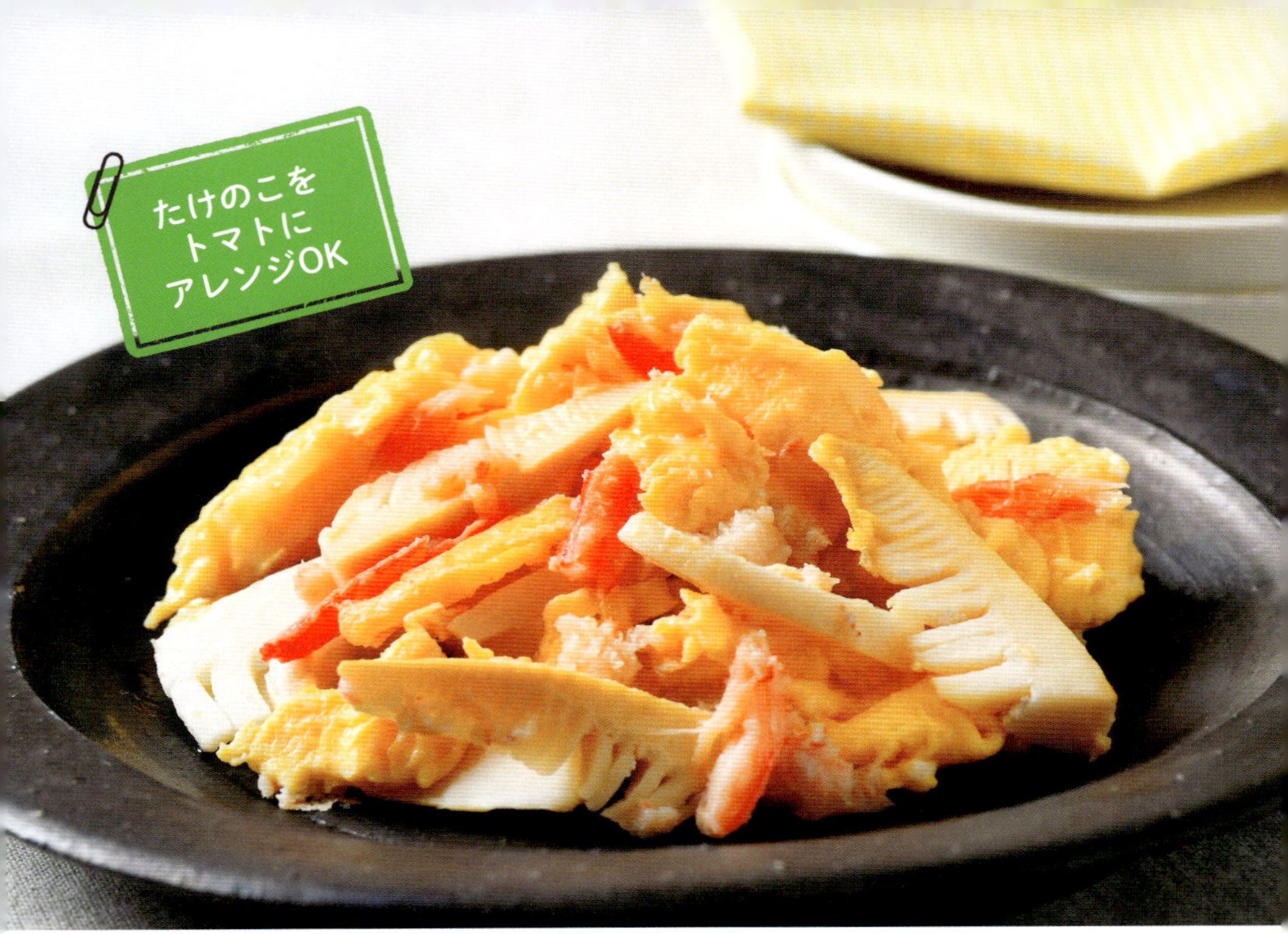

メイン 6 カニとたけのこの卵炒め（２人分）

【材料】

カニ缶……１缶
たけのこ……小1/2本
卵……３個
塩……ひとつまみ
こしょう……少々
オリーブ油……適量

【つくり方】

1. たけのこは薄切りにして、下茹でする。卵は溶いて、塩（分量外）、こしょうで味付け。
2. フライパンを熱し、オリーブ油小さじ２で卵を炒め、半熟状になったら、１度お皿に取り出す。
3. フライパンにオリーブ油小さじ１を足し、たけのこ、カニを炒め、塩で味を調える。
4. ２を入れ戻し、全体を炒めたら、火を止める。

保存期間３日

メイン 7　豚肉と野菜の千切り炒め（2人分）

【材料】

豚肉（薄切り）……120 g
かたくり粉……小さじ1/2
ピーマン……2個
もやし……100g
じゃがいも……小1個
塩、こしょう……少々
しょうゆ……小さじ1/2
オリーブ油……適量

【つくり方】

1. 豚肉は5ミリ幅の細切りにして、塩、こしょう、かたくり粉で下味をつける。ピーマン、じゃがいもは細切りにする。
2. フライパンを熱して、オリーブ油小さじ2で豚肉をほぐしながら炒めて、一度お皿に取り出す。
3. オリーブ油小さじ2を足して、ピーマン、じゃがいも、もやしを炒め、色が変わったら豚肉を戻す。炒め合わせたら、塩、こしょう、しょうゆで味を調える。

保存期間2日

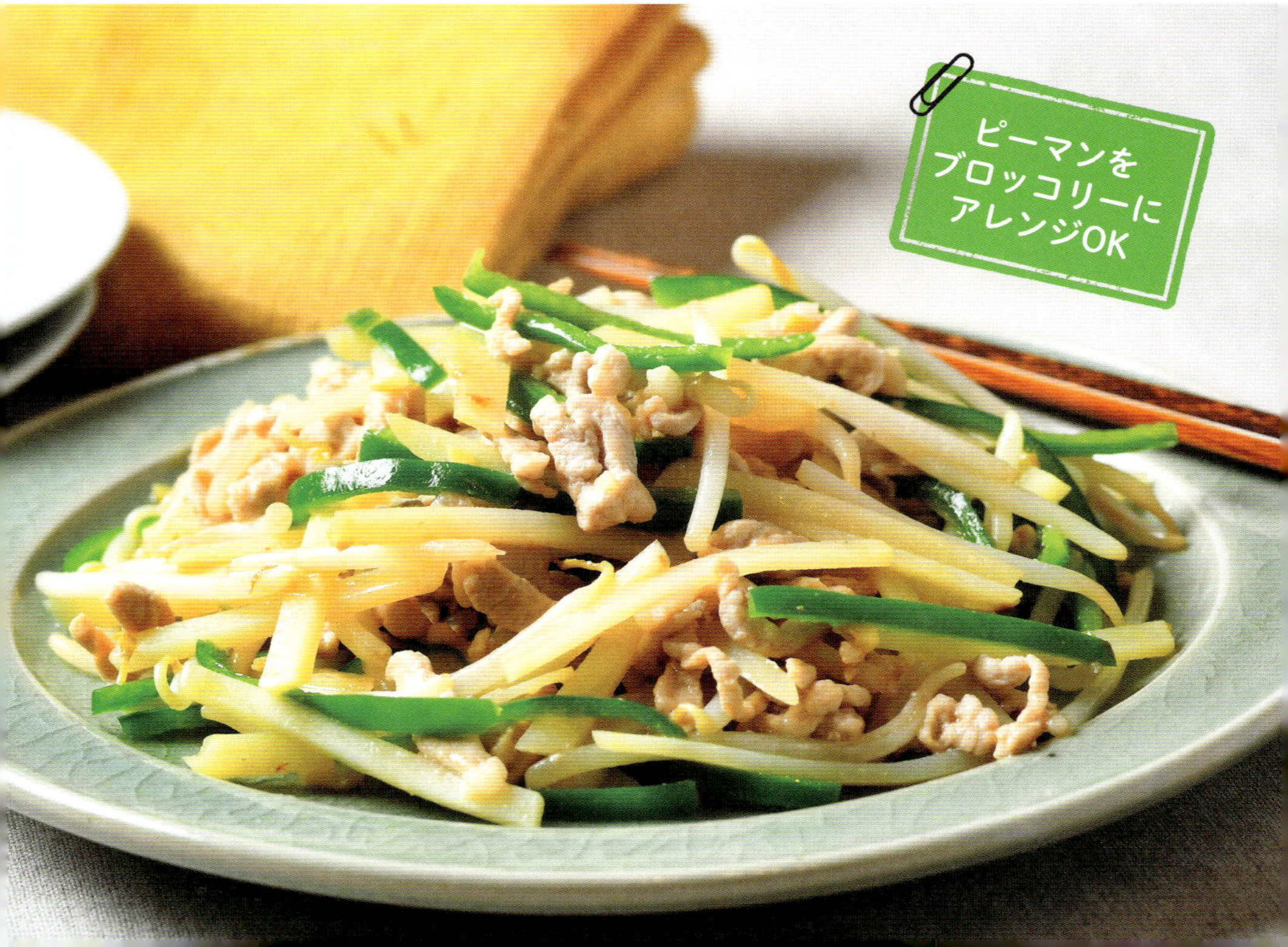

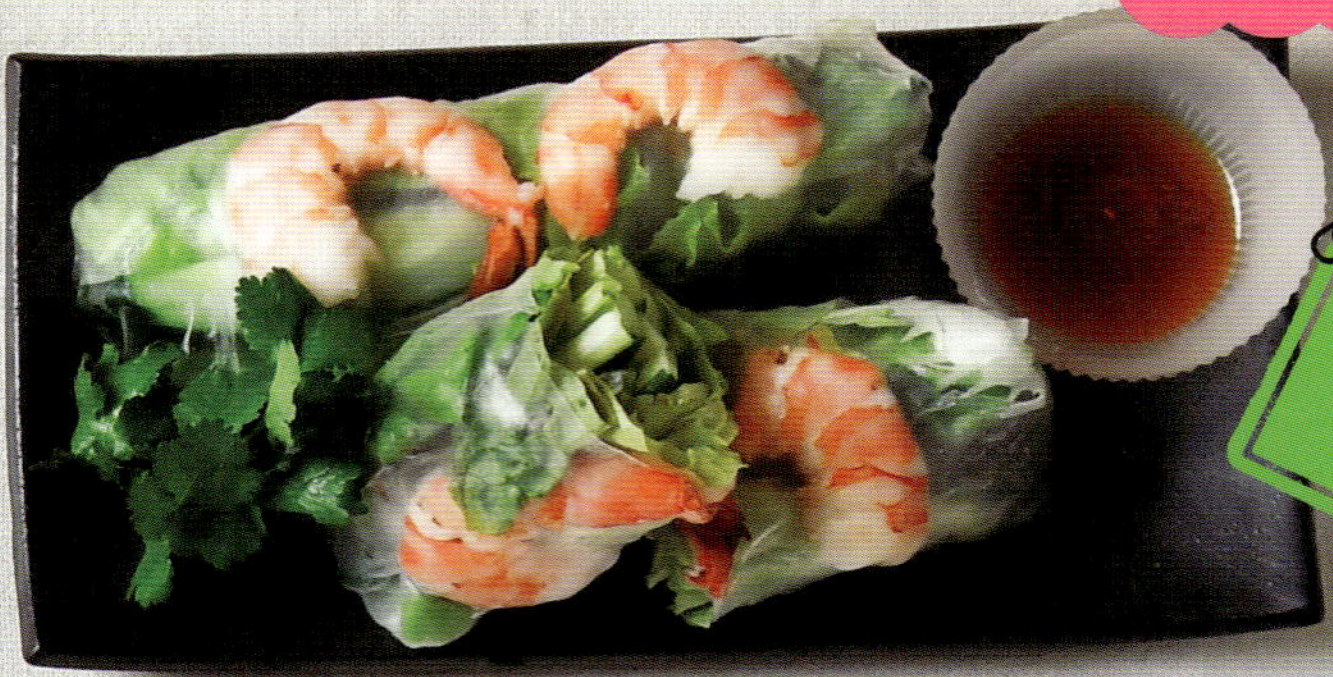
えびを豚肉に
アレンジOK

えびの生春巻き

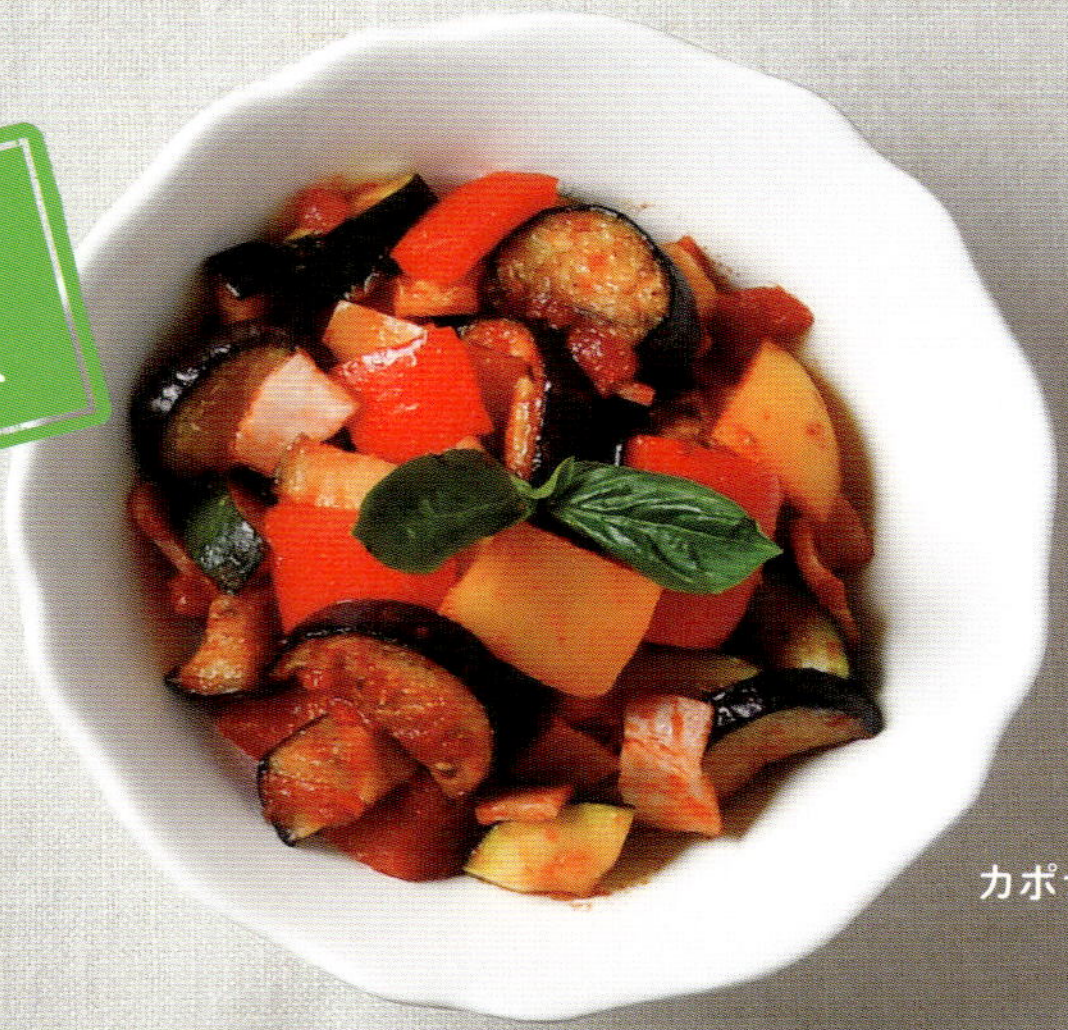
低FODMAP
野菜で
アレンジOK

カポナータ

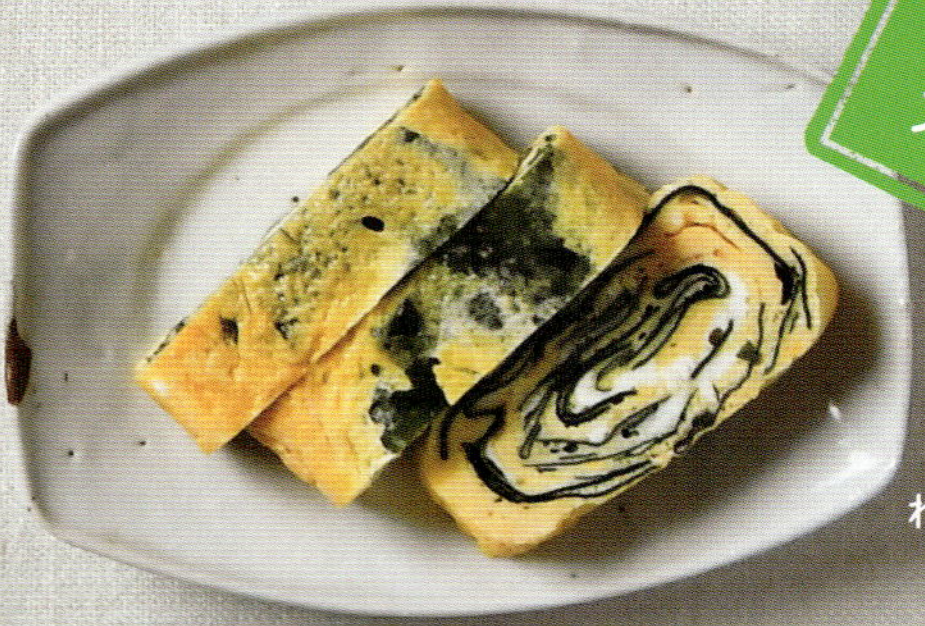
わかめを
ひじきに
アレンジOK

わかめ入りだし巻き卵

サブ 1 えびの生春巻き（1人分）

【材料】

えび……4尾
サニーレタス……3～4枚
パクチー……1株
きゅうり……1本
生春巻きの皮……4枚

〈たれ〉
レモン汁……大さじ1
しょうゆ……大さじ1
唐辛子……少々

【つくり方】

1. えびは茹でて縦半分に切る。きゅうりは千切りに、パクチーは4～5センチの長さに切る。レタスは大きめにちぎる。
2. たれの材料を合わせておく。
3. 生春巻きの皮はさっとぬるま湯にくぐらせて戻す。手前にレタス、きゅうり、パクチーを置き、ひと巻きして、パクチーとえびを置いて巻く。食べやすく半分サイズに切る。

保存期間1日

サブ 2 カポナータ（1人分）

【材料】

なす（いちょう切り）……1本
ズッキーニ（いちょう切り）……1/2本
パプリカ赤黄（2センチ角）……各1/2個
バジル……1本
ベーコン（短冊切り）……1枚
トマト缶……200g
オリーブ油……適量
塩……小さじ1/3
こしょう……少々

【つくり方】

1. フライパンになすとオリーブ油大さじ1を入れて、なすにからめたら火をつけ中火で炒める。火が通ったら1度お皿に取り出す。
2. オリーブ油大さじ1をフライパンに入れてズッキーニ、パプリカを炒める。しんなりとしてきたら、ベーコン、トマト缶、水1/2カップ（分量外）、バジルの茎を加える。沸騰したらなすを入れ戻し、塩、こしょう加えて、汁けがなくなるまで煮る。盛り付けてバジルの葉を散らす。

保存期間5日

サブ 3 わかめ入りだし巻き卵（1人分）

【材料】

生わかめ（3～4センチ角）……30g
卵……3個
だし……大さじ2
塩……ひとつまみ
サラダ油……適量

【つくり方】

1. 卵を溶き、だし、塩、わかめを加える。
2. フライパンを熱し、サラダ油を入れて、1の1/3を流し入れる。全体を混ぜて半熟状になったら、手前にまとめ、形を整えながらフライパンの向こう側に移動させる。
3. 再び適量のサラダ油を入れ、卵液の半量を加え巻き込む。同じようにもう一度巻く。
4. 焼けたら取り出して、少し冷ましてから切り分ける。

保存期間3日

サブ4

鶏肉のレモンしょうが蒸し（1人分）

【材料】

鶏もも肉……1枚（約300g）
塩……小さじ1/2
こしょう……少々
レモン……1/2個
おろししょうが……1かけ
オクラ……4本

【つくり方】

1. レモンは2枚だけ薄切りにして取っておき、残りは果汁を搾っておく。鶏肉はひと口大に切る。オクラは半分から3等分に乱切りにする。
2. 耐熱容器に鶏肉、塩、こしょう、レモン、レモン汁、おろししょうがを入れてもみ込む。平らに広げ、オクラをのせラップをかけ、電子レンジ（600W）で3～4分加熱する。

保存期間3日

サブ5

蒸し野菜とナッツのサラダ（1人分）

【材料】

ブロッコリー……1/4個
にんじん……1/2本
かぼちゃ……100g
かぶ……1個
キャベツ……2枚
スライスアーモンド……大さじ2

〈ドレッシング〉
酢……大さじ1/2
塩……ふたつまみ
こしょう……少々
オリーブ油……大さじ1
パルメザンチーズ……大さじ1

【つくり方】

1. ブロッコリーは小房に、にんじんは5ミリの輪切りに、かぼちゃは5ミリの薄切りに、かぶはくし形に、キャベツはざく切りにする。
2. アーモンドは弱火できつね色になるまで炒っておく。ドレッシングは合わせておく。
3. 鍋か小さいフライパンに、にんじんとかぼちゃを並べる。水大さじ2（分量外）をふりかけ、ふたをして弱めの中火にかけ5分加熱。ブロッコリー、かぶ、キャベツを加えて、水大さじ1を足して再びふたをして4分加熱する。
4. 野菜を盛り付け、アーモンドを散らし、ドレッシングをかける。

保存期間2日

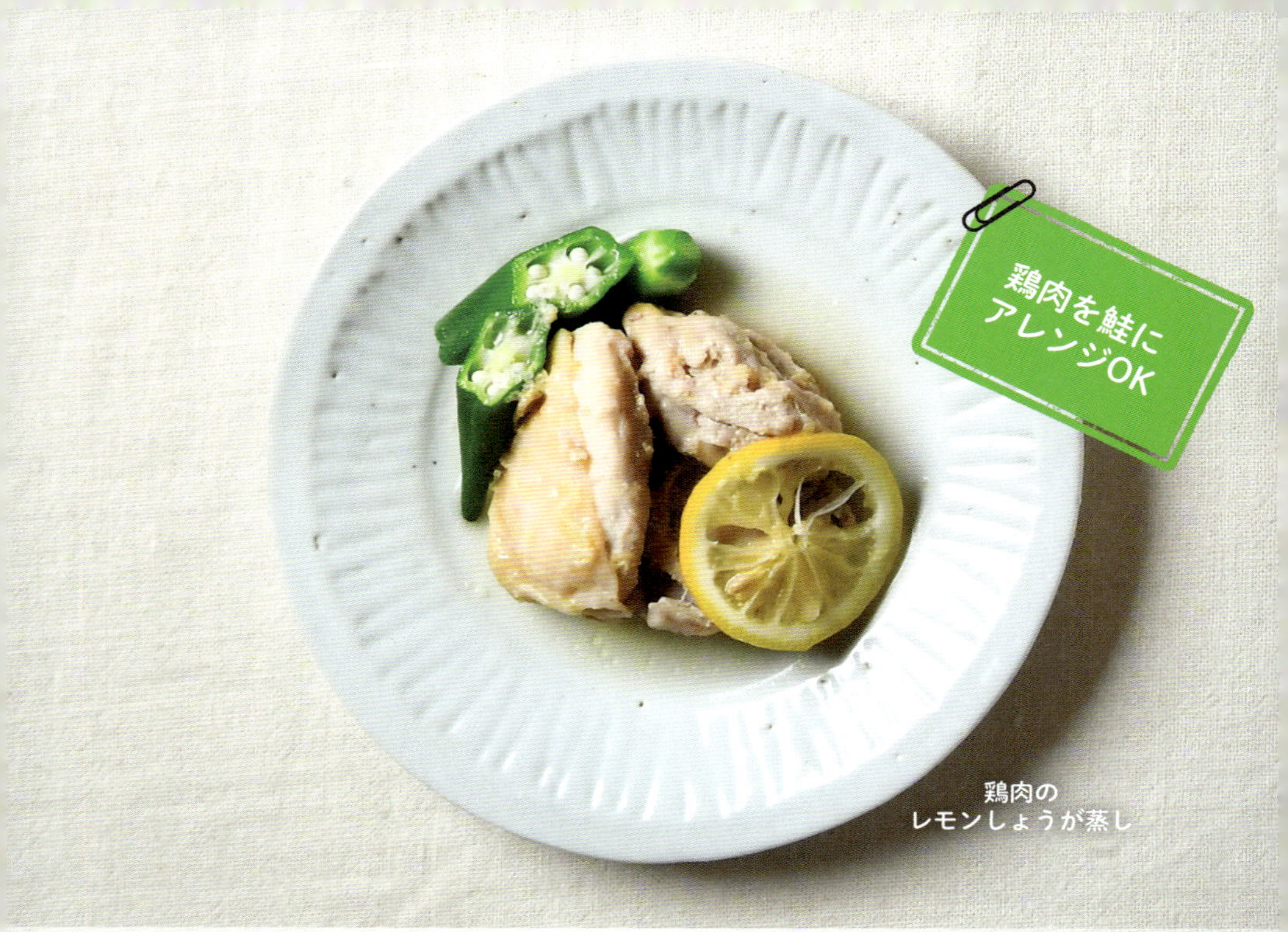

鶏肉の
レモンしょうが蒸し

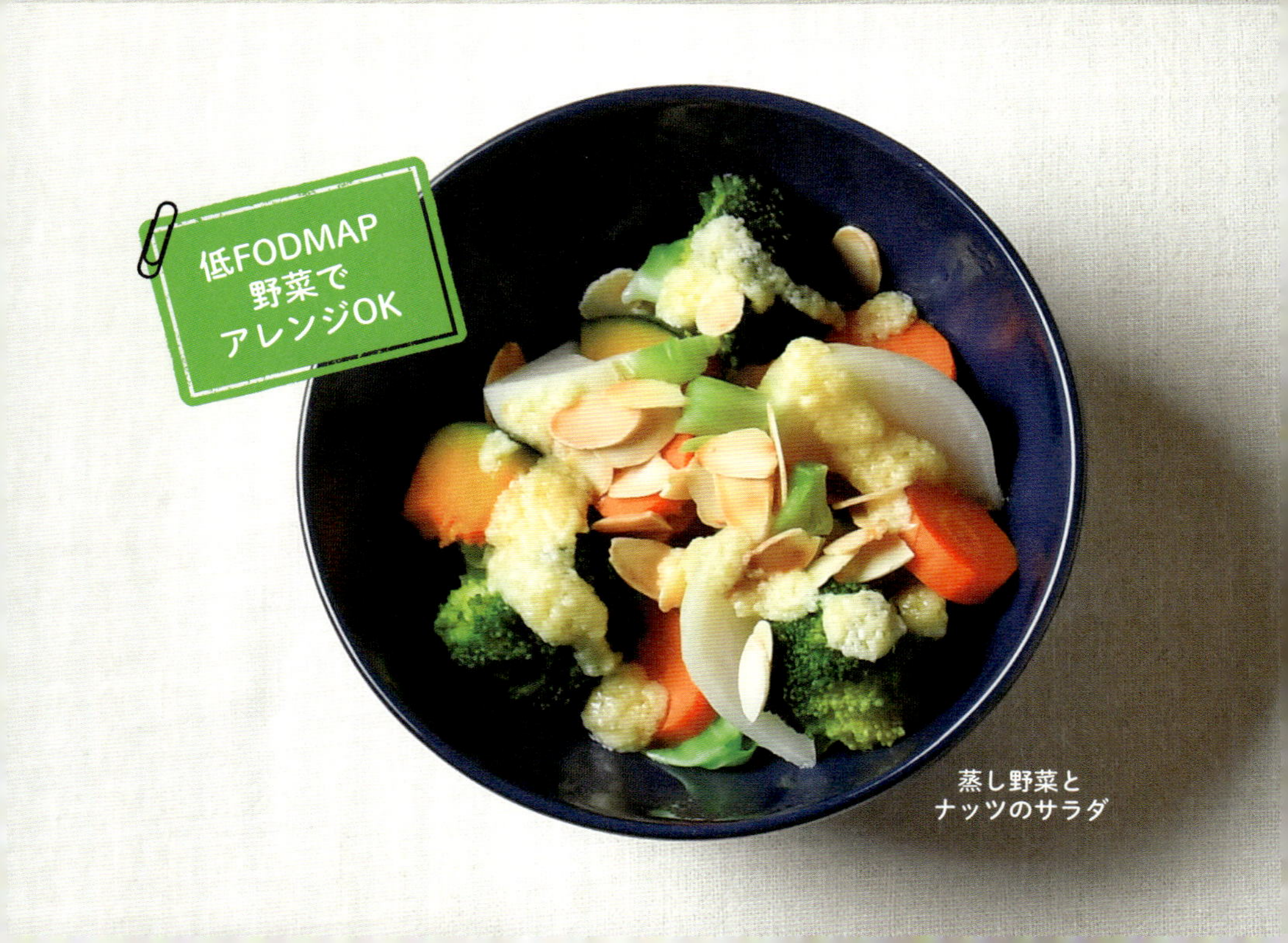

蒸し野菜と
ナッツのサラダ

汁物 1 あさりとトマトのスープ（2人分）

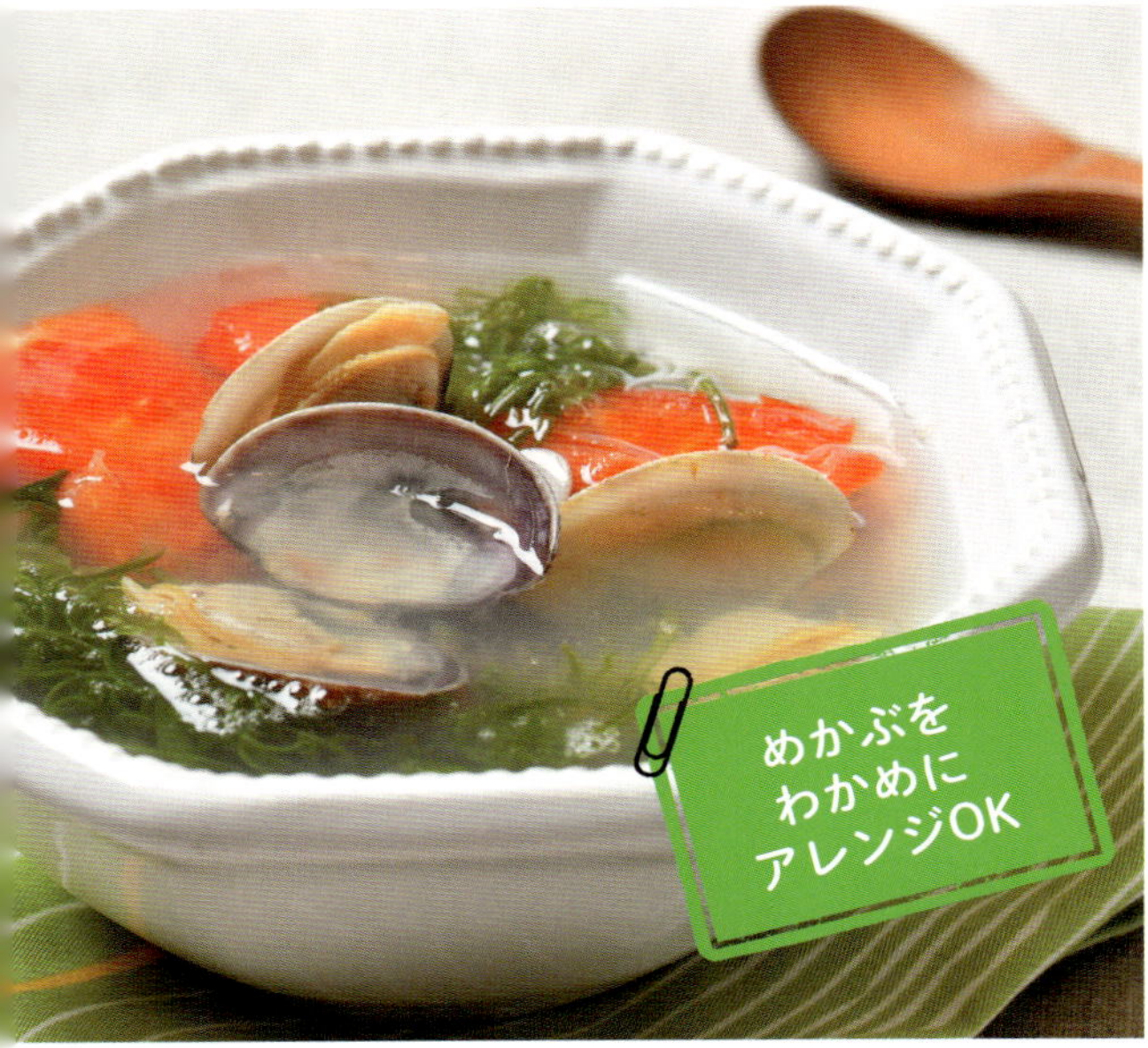
めかぶを
わかめに
アレンジOK

【材料】

あさり……120g
トマト……小1個
めかぶ……50g
だし(かつお+昆布)……2カップ
塩……少々
こしょう……少々

【つくり方】

1. あさりは砂出しして、殻を洗っておく。トマトは乱切りに切る。
2. 鍋に、だしと1を入れて火にかける。お湯が沸騰して、あさりの殻が開いたら、あくを取り、塩、こしょうで味を調える。めかぶを加えて火を止める。

保存期間2日

汁物 2 野菜と骨付き鶏のポトフ（2人分）

【材料】

骨付き鶏モモ……2本
じゃがいも……1個
キャベツ……2枚
にんじん……1/2本
大根……1/8本
ローリエ……1枚
塩……小さじ1/2
こしょう……少々

【つくり方】

1. 鍋に鶏肉と水3カップ（分量外）を入れ、火にかける。沸騰したらあくを取り、ローリエを加え、弱火で10分煮る。
2. じゃがいも、キャベツ、にんじん、大根は食べやすい大きさに切る。
3. 1の鍋に、2と塩、こしょうを加えて15分煮る。

保存期間2日

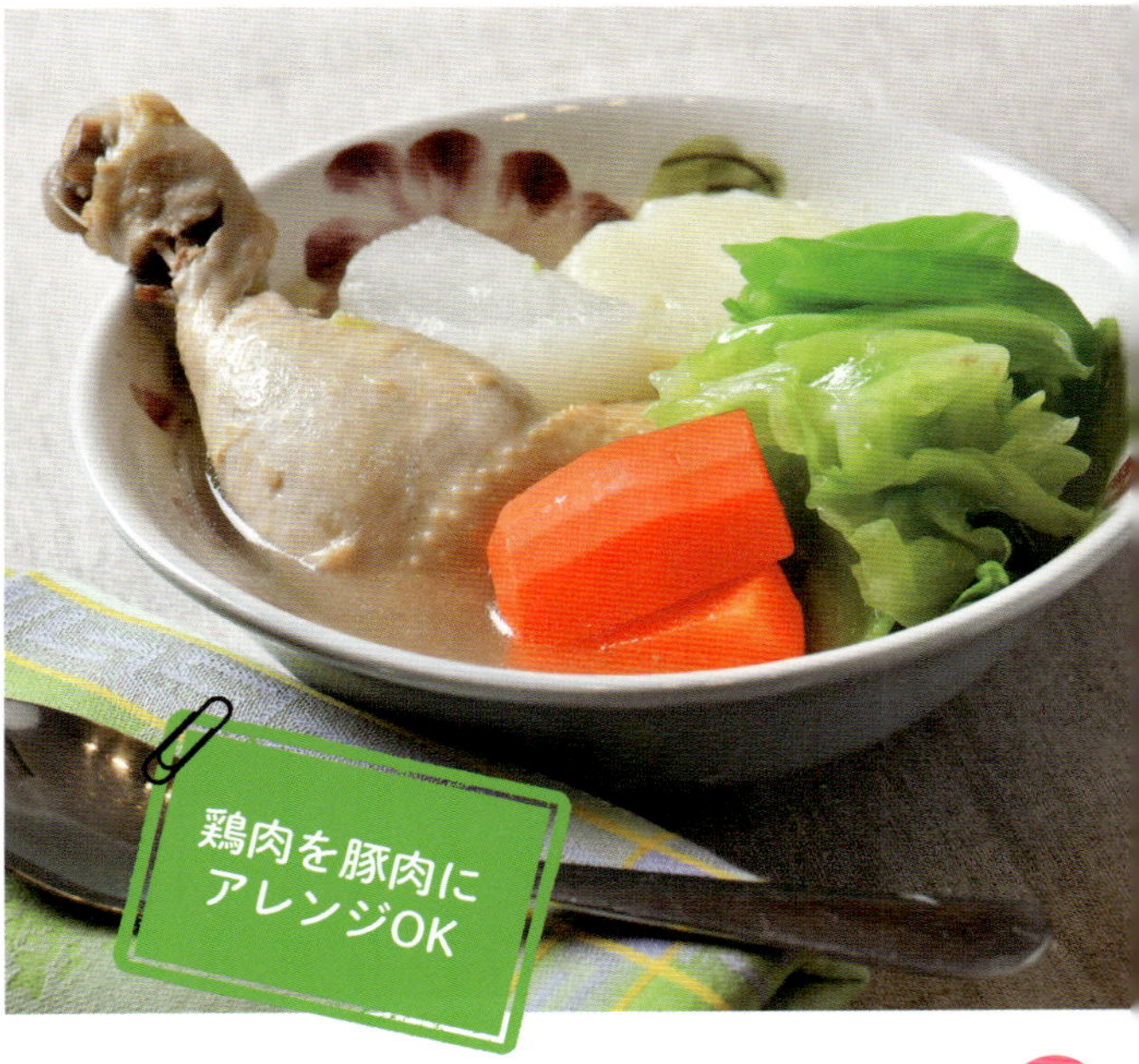
鶏肉を豚肉に
アレンジOK

汁物 3　豚肉と白菜のしょうがスープ（2人分）

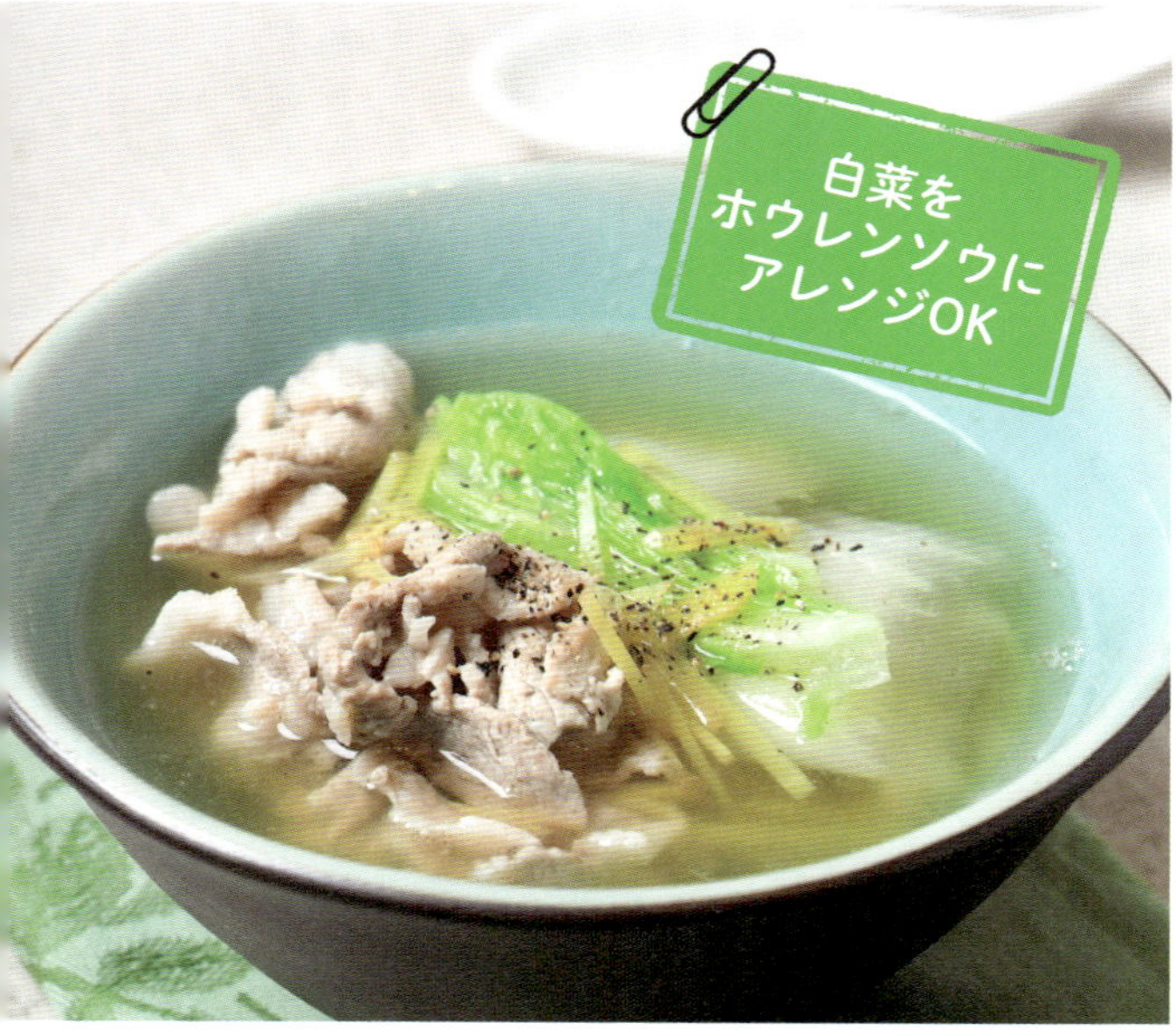
白菜を
ホウレンソウに
アレンジOK

【材料】

豚肉（薄切り）……100ｇ
白菜……２枚
しょうが……１かけ
だし（かつお+昆布）……2カップ
塩……小さじ1/3
こしょう……少々

【つくり方】

1. 豚肉はひと口大に、白菜はそぎ切りにする。しょうがは千切りにする。
2. 鍋にだしを入れ、沸いたら豚肉を加える。あくを取って、白菜、しょうがを加えて煮る。
3. 白菜が好みのやわらかさになったら、塩、こしょうで味を調える。

保存期間２日

汁物 4　なすとオクラのごまみそ汁（2人分）

【材料】

なす……１本
オクラ……３本
だし（かつお+昆布）……2カップ
味噌……大さじ２
白すりごま……大さじ１

【つくり方】

1. なすは皮をしまに剥き、１センチの厚さに切る。オクラは１センチに切る。
2. 鍋にだし、なす、オクラを入れて火にかける。沸騰したら２～３分煮て、材料に火が通ったら、味噌を溶き入れ、器に盛り付け、白すりごまをふる。

保存期間２日

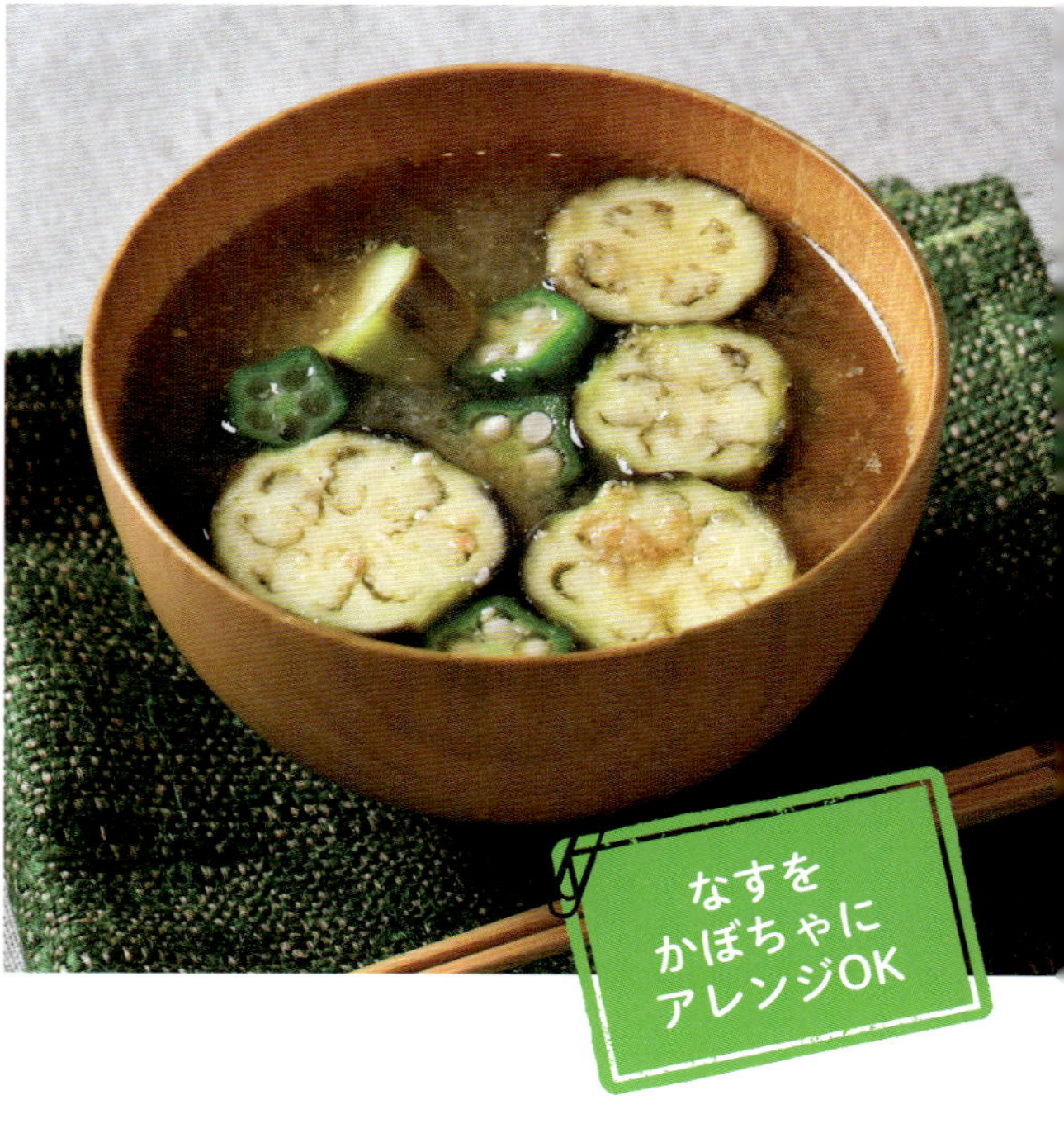
なすを
かぼちゃに
アレンジOK

食生活

6

「腹7分目」で長生き遺伝子が活性化する

人間の寿命を決める大きな要素は、「遺伝子」にあります。**サーチュイン遺伝子**と呼ばれるものが寿命に関係しているといわれており、それが「食事」に大きく左右されるということがわかってきたのです。

まず必要なことは、エネルギーを制限すること。毎日の食事を、腹7分目にすると、消化が活発に行われ、夜の睡眠時に空腹時間をつくることができます。この飢餓に近い状態が、サーチュイン遺伝子が最も活性化する環境を生み出すのです。マウスの実験でも、カロリー制限で寿命が延びることが報告されています。サーチュイン遺伝子がはたらくことで、夜にアンチエイジング作用が活性化。肌の老化や体脂肪の増加を抑えることができ、脳梗塞、認知症などの病気を未然に防ぐことができます。

また、脂肪分が多いものやカロリーの高い食品には注意しましょう。脂肪分の消化には時間がかかるため、腸管の動きが鈍くなります。腸の動きがゆっくりになると、便の通過時間が長くなり、有害物質が腸に滞在する時間が増えてしまいます。その結果、大腸がんを招いてしまうことがあるので、高脂肪な食品は避け、規則正しい時間に腹7分目の食事を心がけましょう。

寿命を左右する長生き遺伝子

老化の原因となるテロメアって？

テロメア

染色体の端にある細胞構造。細胞分裂のたびに短くなり、老化と深く関わるといわれている。

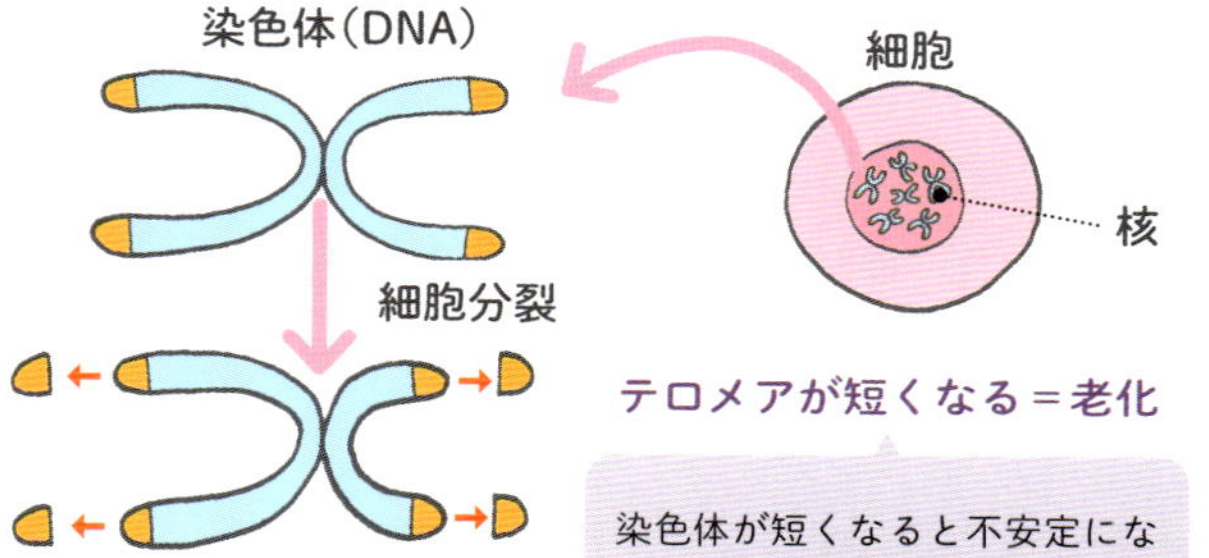

テロメアが短くなる＝老化

染色体が短くなると不安定になり、遺伝子変異がしやすくなることで病気や老化につながる。

そのため

テロメアが長い人は健康、長生き！

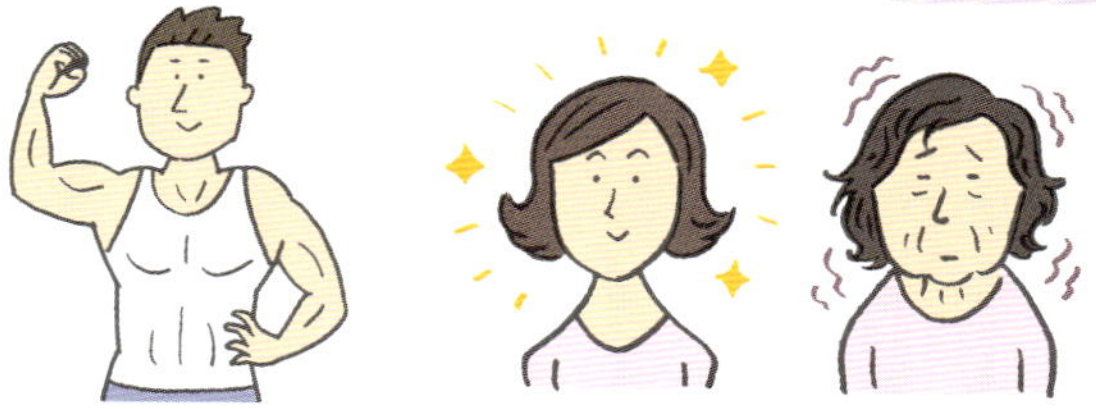

筋肉量は低下せず
体脂肪減少

同じ年齢でも
見た目年齢が変わる

テロメアを伸ばす習慣

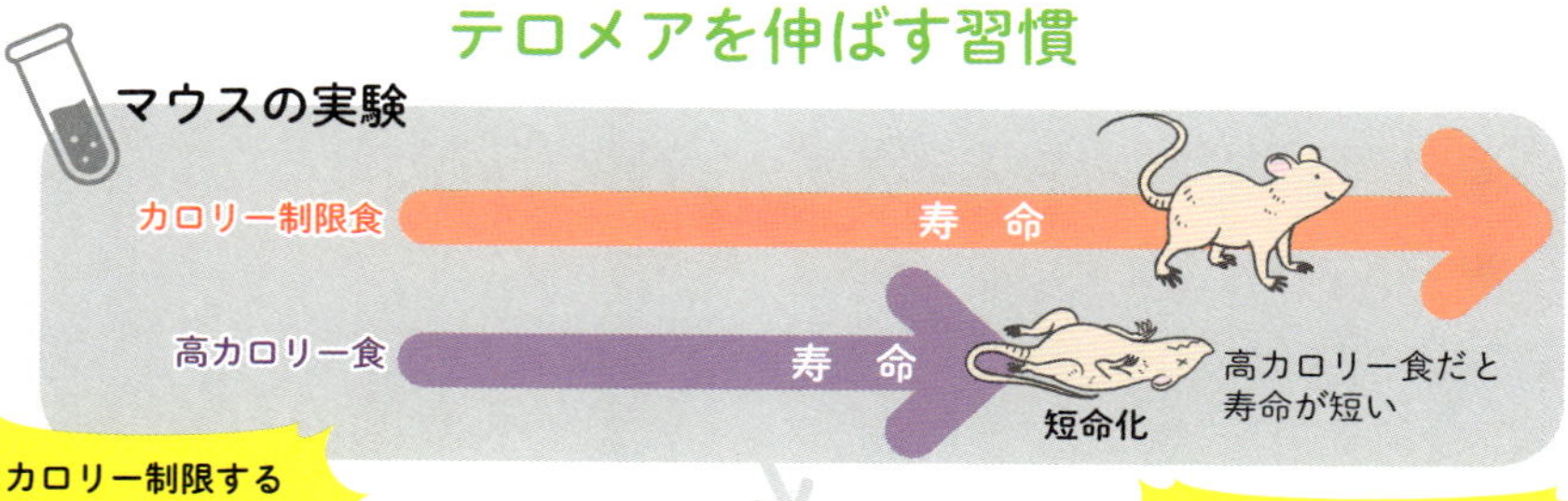
マウスの実験
カロリー制限食
寿　命
高カロリー食
寿　命
短命化
高カロリー食だと
寿命が短い

・カロリー制限する
・腹7分目に抑える
ことが大切！

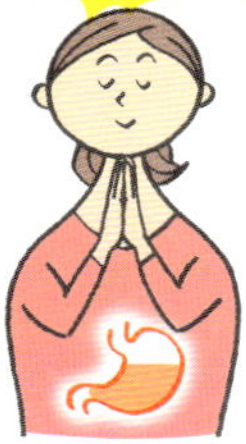

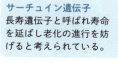

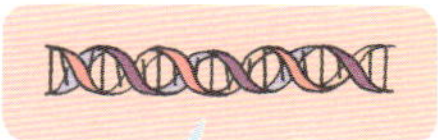

サーチュイン遺伝子
長寿遺伝子と呼ばれ寿命を延ばし老化の進行を妨げると考えられている。

テロメアは
カロリー制限で活性化

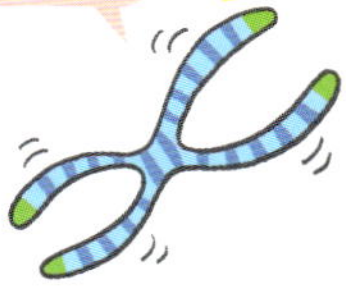

飢餓状態に近づくことでテロメアの短縮を防ぐサーチュイン遺伝子が活性化

食生活

7

漢方薬でムリなく便秘・下痢を改善

自然由来の成分で、健康にいいとされている「漢方薬」。多くの生薬《しょうやく》が配合されており、副作用や依存性が低いのが特徴です。

便秘の症状に効く生薬もさまざま。たとえば、便をやわらかくする「麻子仁《ましにん》」や「芒硝《ぼうしょう》」。腸に刺激を与えて、排便を促す「大黄《だいおう》」という生薬もあります。大黄だけでは、腹痛や下痢などの症状を引き起こす場合もあるため、痛みを抑える「甘草《かんぞう》」が同時に配合されていることがほとんど。そういう点で長期に乱用しなければ漢方薬は腸にやさしい便秘薬といえます。

腸にとって大切な腸内細菌。近年、女性の美や健康をサポートする、大豆イソフラボンから産生される「エクオール」（P62）に注目が集まっています。しかし、このエクオールを生み出せるのは、エクオール産生菌を持つ人だけで、日本人では2人に1人だけといわれています。さらに、エクオールは1～2日で排出され、蓄積することができません。エクオール産生菌を持つ人でも腸内環境によりエクオールがつくれなくなることも。大豆食品を食べることに加え、エクオールをサプリメントで補給するのもおすすめです。自分に必要な成分を見極め、カラダに合う漢方薬やサプリメントを見つけましょう。

便秘に効く！　漢方薬6選

1 お腹の張り・腹痛の軽減に！

大建中湯（だいけんちゅうとう）

お腹の張り、腹痛で悩んでいる人向け。腹部を温める作用が強く、大腸や小腸の血流を増やすことで腸の作用を正常にします。刺激性の下剤である大黄を含まないので腸にもやさしい。

2 ダイエットにも効く！

防風通聖散（ぼうふうつうしょうさん）

便秘がちで、皮下脂肪が多い肥満気味の人向け。カラダの水分の循環を改善することで、便通がよくなります。服用して1～2週間すると、理想的な便が出るように。

3 4 ガンコな便秘に効果が！

桂枝加芍薬大黄湯（けいしかしゃくやくだいおうとう）

時間をかけずに便秘を改善したい人向け。大黄が腸を刺激して、便通を改善させます。また、芍薬が痛みを和らげることで、お腹の張りや腹痛への効果も。下痢の人は、軟便につながるため避けましょう。

麻子仁丸（ましにんがん）

便秘で悩む高齢者向け。腸に水分を引き込むはたらきをする「麻子仁」を含み、便をやわらかくする効果があります。また高血圧やむくみを引き起こす「甘草」が入っていないため、高齢者や腸が弱っている人も服用できます。

5 強い刺激が苦手な人に！

潤腸湯（じゅんちょうとう）

ゆるやかに便秘を改善したい人向け。腸をうるおして、腸のはたらきを適度に刺激することで、穏やかな効果をもたらします。刺激性が低いため、1ヶ月を目安に服用を継続することが重要です。

6 胃腸の弱い人にぴったり！

大黄甘草湯（だいおうかんぞうとう）

早めに便秘や腹痛を治したい人向け。便秘解消に効果的な大黄と甘草からできていて、刺激性があります。甘草には、腹痛をやわらげる効果がありますが、飲みすぎには注意。

エクオール補給におすすめサプリメント

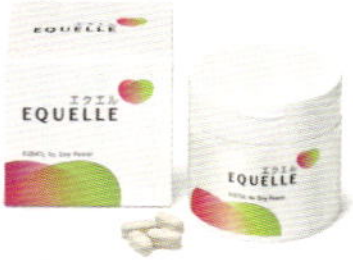

『EQUELLE（エクエル）』
大豆に秘められた力で、女性の健康と美をサポート。
大豆を乳酸菌で発酵させてつくったエクオール含有食品。
4粒で10mgのエクオールがとれる。
（大塚製薬株式会社）

食生活

8

便秘は「硬水」ゆるめは「軟水」を飲む！

便秘・下痢改善のために、腸の動きを変える方法として、水の選び方があります。日本で主に飲まれている水は、ミネラル分が少ない口当たりのまろやかな「軟水」です。成分の特徴としては、ミネラル分が少なく、カルシウムとマグネシウムの濃度が低め。胃腸に負担をかけずに老廃物を外に排出することができるため、下痢気味の人に向いています。

一方、「硬水」はミネラル分が多く、カラダへの浸透圧が高いため、腸内に水分を保持しやすくなります。その結果、便をやわらかくすることができるので、硬水は便秘改善に効果があります。硬水の主な産地はヨーロッパですが、日本のスーパーでも購入することができます。

腸が不調な人の飲みものとしては、基本的には水がベストですが、お酒もNGではありません。FODMAPである糖を含む、ラム酒やりんご酒などの甘いお酒は避け、ウイスキーやビールを選べば問題ありません。ただし、腸管の動きを刺激する場合もあるので、飲みすぎには気をつけましょう。

コーヒーは、腸の調子が悪い場合は、腸を刺激するので、下痢の人は控えましょう。1日1杯までが好ましいとされています。

お腹の状態を決める！ 水の選び方

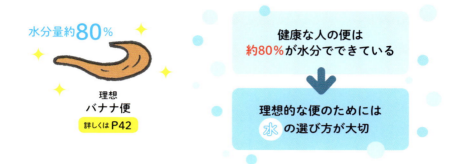

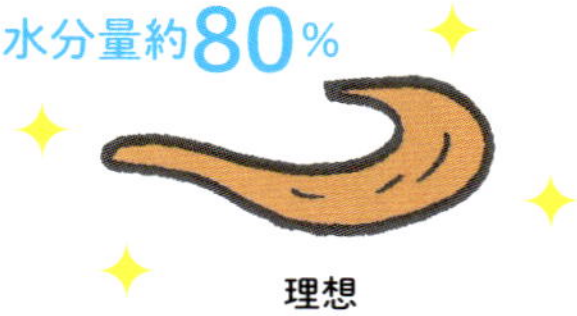
水分量約80％

理想
バナナ便

詳しくは P42

健康な人の便は
約80％が水分でできている

↓

理想的な便のためには
水の選び方が大切

＼そこで／
不調に合わせて軟水・硬水を使い分けよう！

不調① 便がゆるゆる 下痢タイプさん

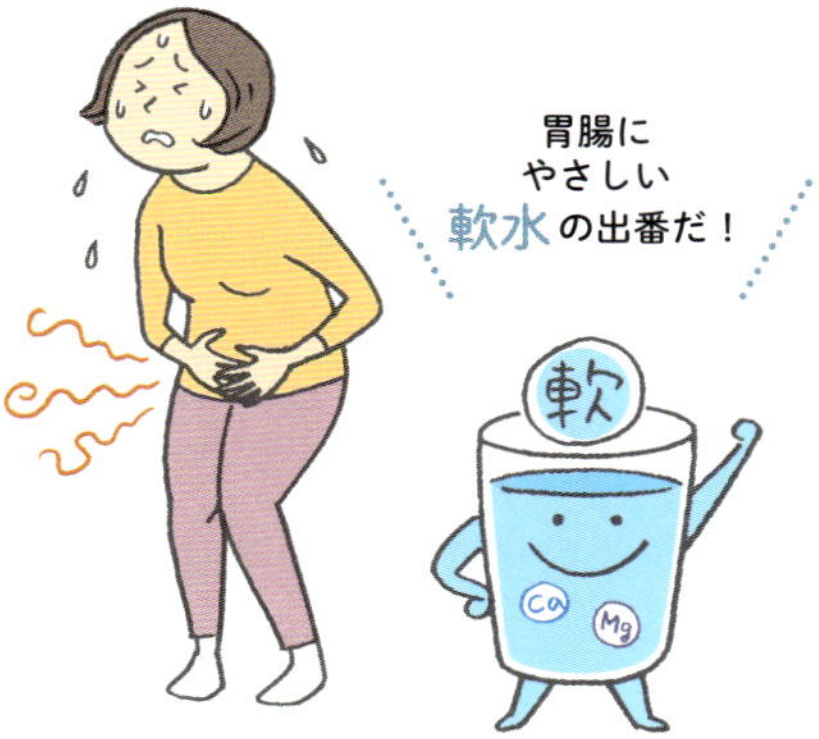
胃腸に
やさしい
軟水の出番だ！
軟
Ca
Mg

軟水の特徴

- ミネラル分が少ない
- まろやかで軽い口当たり
- 主な産地は日本

効果

カラダへの吸収がよく胃腸に負担をかけずに老廃物を排出する

不調② 便がカチカチ 便秘タイプさん

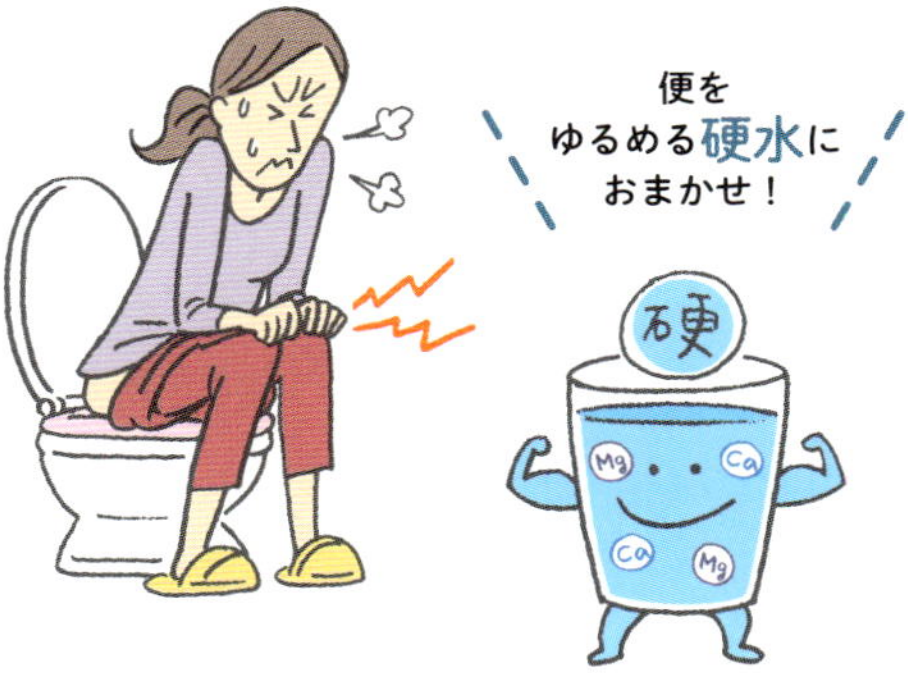
便を
ゆるめる硬水に
おまかせ！
硬
Mg
Ca
Ca
Mg

硬水の特徴

- ミネラル分が多い
- 苦味があり重い口当たり
- 主な産地はヨーロッパ

効果

ミネラル分が腸内に水分を引き込むことで便をやわらかくする

COLUMN 3

腸の手術後はどうする?

無事に手術は終わったけれど、これから生活するうえで、「どのようなことを心がければよいのか」「カラダはいつ頃回復するのか」など、術後は誰もが不安になるものです。

腸の手術対象となることが多いのが、**結腸、直腸、肛門に発生する大腸がん**。ここでは、大腸がん手術の基礎知識と、術後の経過について紹介します。日常生活への復帰時期などは個人差があり、手術方法によっても違ってくるので、目安としてとらえてみてください。

結腸がんの場合に行われる**結腸切除手術とは、がん腫瘍のある腸の一部を切除し、腸と腸をつなぎ合わせる手術**です。がん腫瘍が、腸のどの部分にあるかで、切除する範囲が決まります。この手術は、傷が小さいため、術後の痛みも比較的少なく、カラダへの負担が小さいのが特徴です。約2～3日で食事もできるようになります。直腸がんの場合は、がんができた位置によって、2種類の手術方法が選択されます。ひとつは、**肛門を残して行う直腸切除術**、もうひとつは**肛門および周辺の括約筋も切除してしまう直腸切断術**です。これらの手術を受けた人に多いのが、排便回数の増加です。多い人で1日に10回以上になる人もいるようですが、症状は数ヵ月から数年にかけて徐々に回復していきます。

術後に気をつけたいのが、食事です。よく噛んで、腹7分目を心がけ、一度に食べすぎないようにしましょう。また、脂っこい食事は避け、繊維質の多い食品は、消化しやすいように細かく切るなど、食べ方には工夫が必要です。便秘にならないよう、水分をたっぷりとることもお忘れなく。

第4章

毎日スッキリ！腸が整う生活習慣＆運動・マッサージ

生活習慣

1

あなたは腸の経営者！「ブラック運営」では破綻する！

腸活は、食事だけでなく、正しい生活習慣が欠かせません。不調な腸を正常に整えるというのは、いわば自分のカラダをマネジメントするのと同じこと。腸を正しく働かせてあげないと、不満が高まり、環境状態が悪化して**「ブラック運営」**と化してしまいます。

それでは、腸に気持ちよくはたらいてもらうには、どうすればいいのでしょうか。腸の主な仕事は、空腹時の運動と食事時の運動です。意外ですが食事が入ってくると、腸の動きは小さくなり、空腹を感じるあたりの食後4時間ほどで**腸のおそうじタイム「ＭＭＣ」**（Ｐ64）と呼ばれる強収縮が始まります。

つまり、腸に重要なのは、空腹時間をつくること。腸は睡眠中にも動いているため、食事は夜20時までに済ませるのがベストです。そうすれば、4時間後の深夜0時にはそうじを始めることができます。遅い時間に夜食を食べてしまうと、腸は深夜労働をするハメになり、次の日以降の活動を妨げる原因となるのです。

腸内を**「ホワイト運営」**に改善するには、腸の空腹時間を意識し、間食を避け、規則正しい生活を送ることが大切です。食事はもちろん、適度な運動と睡眠を心がけるようにしましょう。

乱れた生活習慣が腸を暴徒化させる！

休まる暇のない過密スケジュール

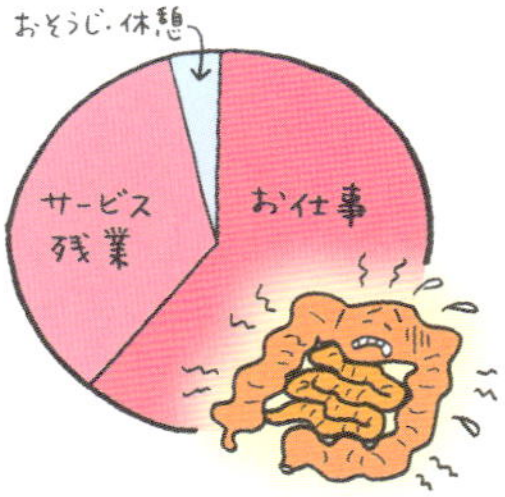

食事を連続して続けると、空腹中の腸内のおそうじタイムの時間がとれない。腐敗した食べ物が腸内に停滞し、悪玉菌が増える原因に。

深夜に及ぶ過酷な残業

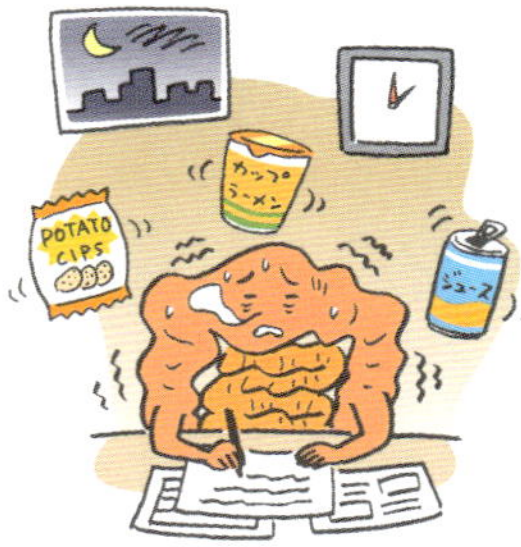

夜中に食事をすると、腸のはたらきが弱まっている深夜にエネルギーを使うため、腸の大きな負担に。次の日のはたらきにも影響が出ます。

ブラック経営者の理不尽な命令

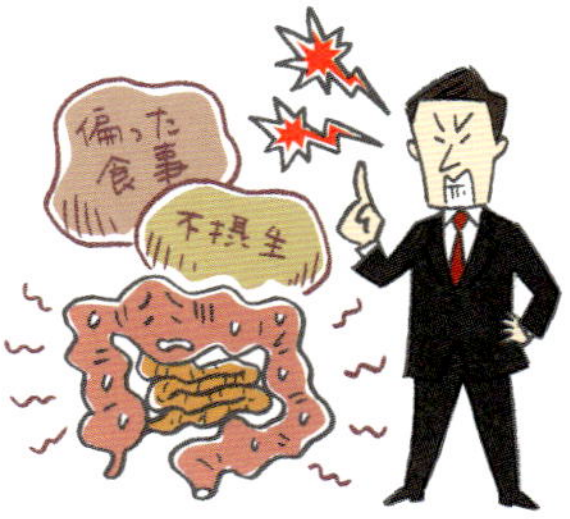

偏食や寝不足などの不摂生な生活は、腸の正常なはたらきを妨げます。腸のはたらきを求める前に、まずは自分の生活習慣の見直しから始めましょう。

ブラック運営に腸の不満爆発

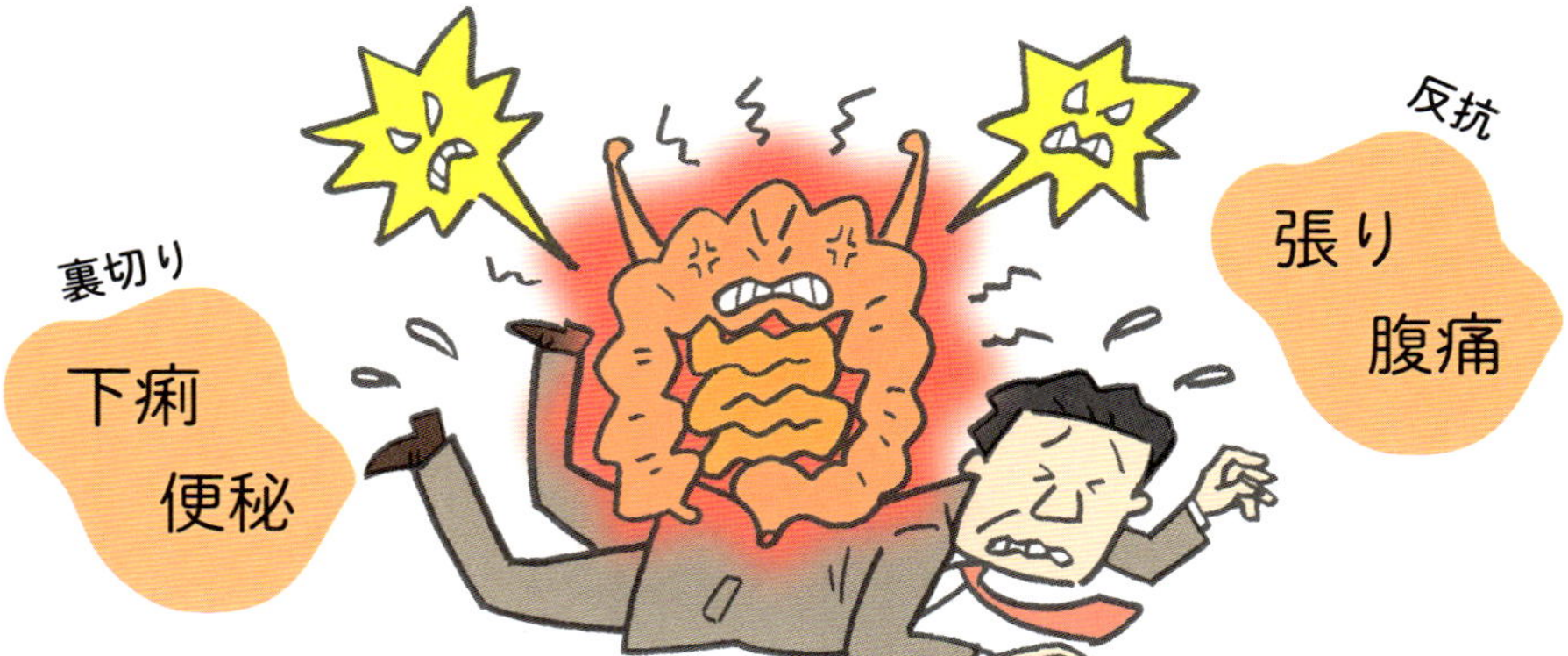

従順にはたらいていた腸も、乱れた労働環境下で仕事を与えられすぎると、暴れ出します。それが、便秘や下痢といった、お腹の不調です。

生活習慣

2

「座りっぱなし」で大腸がんのリスクが高まる

6時間座ったままでいると、大腸がんリスクが増え、死亡率が高まるという事実がわかってきました。なぜ、座りすぎは腸によくないのでしょうか？

この答えには、さまざまな要因がありますが「胆汁」が大きく関係しています。肝臓でつくられ、胆のうで濃縮される「胆汁」は、小腸で増えすぎた細菌を殺菌する作用があります。座っている時間が長いと、胆汁の流れが悪くなり、細菌が繁殖しやすくなるのです。つまり、運動不足が腸内の有害物質を増やし、不調のリスクにつながります。1時間に1度は立ち上がるようにして、座りっぱなしを避けるようにしましょう。ただし、まとめて運動しても効果はありません。こまめに立ち上がって動くことが大切です。

さらに、腸内に疲れを感じると、カラダに負荷をかける活性酸素がつくられます。これを減らすおすすめ食材が「サラダチキン」です。イミダゾールペプチドという抗疲労物質が多く含まれており、疲れを感じにくくなります。鶏肉は腸の術後にも食べられるほど消化しやすい食材。座りっぱなしを避け、食事を工夫することも、腸の健康維持には必要なことなのです。

座りすぎが死亡率を高める要因

脳にダメージ！

デスクワークでカラダを動かさずに目を酷使すると、**交感神経が高まり脳にダメージ**を与えることに。脳に酵素が行き渡らなくなると、仕事や生活上の疲れがなかなか取れない状態になることも。

悪姿勢で代謝が落ちる！

長時間猫背でいるとエネルギー代謝が悪くなる。その結果、**体脂肪を燃焼させるホルモンが不活性**になり肥満や生活習慣病を引き起こします。

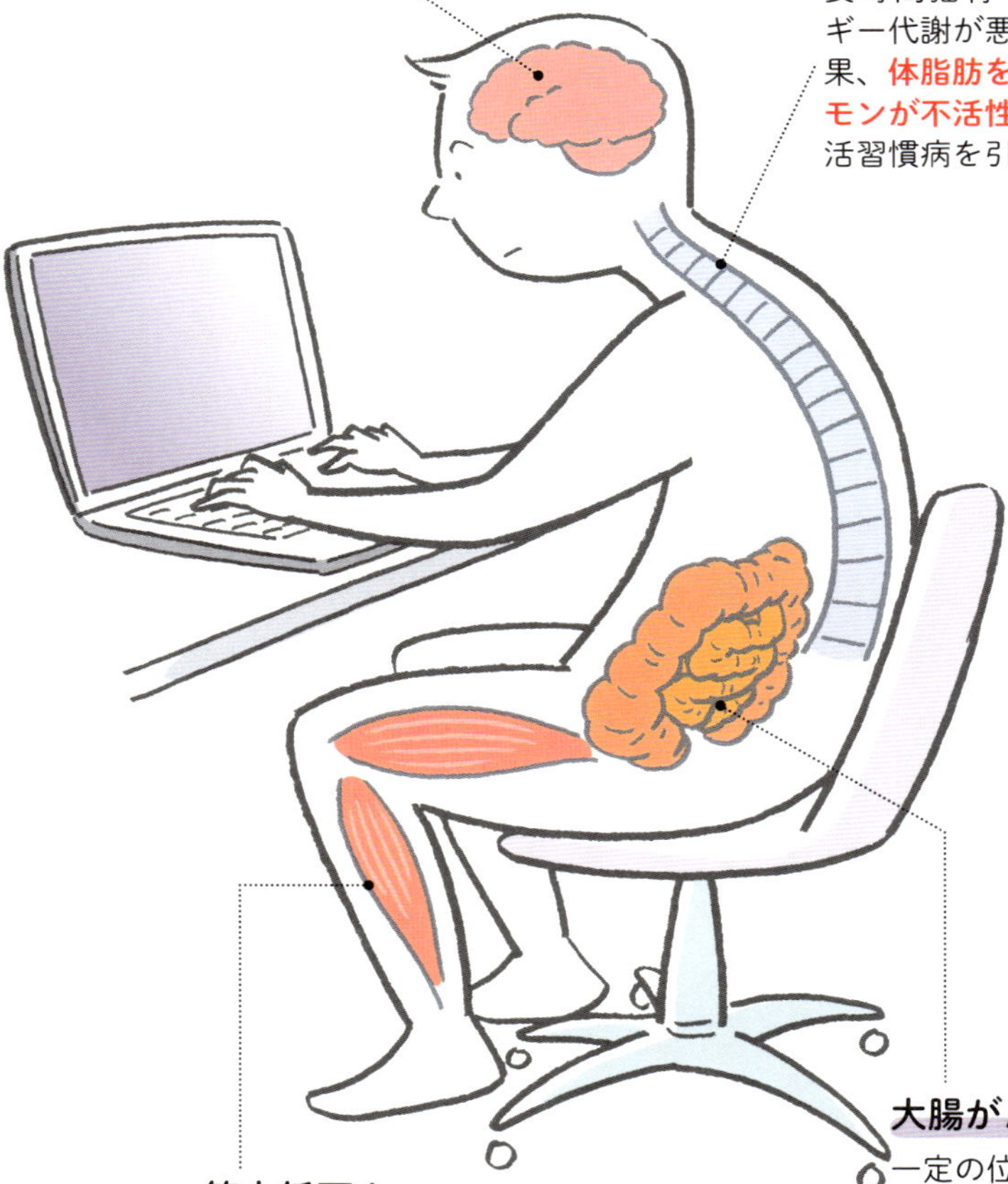

大腸がんのリスク！

一定の位置から動かない状態は、**胆汁の動きを悪化させ**、有害物質が滞ることでがんを引き起こすきっかけに。

筋力低下！

動かないことで**足の筋肉の代謝機能が低下**し、肥満になりやすくなります。

生活習慣

3

腸は「ゆらぎ」で癒やされる！

現代人の多くは、一定の室温に保たれたオフィスのなかでデスクに座り、人工的な光や音に囲まれて生活しています。はたらいている人はなにも感じなくても、腸にとっては、これが大きなストレスになっているのです。

ストレス過多になっている腸を癒やすのが、「**ゆらぎ**」です。ゆらぎとは、たとえば、晴れた日に散歩をしたときに感じることのできる、日の光や風のそよぎ、木々や花の香りといった、自然界の動きのあるものを指します。

身近にある「ゆらぎ」は緑茶の香り。腸に即効性があるため、茶葉の缶の香りを嗅ぐだけでも、腸の疲れをとり、リラックス効果を与えます。

都会暮らしの人に**過敏性腸症候群**の人が多いのは、ゆらぎを感じる機会が少ないからかもしれません。ＰＭ2.5や大気汚染が、腸の炎症を悪化させるデータもあり、都会の暮らしが腸にストレスをかけていることがわかります。

長い時間室内にいるのではなく、外に出て風を感じたり、日光を浴びたり、森林を歩いてみたりと、どこかのタイミングで、1日に1回は、現代の文明から離れるような、「ゆらぎ」の時間をとってみてはいかがでしょうか。

幸せを生み出す「ゆらぎ」の効果

「ゆらぎ」のない状態

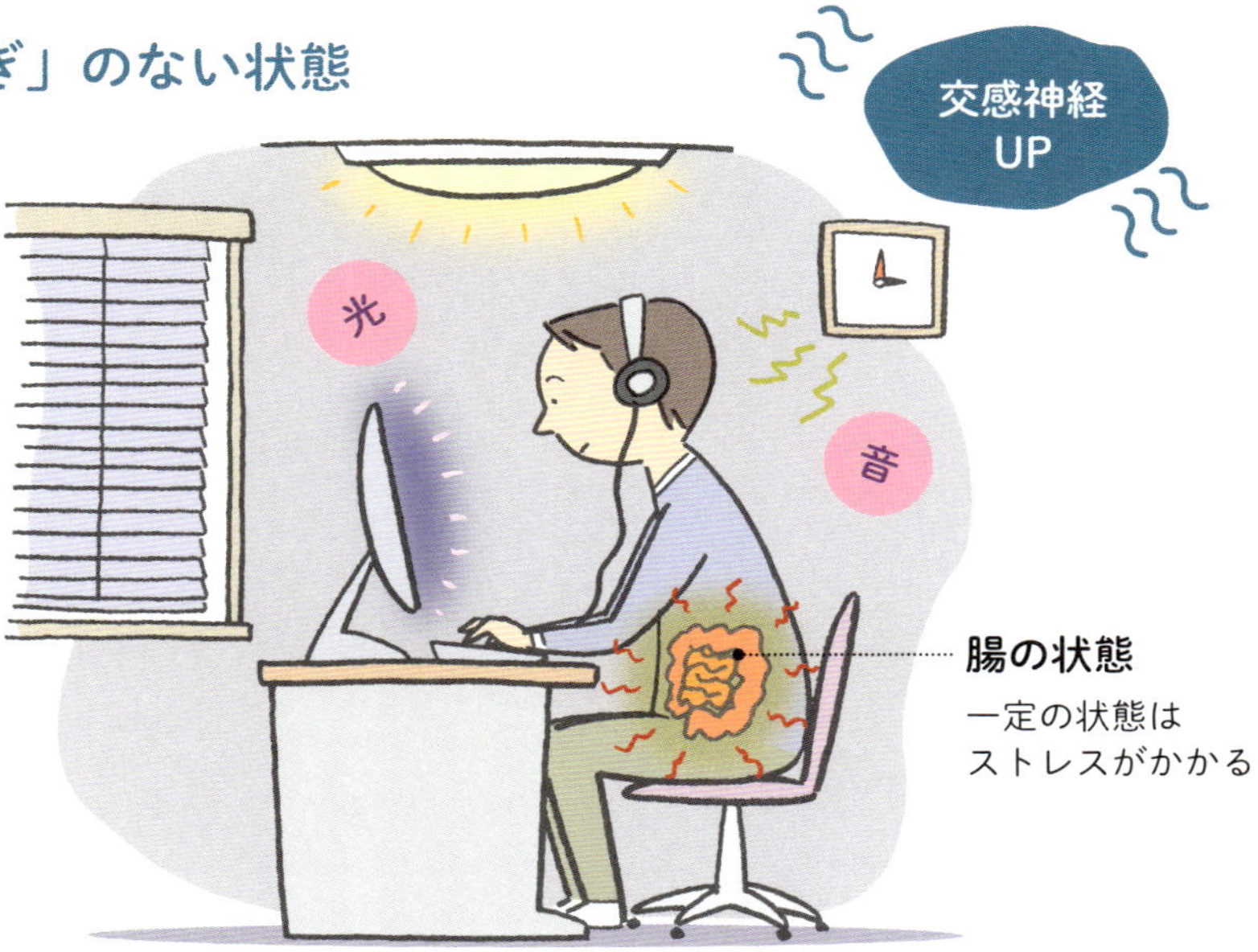
交感神経
UP
光
音
腸の状態
一定の状態は
ストレスがかかる

「ゆらぎ」のある状態

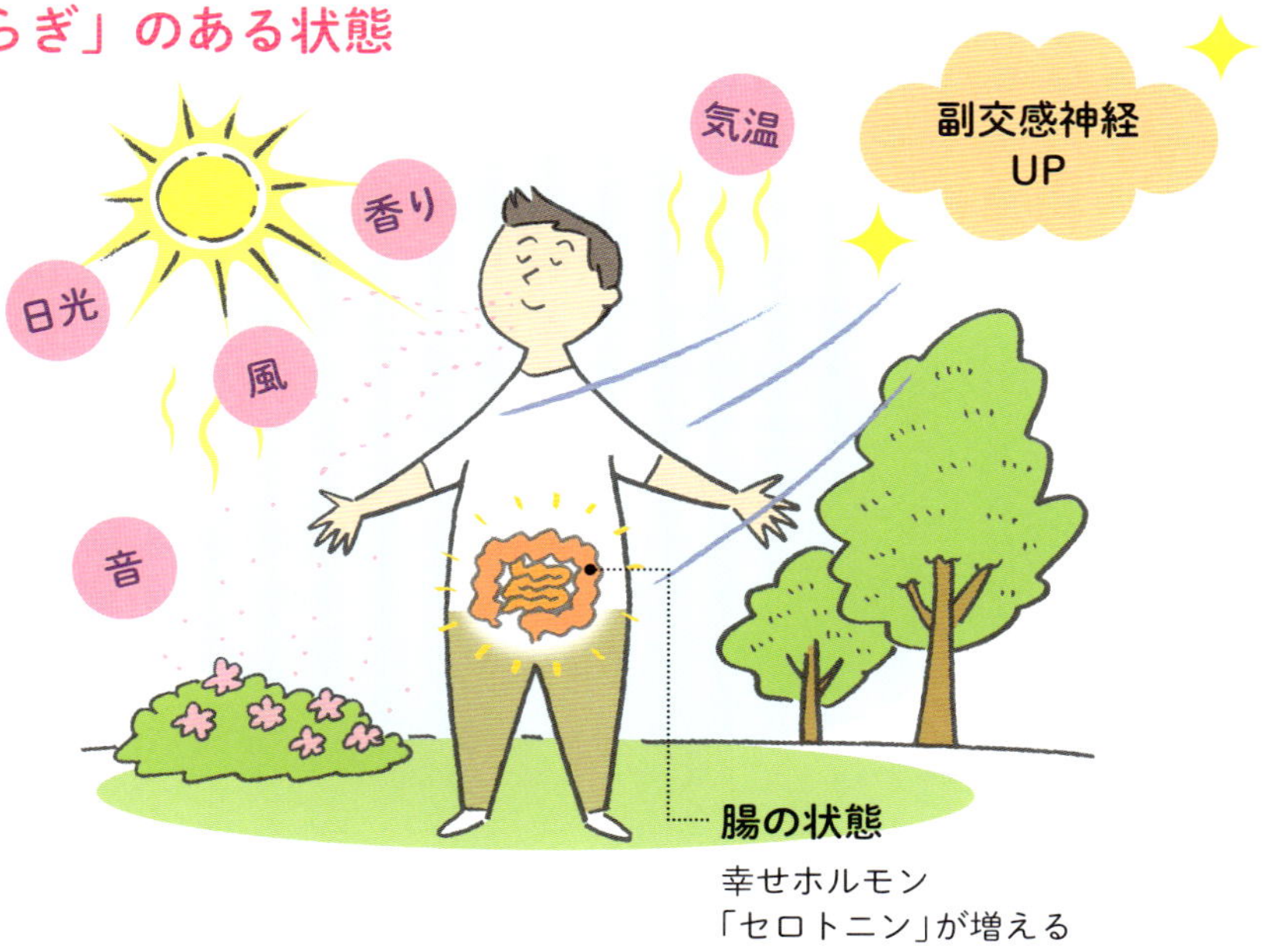

生活習慣

4 「週3回日記をつける」セロトニンを増やす習慣

人が「楽しい、幸せ」と感じるとき、腸にもよい影響を与えています。脳から幸せホルモンと呼ばれるセロトニンが分泌され、自律神経が整うことで、腸の動きがよくなるのです。セロトニンを増やすためには、ストレスをこまめに解消することが重要です。

　うまくいかないことがあり、イライラするのは当然のこと。そこで、ストレス解消に有効なのが、1日の出来事や感情を日記に書くことです。腸に不調がある場合は、悩みや不安をため込みがち。そのため、**セルフディスクロージャー**といわれる自己開示で、できるだけストレスをためないようにします。やり方は、週に3回最低20分、その日にあったよかったことや嫌だったことを紙に書くだけ。その結果、ストレスが軽減され、腸の調子が改善されます。

　ほかにもおすすめなのが、**マインドフルネス瞑想法**。モヤモヤしている思考を止めて、今起こっていることに注意を向けることで心の平穏を取り戻します。目をつぶって、自分のカラダの動きに意識を向けて深呼吸をしてみると、だんだん気持ちが落ち着いてくるはずです。ストレスをやわらげることで、腸の負担を軽くしてあげましょう。

週3回の日記が腸にもたらす効果

1日を振り返る

目的・効果

・セルフディスクロージャー（自己開示）
・ストレスをため込まない

その他の効果

・喘息の発作 減
・リウマチの痛み 減
など

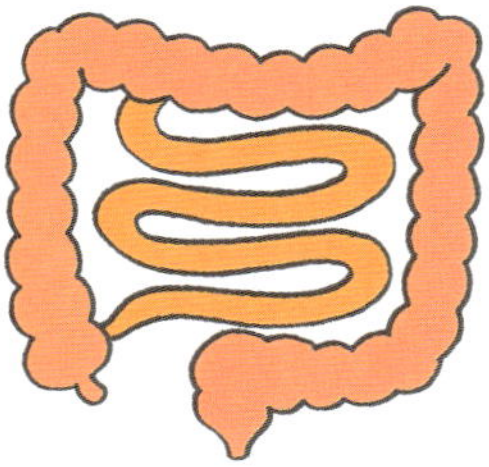

最低週に3回
20分かけるとベスト

自律神経が整う

目的・効果

・副交感神経優位になり、心身ともに落ち着く

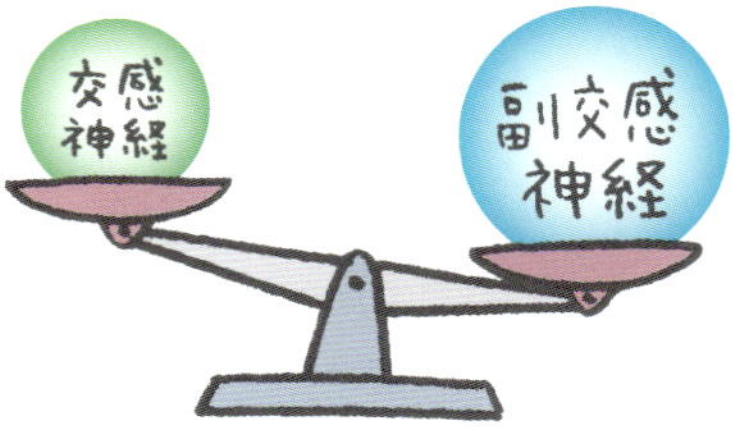

腸が整う

目的・効果

・幸せホルモン「セロトニン」が増える
・腸内活動が活発になる

生活習慣

5

便秘にならない「最高のトイレ習慣」

ここでは、便秘や下痢に苦しむ人がスッキリした毎日を過ごせるよう、快便をもたらすトイレ習慣を紹介します。

日課としてはまず、必ず**朝ごはん**を食べるようにしましょう。朝食で、腸を動かすスイッチが入り、1日のリズムが保たれます。さらに、便が出なくても、**毎日5分間は必ずトイレ**に入るのがおすすめ。排便リズムを習慣化させることができます。ポイントは、かかとを上げて、前傾姿勢になること。直腸から肛門までがまっすぐになり、便が出やすくなります。カラダを左右にひねりながら、いきむのもおすすめです。

ただし、カラダに負担をかけないために、いきんでいいのは5分以内。どうしても出ない場合は、手を冷水につける「**寒冷刺激**」が効果的。自律神経が刺激され、腸の動きがよくなります。また、**水を飲む**ことは腸の粘液を増やすため、排便に有効です。1日に2ℓ以上の水分をとるようにしましょう。だ液も消化機能の向上に効果があるため、ガムを噛むのもおすすめです。排便できないことを焦ると、交感神経の影響で腸の動きが低下し、便意が遠のいてしまいます。できるだけリラックスすることを心がけましょう。

便秘・下痢知らず！「4つのトイレ習慣」

1 朝食を食べる

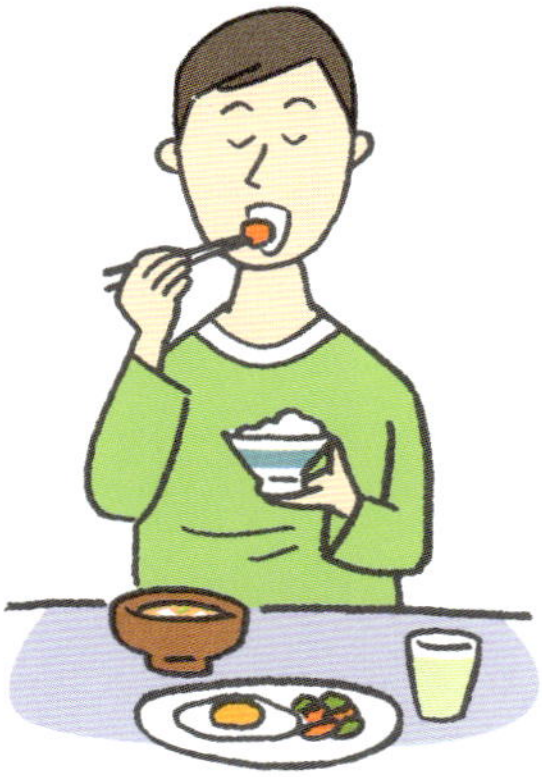

起床したら食事を必ずとるようにしましょう。腸に食べものが入ってくると反射作用が起こり、前日のS状結腸にたまっていた便が動き出します。

2 とりあえず 5分間トイレに座る

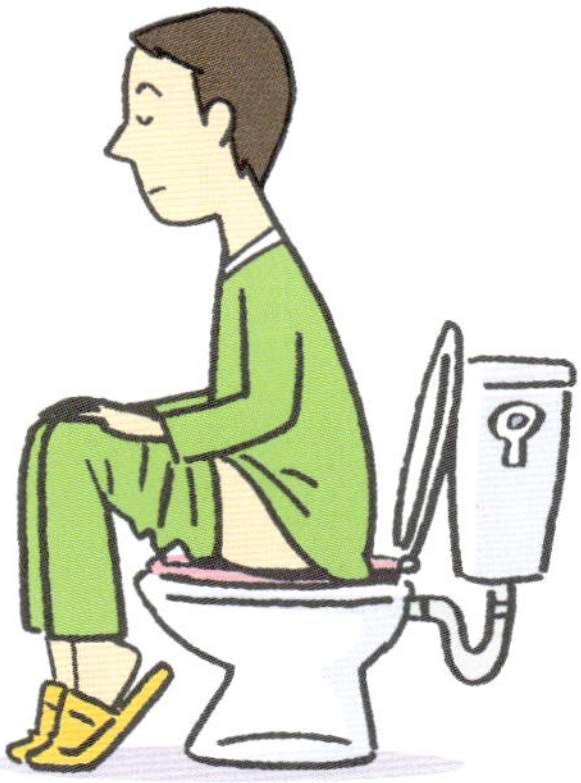

便意がなくてもとりあえず決めた時間に5分間座ってみましょう。つま先を立てることで、S状結腸と直腸がまっすぐになり、便が出やすくなります。

3 冷たい水をかける

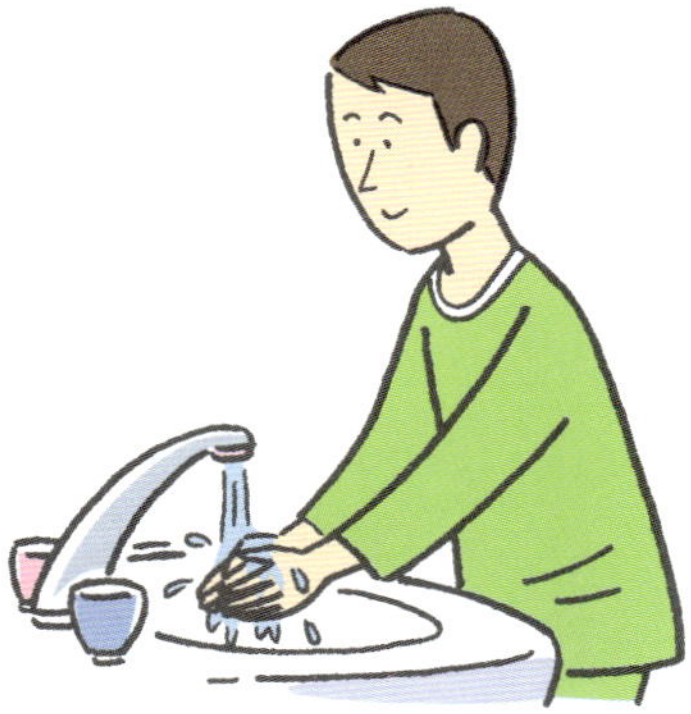

トイレに座っていてもどうしても便が出ない場合は、一度手や顔に水をかけてみましょう。冷たさを感じることで、自律神経が反応し、腸神経にも作用して便意を催すことがあります。

4 たくさん水を飲む

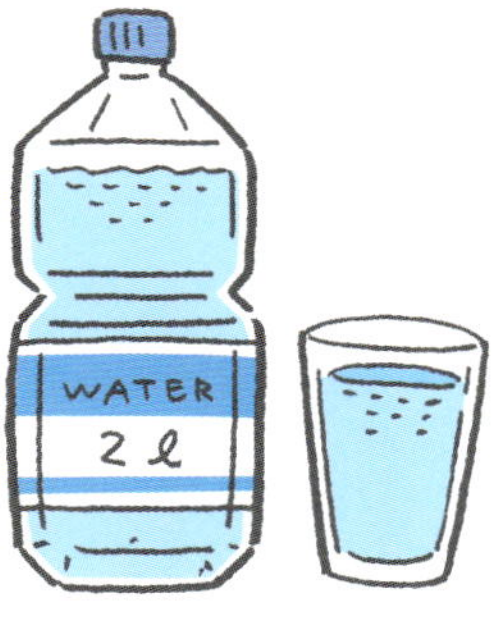

便秘気味の人の便は、絞りかすのように水分が不足した状態です。常温の水を飲むことで、腸の血液量を増やすだけでなく、便をやわらかくして出しやすくする効果があります。

生活習慣

6

腸のはたらきを活性化する「リラックスお風呂習慣」

女性が悩みがちな、**冷え性**。あなたのお腹に手を当ててみてください。冷たくありませんか？ 実は、腸が冷えると、血流が悪くなり、腸の運動が低下することも。

ここでは、腸を温め、はたらきを活発にする入浴法を紹介します。設定するお湯の温度は、**38度程度**のぬるま湯にしましょう。あまりに熱いお風呂に入ると、交感神経が高まり、疲労から血管が収縮し、腸にまわる血液量が減少します。その結果、腸の動きが悪くなってしまうのです。ぬるめの湯で**15分ほど、半身浴**をすると、副交感神経が高まり、腸をリラックスさせることができます。より癒やし効果を高めるために、**好きな音楽**を聴いたり、**好きな香り**の入浴剤を入れたりするのもおすすめです。

また、浴室だけでなく寝室でもできる、リラックス方法に「**漸進的筋弛緩法**」があります。お風呂や布団のなかであお向けになったまま、片手ずつグッと握って力を入れ、フワッとゆるめます。両足も同じように力を入れてからゆるめましょう。そうすると、筋肉がゆるんで、体内に血液が広がる感覚が生まれ、カラダ全体が温かくなります。快眠効果もあるので、腸のリラクゼーションに役立てましょう。

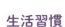

腸の不調に効くお風呂習慣

腸を活性化させる入浴

GOOD

リラックス効果 UP

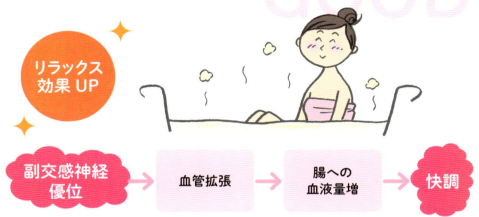

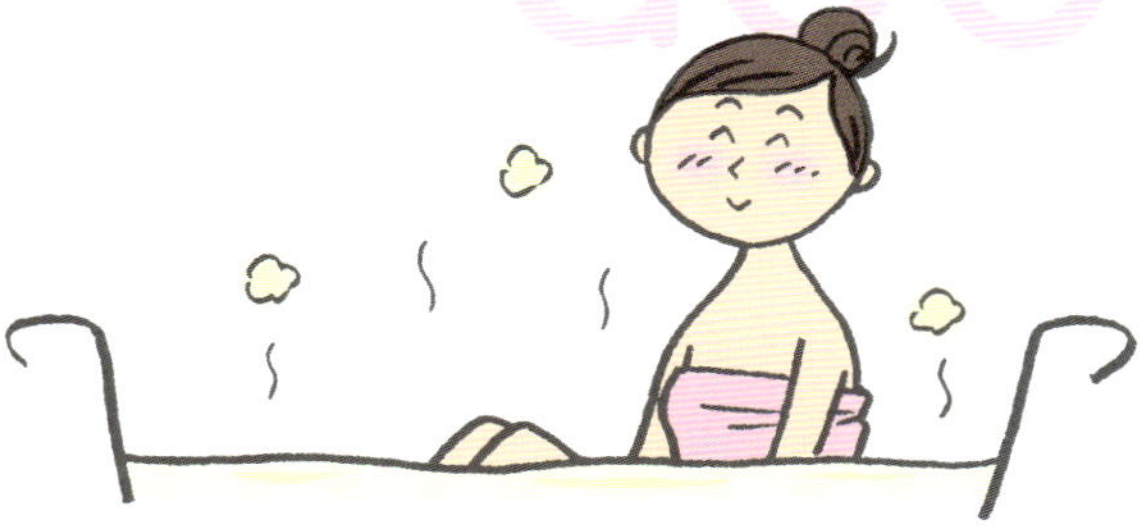

副交感神経優位 → 血管拡張 → 腸への血液量増 → 快調

ぬるめのお湯で半身浴すると、血流を促進しリラクゼーション効果のある副交感神経が優位になり、腸の動きが活発になります。

腸が不調になる入浴

BAD

疲労感 UP

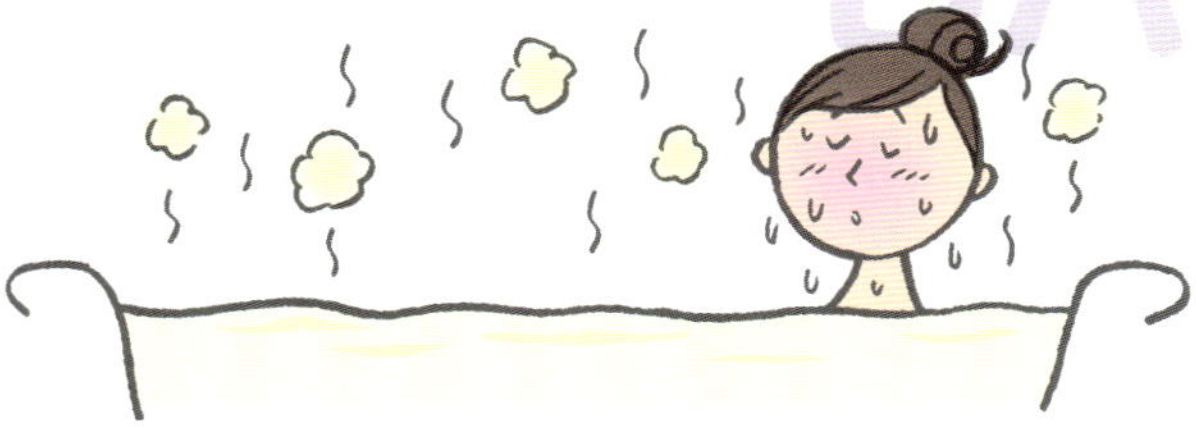

交感神経優位 → 血管収縮 → 腸への血液量減 → 不調

熱い湯に長時間入ると、疲労により血液の流れが悪くなり、交感神経が優位になることで腸の動きが悪くなります。

生活習慣

7

睡眠は腸にとって大切な「おそうじタイム(ＭＭＣ)」

食物を消化するはたらき、「**伝播性消化管収縮運動（ＭＭＣ）**」（Ｐ64）。殺菌作用のある胃液や胆汁などの消化液の分泌を増やし、腸内の悪玉菌増加を防ぎます。実は、ＭＭＣは睡眠との関係が深く、浅い睡眠では自律神経が乱れ、腸の動きが悪くなるのです。

腸が不調の人は、睡眠障害が多い傾向にあります。就寝前に思い悩むと、眠りづらくなり、疲労を蓄積しやすくなります。そのため、睡眠に入る1時間前は、自分を褒める習慣を持つとよいでしょう。ベストな睡眠時間は6～7時間。毎日同じ時間帯に寝ることもリズムをつくるうえで大切です。

また、不眠に悩む人は、眠りを誘発する「**メラトニン**」を生成するために朝日を浴びるのが有効です。また、食物から吸収することもできます。ひとつは、**しじみ**。二日酔いにも有効であるしじみに含まれる**オルニチン**が、メラトニンの分泌を高めることがわかっています。即効性があるとされ、さほど腸の負担にならないので、寝る前にしじみ汁を飲むのもいいでしょう。ほかにも、バナナや牛乳、レタスに入っている**トリプトファン**が、メラトニンの元になるといわれています。

良質な睡眠が腸内環境を整える

腸のおそうじタイム(MMC)

目安：食事の4時間後

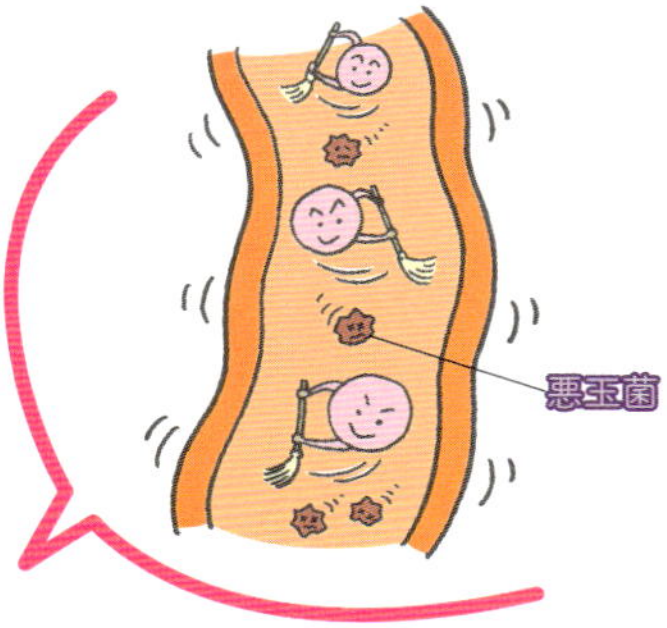

寝る4時間前に食事を済ませることが大事！

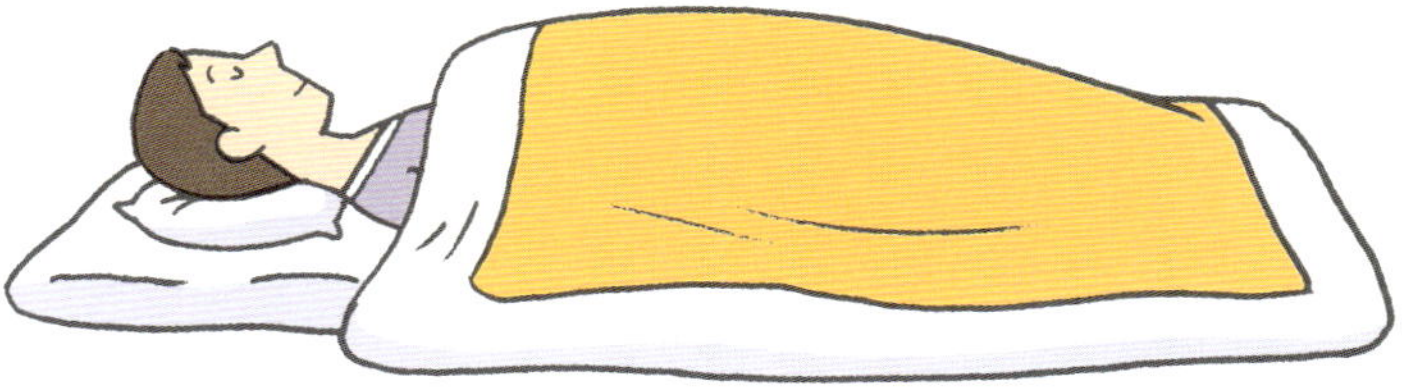

\では/ 質のよい睡眠をとるための習慣は？

1 就寝1時間前は自分を褒める

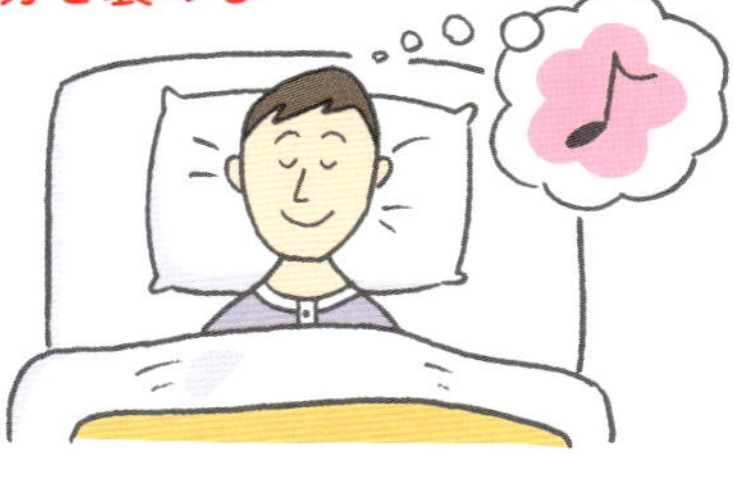

2 朝日を浴びてメラトニンをつくる

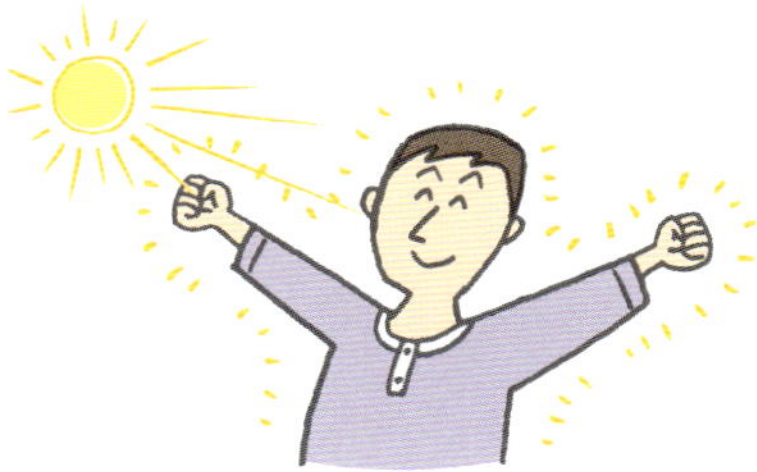

3 しじみ汁を飲む

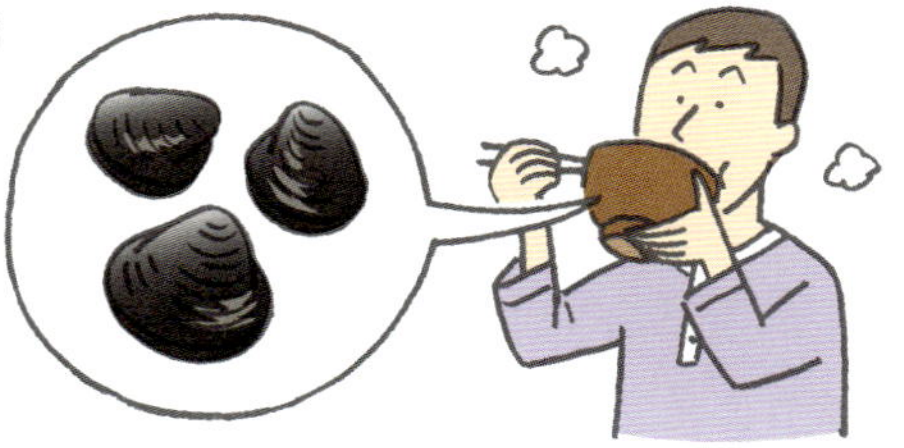

COLUMN 4

その便秘薬、間違っているかも!?

スッキリしたいのになかなかお通じが出ない、便秘。トイレにこもっても解決できないこの悩みは、イライラや肌荒れ、肥満やむくみの原因にもなるため、多くの人を困らせています。**一般的に便秘とは、３日以上排便がない、もしくは残便感がある状態のこと。**便秘というと、圧倒的に女性が多いイメージですが、もともと女性の腸運動は男性よりも悪いため、便秘になりやすい体質といえるのです。しかし、**70代になると、加齢にともない排便に使う筋肉が衰えるため、男性でも便秘に悩まされる人が急激に増えていきます**。

そんな、男女関係なく苦しめられる便秘の不快感に耐えかねて、ついつい頼りたくなるのが「便秘薬」です。しかし、お腹を快調にすると思われている便秘薬が、実は恐ろしい副作用を持っていることが明らかになってきました。便秘薬で不調を招かず、正しく服用するための最新情報をご紹介します。

使い方ひとつで死につながる、本当はこわい便秘薬

お通じに水分が不足すると、便が腸内で硬くなり、腸につまってしまいます。**そこで便秘薬は、有効成分で腸を刺激し、腸内に水分を集めることで、便をやわらかくして排便を促すのです。**よく病院で処方され、市販薬でも販売されている便秘薬に、「センナ」「ラキソベロン」「プルゼニド」の３つがあります。実はこれら大腸刺激性の薬は、長期にわたって漫然と服用すると症状を改善するどころか、便秘を一生治らない、不治の病にし

てしまう恐ろしい副作用を持っているのです。

３つの便秘薬は、効能として腸への刺激がかなり強く、一時的に効果はありますが、長期間使用していると腸が反応しなくなってしまいます。さらに**問題なのが、腸の動きを悪くするだけでなく、腸を膨ませ、伸び切らせてしまうということ**。こうなると治療は難しく、改善の見込みはほぼありません。このような薬は、毎日ではなく、屯用で使いましょう。

ほかには、「酸化マグネシウム」を使った便秘薬があります。効果も高く、副作用も少ないため、使いやすいのが特徴です。ただし、決められた用量以上に摂取すると、高マグネシウム血症となり、心筋梗塞や不整脈を起こす危険性があるので、便秘がひどいからといって薬の増やしすぎには十分に注意しましょう。

国内初！ ガイドラインに登場した最新便秘薬

これに対して、**2017年の「慢性便秘症診療ガイドライン」で、カラダへの影響が少なく、効果の高い便秘薬が発表されました**。全部で４つあり、胆汁の分泌をよくして排便を促す「グーフィス」、腸内に水分を引き込んで排便を促す「アミティーザ」「リンゼス」、さらに、2018年11月から日本で初めて使用可能になった「モビコール」が挙げられます。

これらのなかで、非常に期待を持たれているのが、「モビコール」です。すでにアメリカでは、小児から高齢者までの慢性便秘症の治療に活用されていました。効果も高く、副作用が少ないことが立証されています。他国に比べると、便秘診療が遅れているといわれる日本では、新しい便秘薬に期待が高まっています。

便秘薬は誤った使い方をすると、腸に悪影響を及ぼし、便秘が一生治らないカラダになることがあります。薬に頼りきりになるのではなく、まずは生活習慣を変えることから始め、自然に便秘を解消することを目指しましょう。

1

「1日15分の運動」が寿命を延ばす！

日本人のがんの死亡率第1位は「大腸がん」ということをご存知でしたか？　最大の要因として考えられているのが、「運動不足」です。運動をしないと腸管の動きが悪くなり、便の滞在時間が長くなります。すると、腸が有害物質にふれる時間も長くなり、大腸がんのリスクが高まってしまうのです。

1日15分だけ、少し息が切れるくらいの運動をすると、14％も死亡率が下がるというデータがあります。ただし、効果が出るのは最大で100分まで。効果を高めるには、不調に合わせた運動をすることが大切です。

死亡率と運動時間の関係

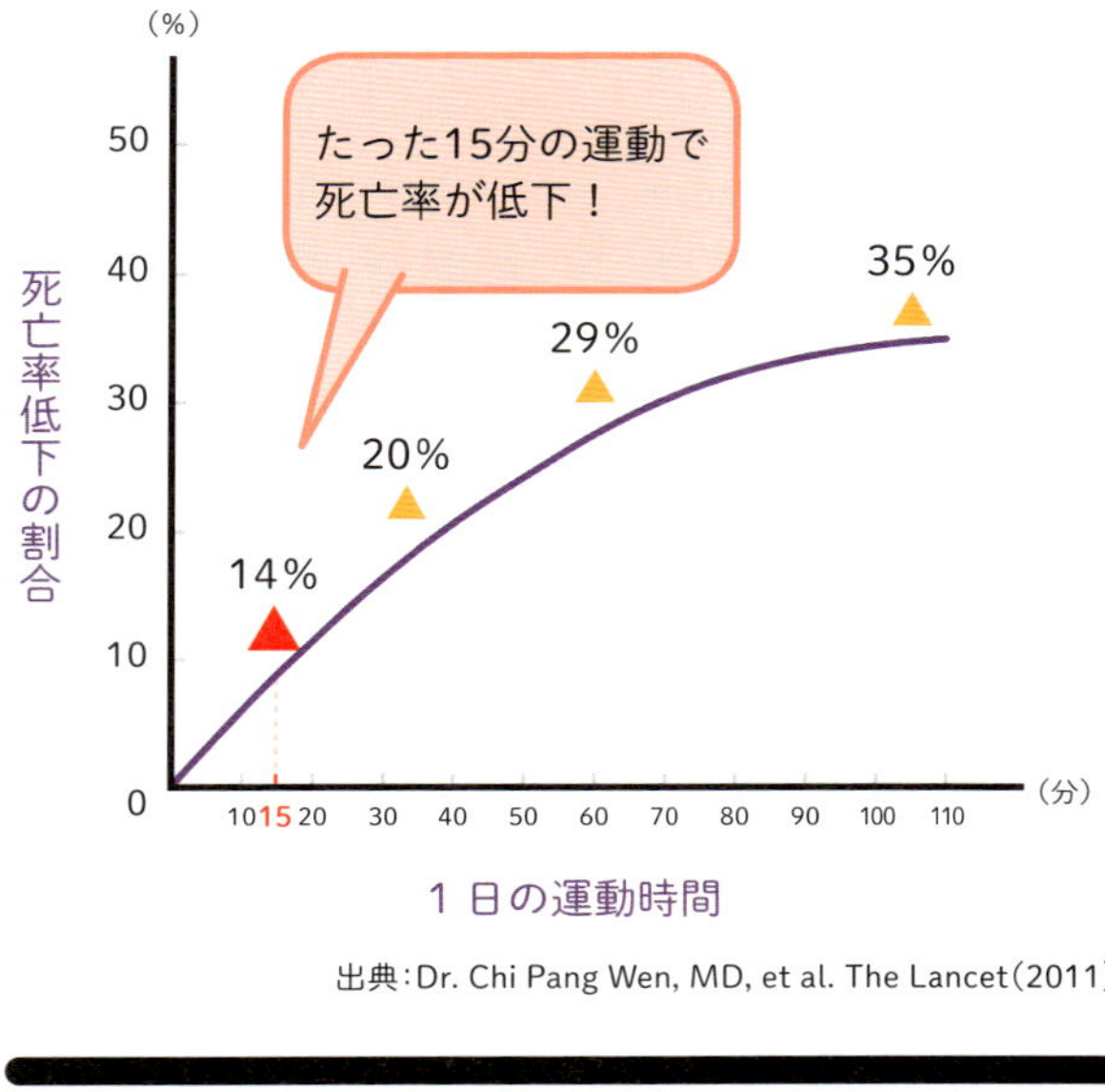

出典：Dr. Chi Pang Wen, MD, et al. The Lancet（2011）

腸環境を改善する1日15分運動

運動不足と大腸がんの関係

運動不足 →

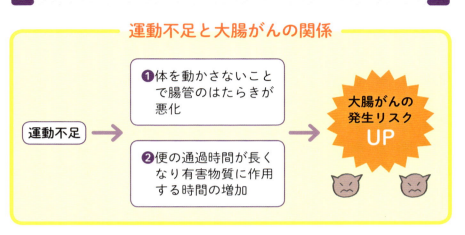

❶体を動かさないことで腸管のはたらきが悪化

❷便の通過時間が長くなり有害物質に作用する時間の増加

→ 大腸がんの発生リスクUP

不調別！ おすすめの運動

便秘気味の人は

- スクワット
- ボクシング
- ジョギング

など、筋力をつけたり速く動いたりする運動がおすすめ

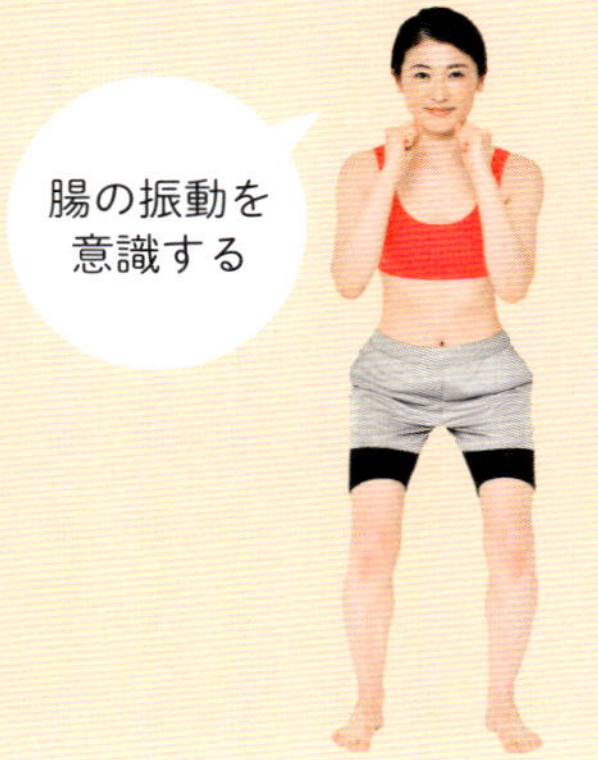

下痢気味の人は

- ウォーキング
- 階段上り
- 体操

など、あまり体に負担をかけない軽い運動がおすすめ

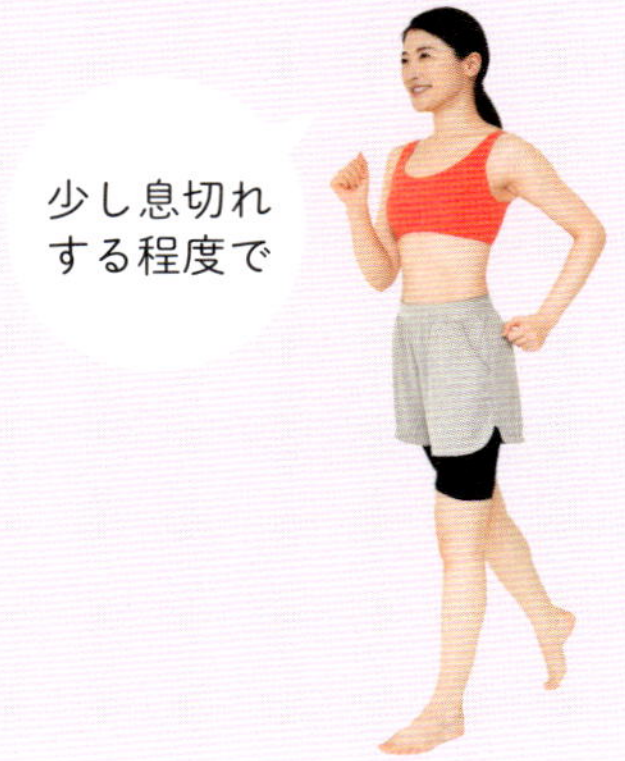

2

あの手この手で便秘改善！美腸マッサージ＆ツボ押し

腸の不調を根本的に改善するためには、ライフスタイルを変えることが重要ですが、マッサージなども効果的です。

腸管を、外部から刺激することは、腸管神経系のネットワークに影響を与えます。その結果、腸と脳を密接につないでいる**自律神経の乱れが整い**、リラックス効果を高める**副交感神経が優位**になります。すると、血管が拡張して血行がよくなり、腸内細菌のバランスが整うことで、不調を改善することができるのです。さらに、腸に効果があるとされるツボなどをケアできると、なお効果が期待できます。

外からの刺激で腸が動き出す

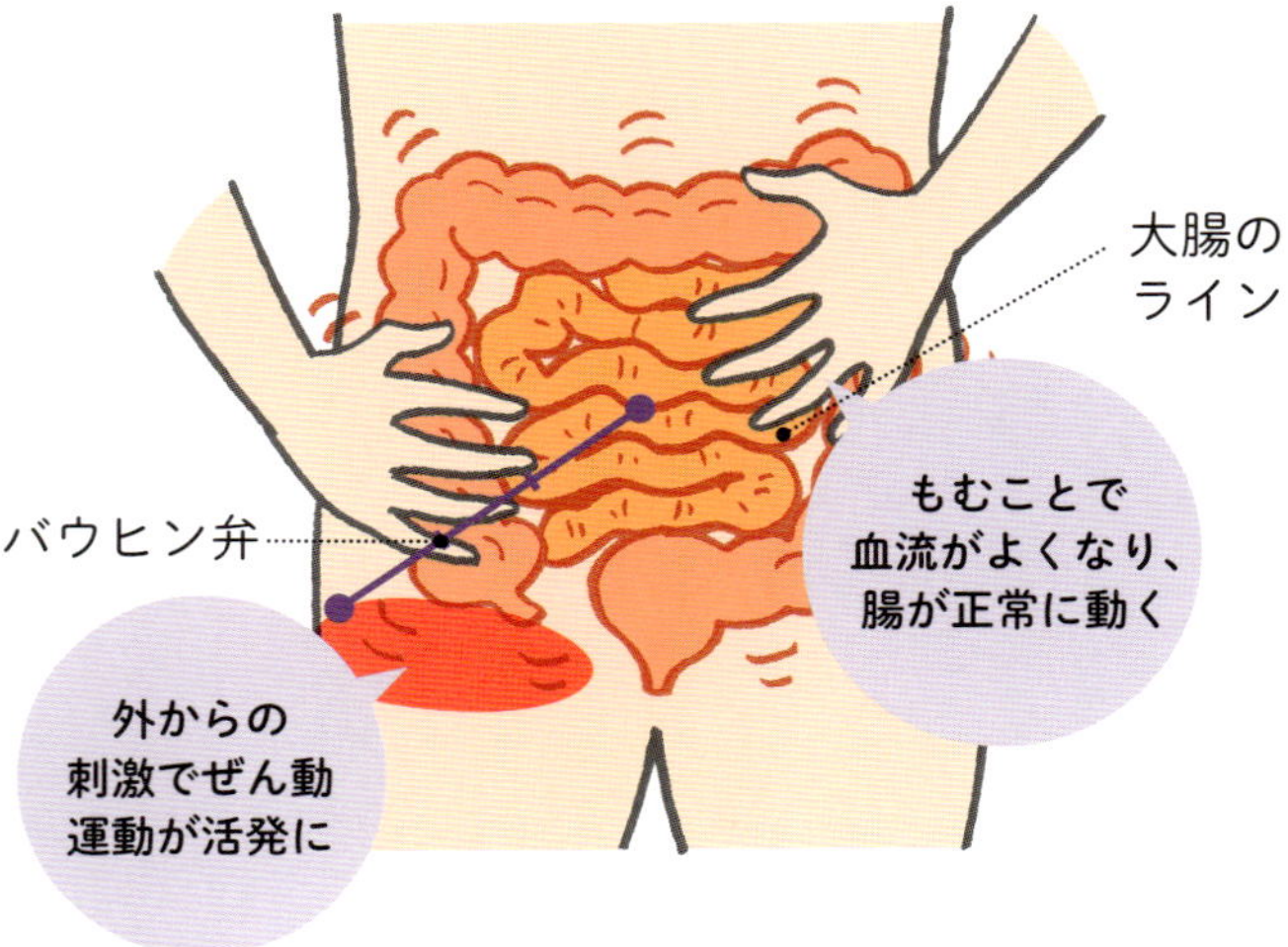

腸に効く！　狙うべきポイント

お腹

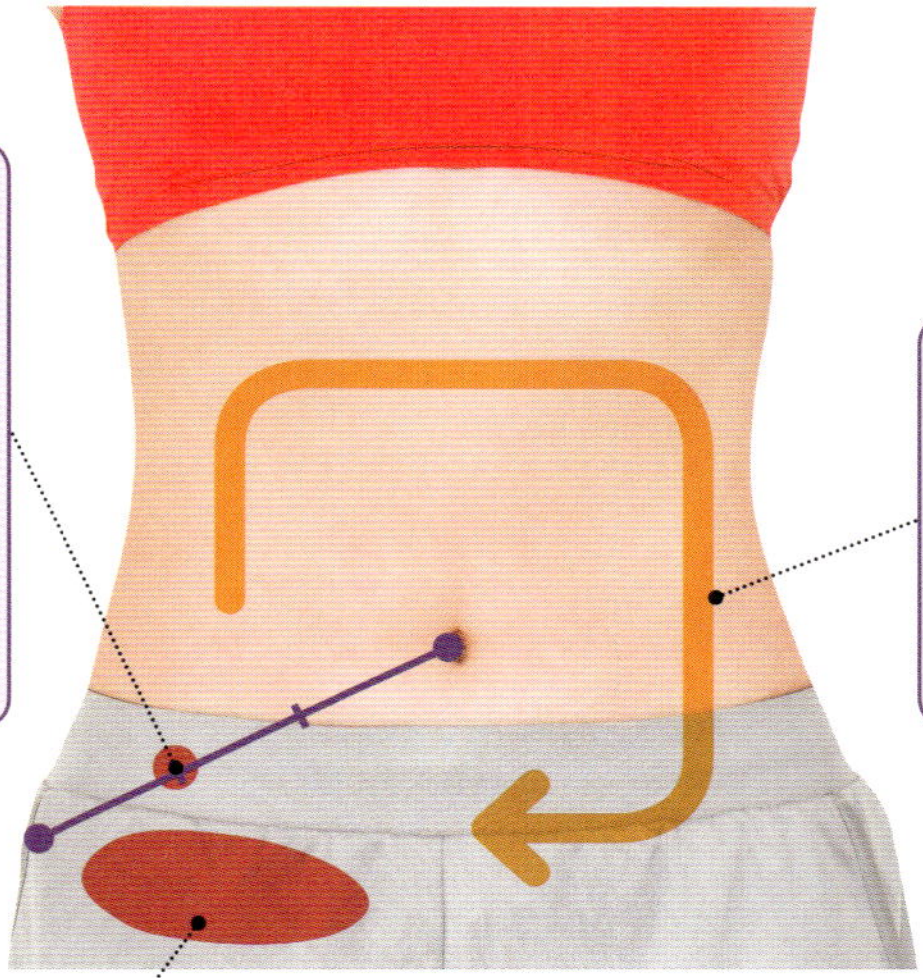

バウヒン弁

小腸と大腸の境にある逆流防止弁。右の腸骨の出っ張り（上前腸骨棘）から、へそを直線で結び3等分にした外側の点。大腸の不調全般によい。

大腸のライン

ねじれやすく、便がたまりやすい箇所。マッサージすることで、腸が動き出す。

腸腰筋

大腸そばの太もも近くにある。もむことで腸を刺激できるので、はたらきを活性化させる。

手

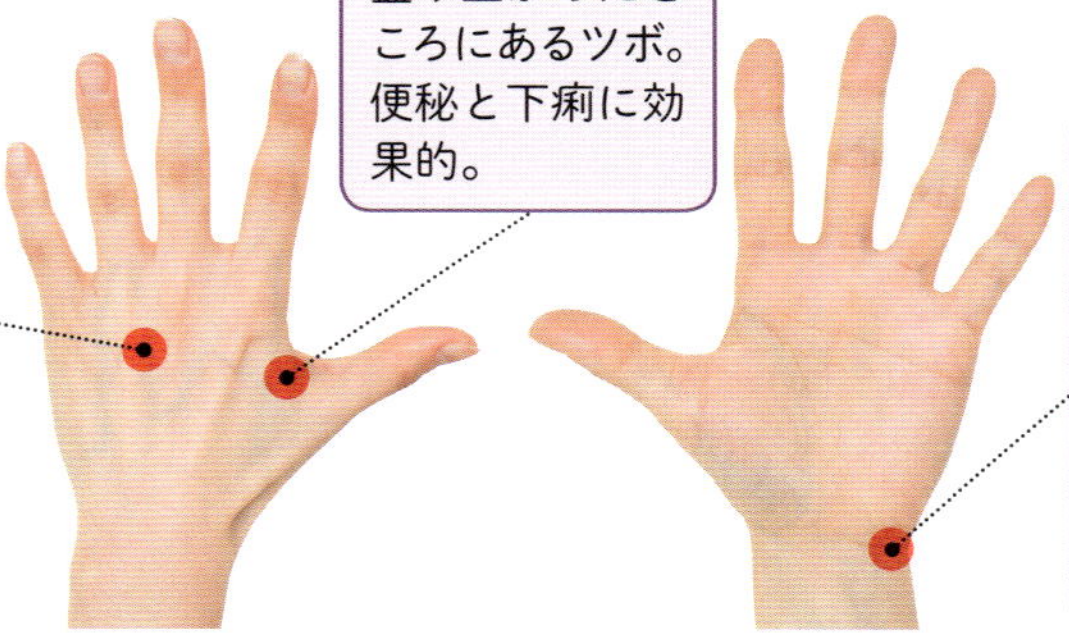

合谷（ゴウコク）

指を揃えたときに親指と人差し指の間の筋肉が盛り上がったところにあるツボ。便秘と下痢に効果的。

下痢点

中指と薬指の骨の付け根の少し指側にあるツボ。下痢によい。

神門（シンモン）

手首の折れ曲がるシワの線上の小指側で、骨と筋の間にあるツボ。腹痛をやわらげる。

小腸のはたらきを活性化！
「J」の字マッサージ

POINT

大腸から小腸への細菌の逆流を防ぐはたらきをしている、バウヒン弁を押さえる

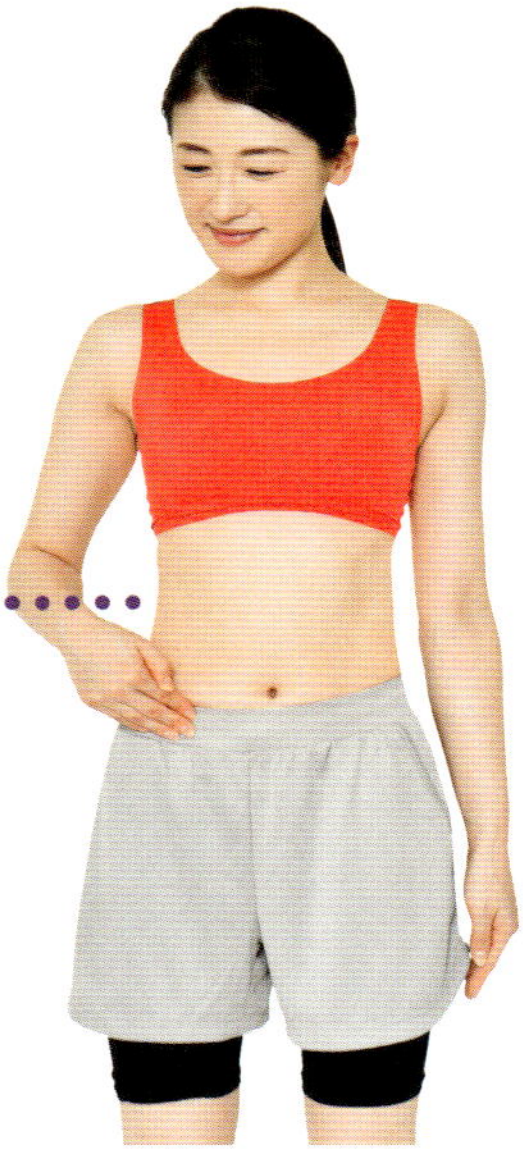

バウヒン弁の見つけ方

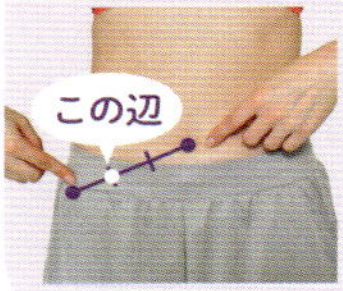

おへそと右の骨盤の出っ張りを直線で結び、3等分した外側の点

1 右手をバウヒン弁の位置に置く

回数の目安

1セット3回

1日3セット

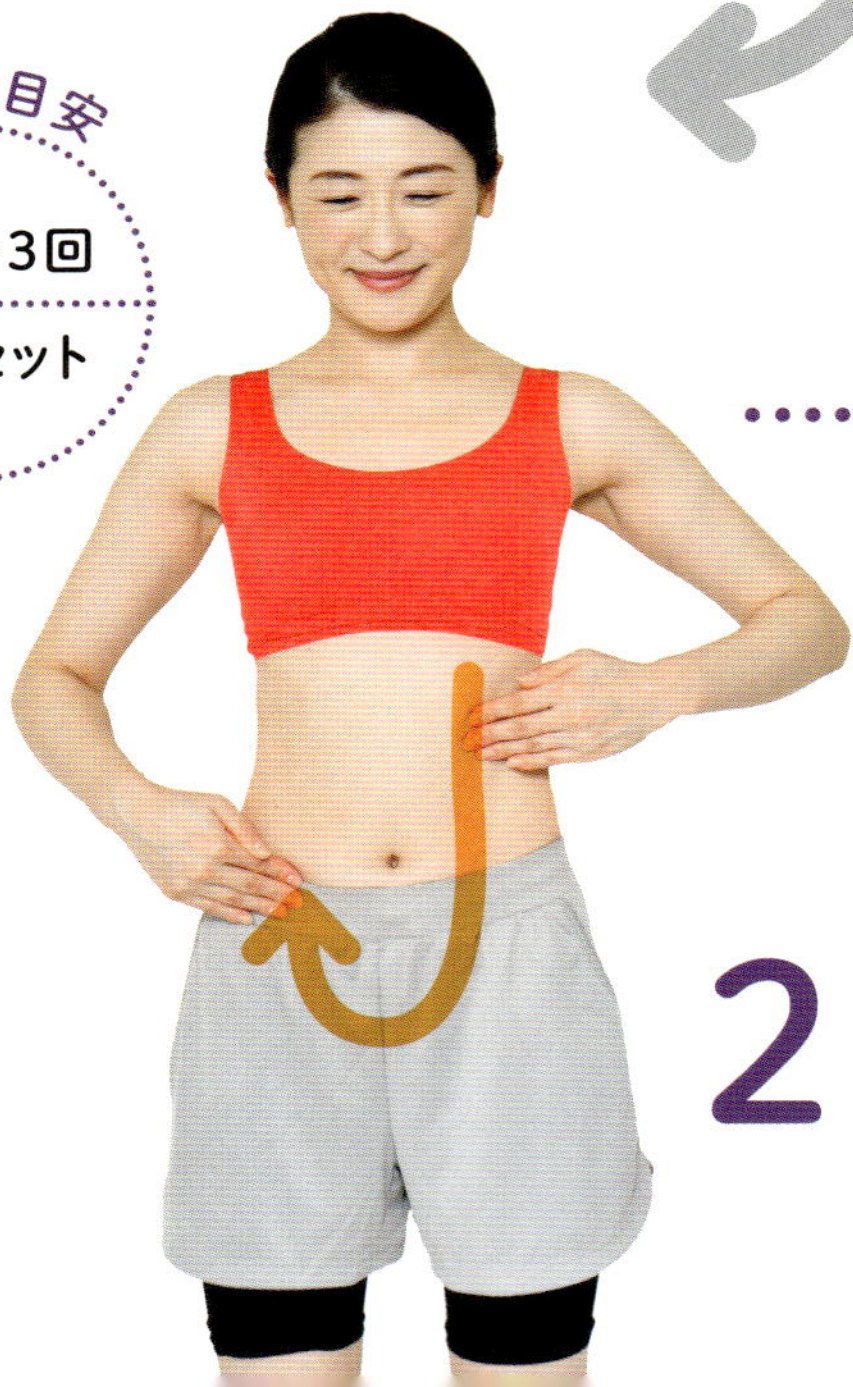

POINT

やさしくなでるようにする

2 左手でバウヒン弁に向かって「J」の字を書くようにマッサージする

大腸のはたらきを活性化！
「の」の字マッサージ

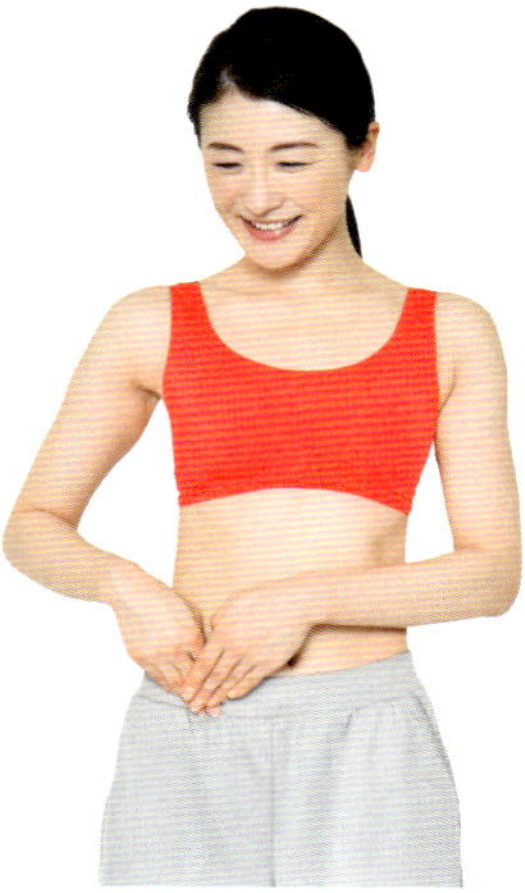

1 両手をバウヒン弁
位置に置く

POINT
強く押さえすぎず、
やさしくマッサージする

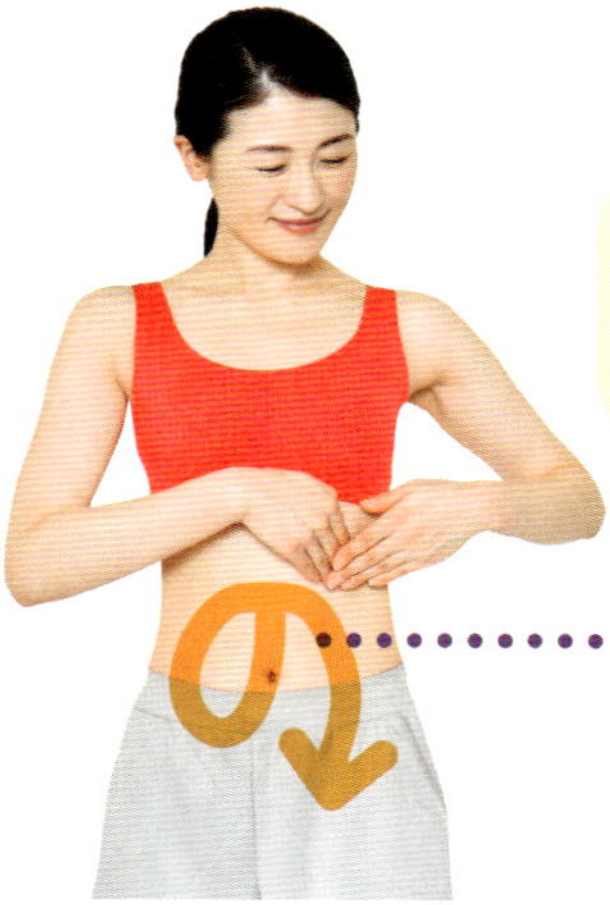

2 バウヒン弁から大腸のラインに沿って、
「の」の字を書くようにして
左上を目指す

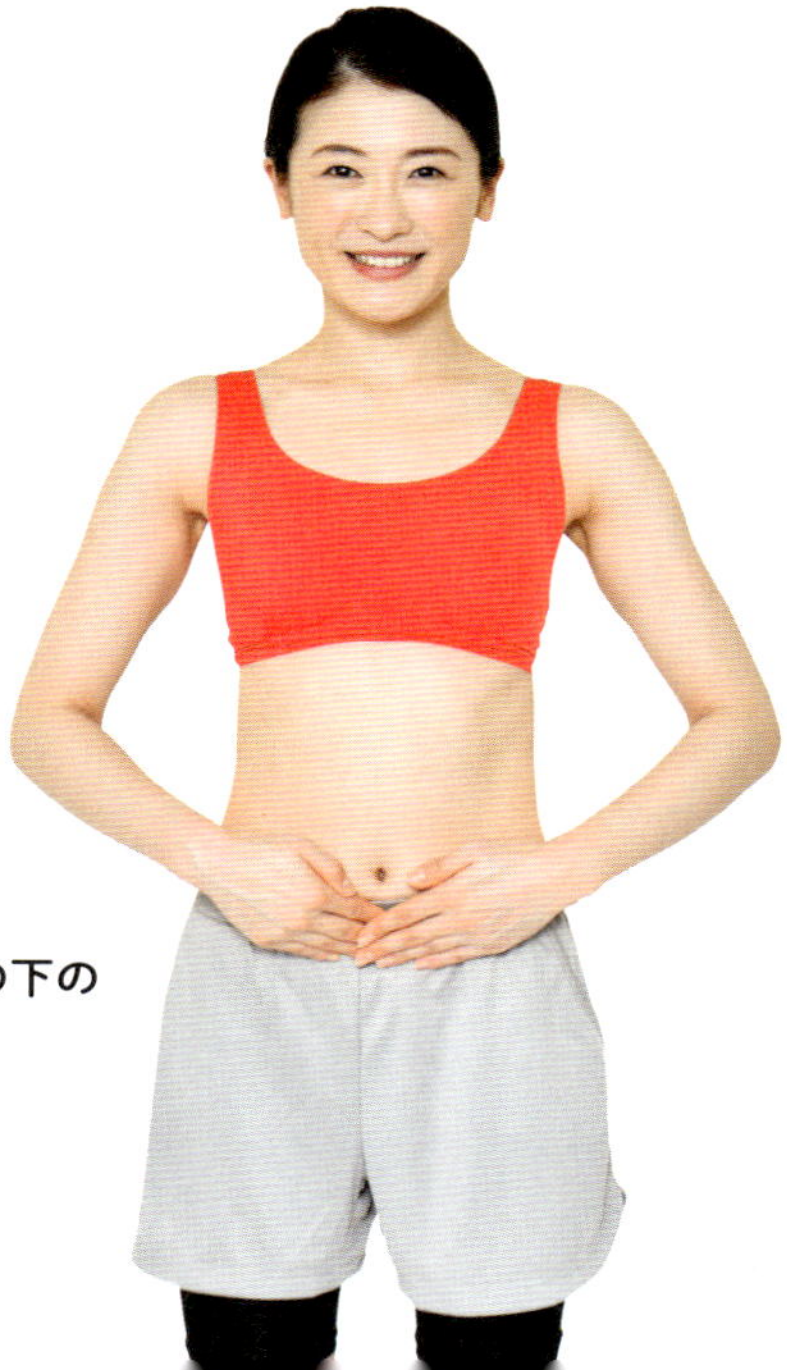

3 そこから、へその下の
あたりまで
マッサージする

回数の目安

1セット3回

1日3セット

3 「骨盤底筋群トレーニング」で排便力アップ！

つらい便秘。その要因のひとつが、加齢とともに起きる「骨盤底筋群」の衰えです。

「骨盤底筋群」とは、主に便を押し出すときに使う筋肉のことで、椅子に座って、両手のひらを上向きにしてお尻の下に置いたときに、指が触れる硬い骨のでっぱりが坐骨結節です。「骨盤底筋群」は、その間に位置しています。

肛門まわりの筋肉を意識して、「しめる↓ゆるめる」をゆっくりと繰り返すことで、鍛えることができます。好きな姿勢でできるトレーニングを紹介しているので、スキマ時間を見つけて、毎日取り組んでみましょう。

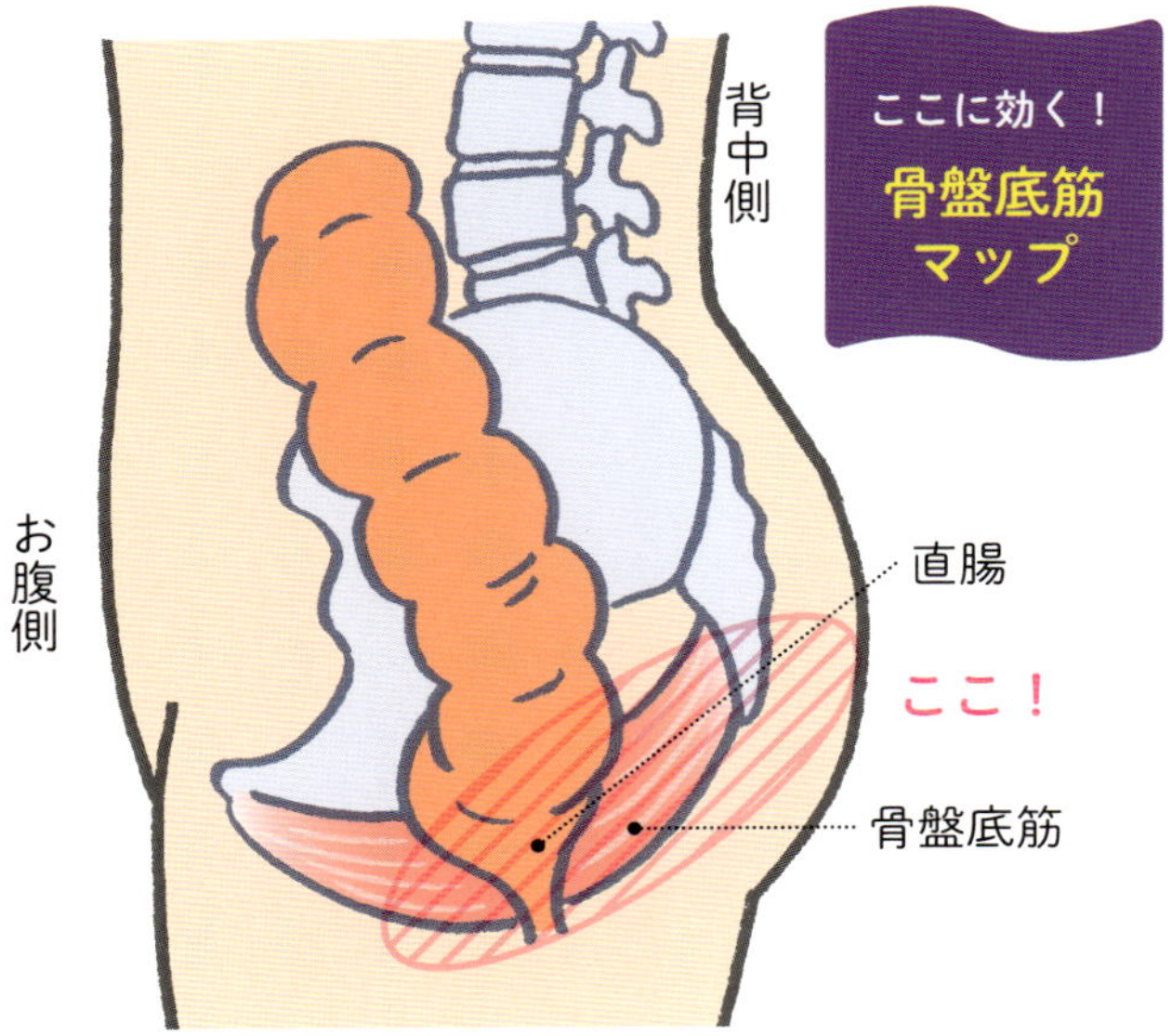

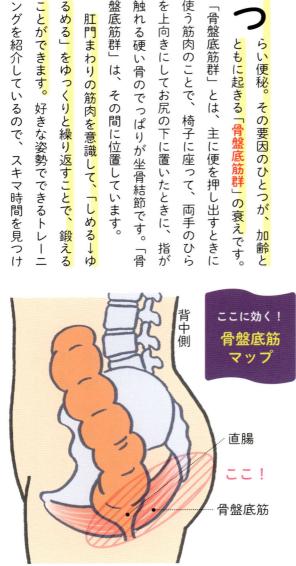

排便力を上げる！
骨盤底筋群トレーニング

1 どこでも骨盤底筋群を鍛える
座り姿勢

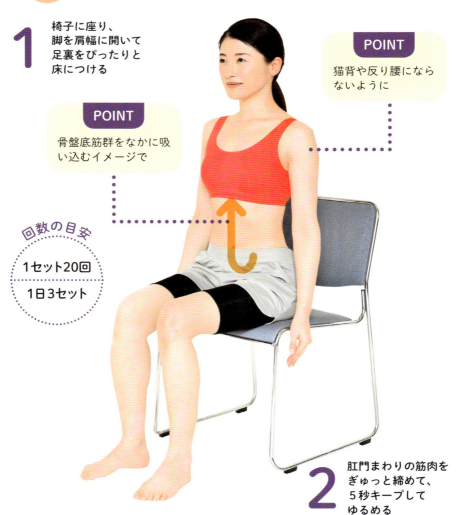

1 椅子に座り、
脚を肩幅に開いて
足裏をぴったりと
床につける

POINT
猫背や反り腰にならないように

POINT
骨盤底筋群をなかに吸い込むイメージで

回数の目安
1セット20回
1日3セット

2 肛門まわりの筋肉を
ぎゅっと締めて、
５秒キープして
ゆるめる

2 就寝前に骨盤底筋群を鍛える
仰向けポーズ

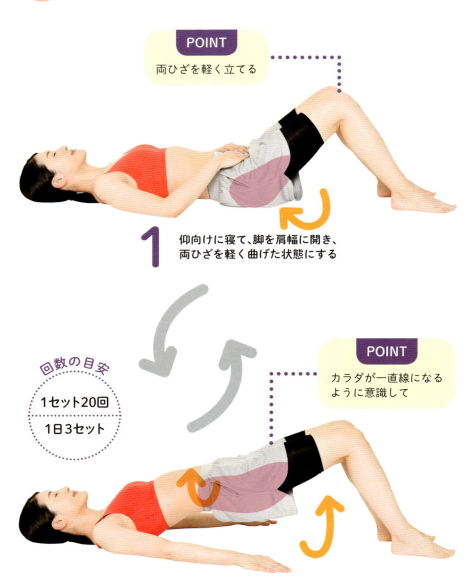

POINT
両ひざを軽く立てる

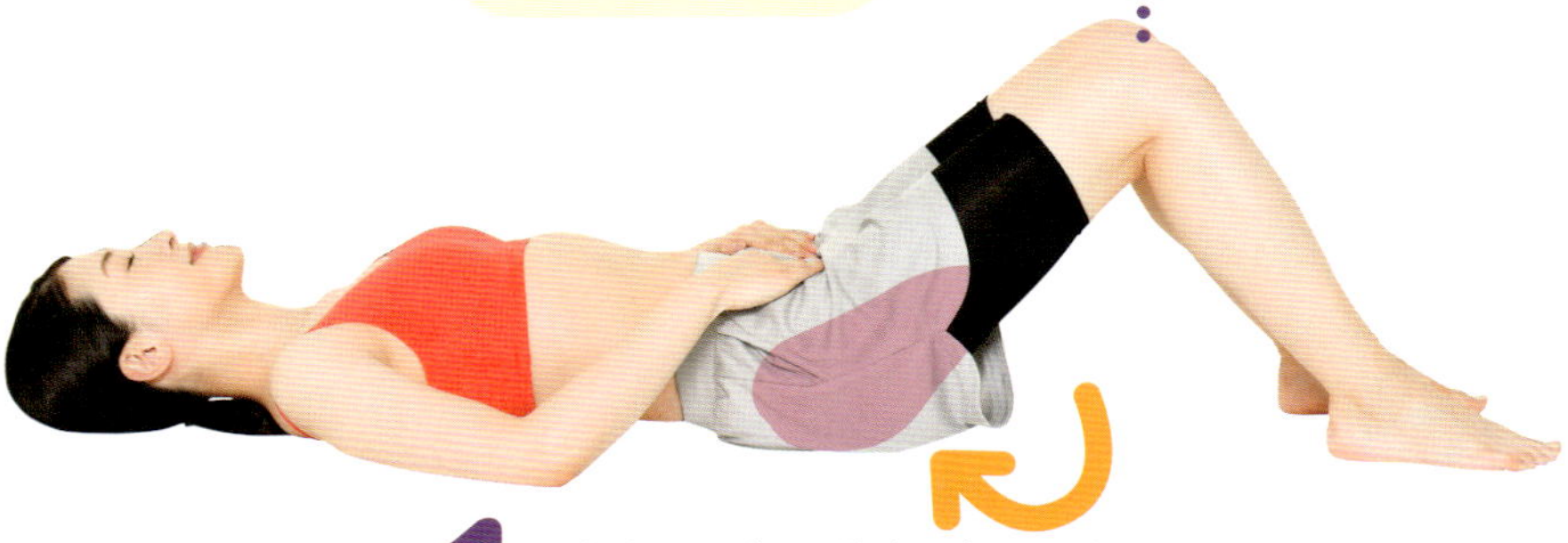

1 仰向けに寝て、脚を肩幅に開き、
両ひざを軽く曲げた状態にする

回数の目安
1セット20回
1日3セット

POINT
カラダが一直線になる
ように意識して

2 腕を床に置いて体重をかけ、
肛門を締めながらお尻を浮かせる

3 雑誌や本を読みながら骨盤底筋群を鍛える
四つんばいポーズ

1 四つんばいの姿勢になる

2 ひじをついたまま肛門を締めて5秒間キープしてゆるめる

回数の目安
1セット20回
1日3セット

POINT
もももは床と垂直になるように

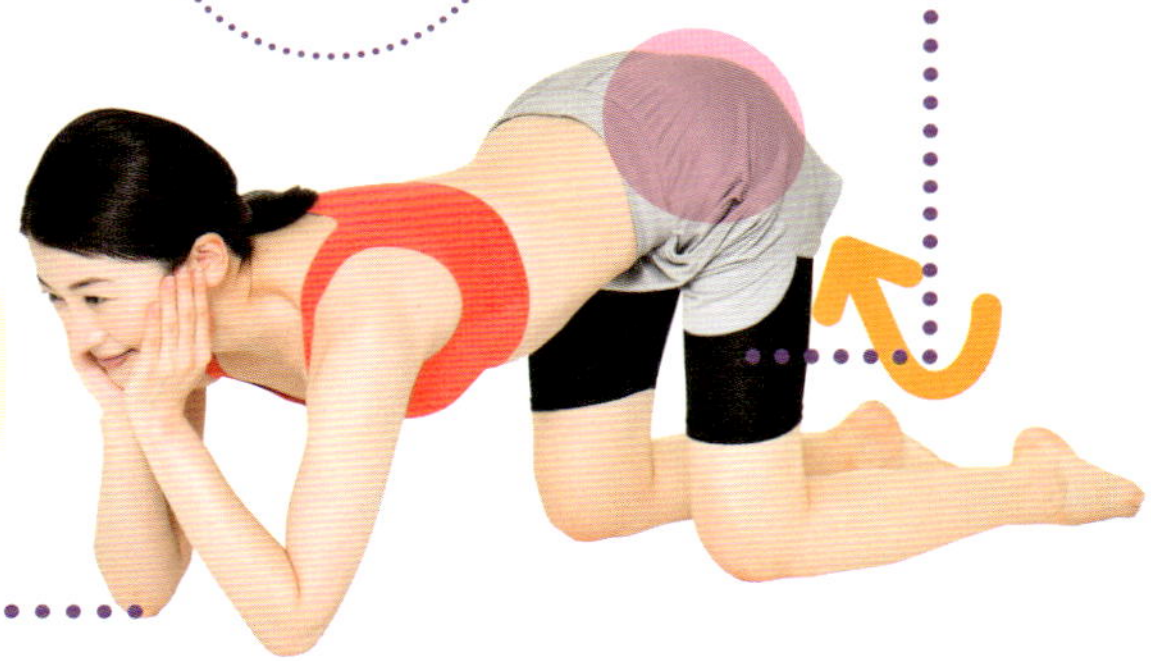

POINT
顔の真下にひじをつく

4 家事をしながら骨盤底筋群を鍛える
立ちポーズ

1 まっすぐに立ち、脚を肩幅に開く

2 手に軽く体重をかけ、お尻まわりの筋肉をぎゅっと締めて5秒間キープしてゆるめる

POINT
腰の高さの台に手をつく

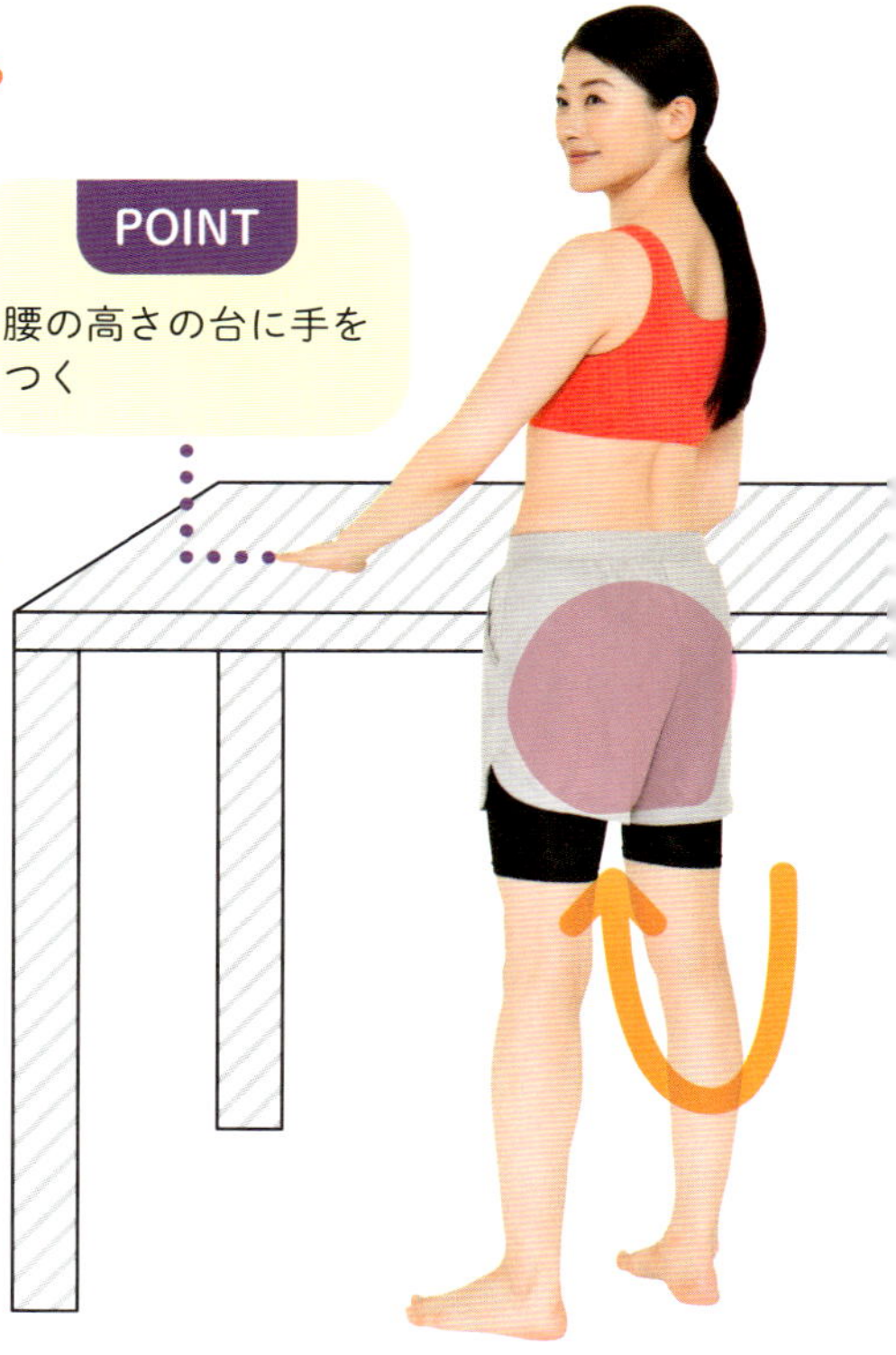

回数の目安
1セット20回
1日3セット

基礎知識
腸の不調
食生活
生活習慣
運動・マッサージ

4 ガスだまりを解消！腸ひねり&床ゴロゴロ

よくイメージされる腸は、平面であることが多いですが、実は腸にはくぼみや出っ張りがあり、高低差があります。そのため、腸を動かすには、一定方向だけでなく、斜めにしたり回転させたりと、あらゆる方向に動かすことが重要です。

お腹に不快感がある人は、腸がねじれている可能性が高いため、正しい位置に戻す必要があります。とくに、ねじれやすいのが、体内に固定されていない「**横行結腸と下行結腸のつなぎ目**」「**下行結腸**」「**S状結腸**」の3ヵ所です。腸をひねり、動かすことを心がけましょう！

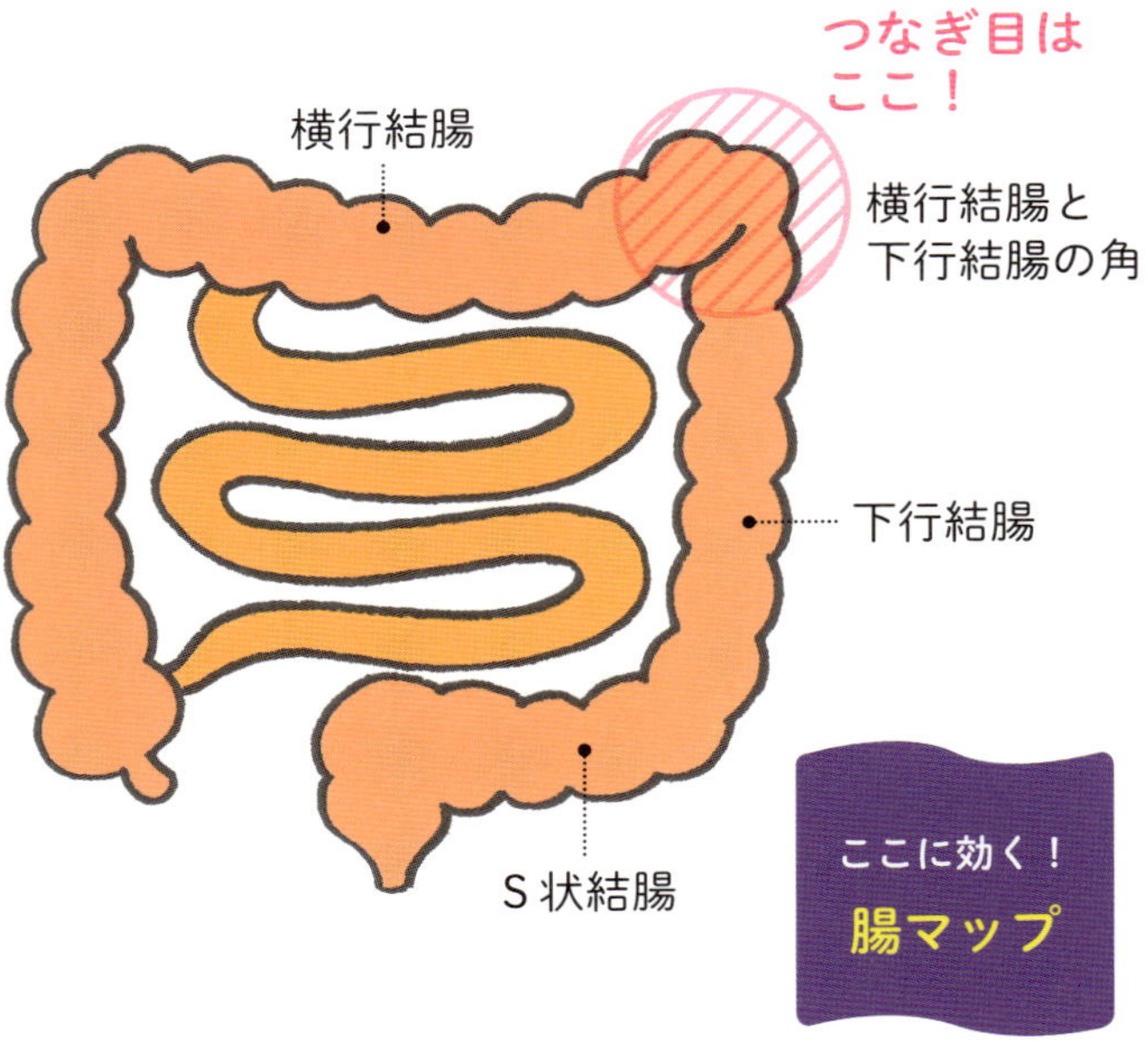

ここに効く！
腸マップ

ガスと便のつまりを改善

腸ひねり

1 座って行う

回数の目安

1セット3回

1日3セット

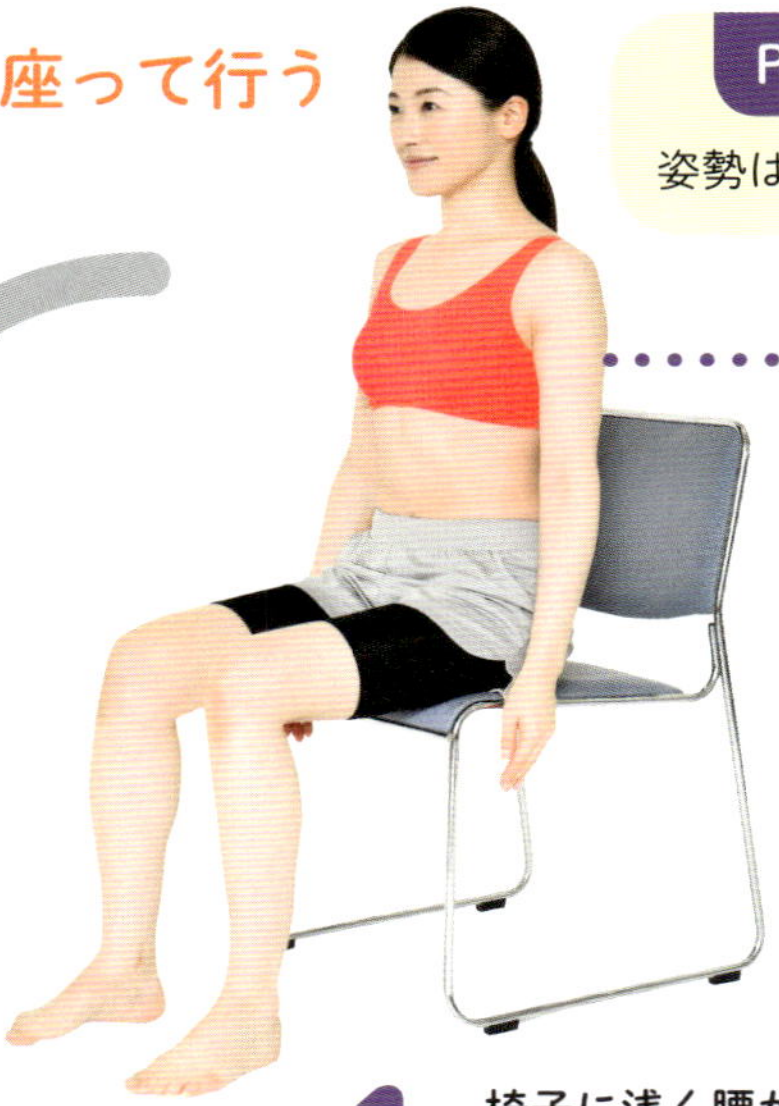

POINT

姿勢はまっすぐに

1 椅子に浅く腰かけて
正面を向いて
背すじを伸ばす

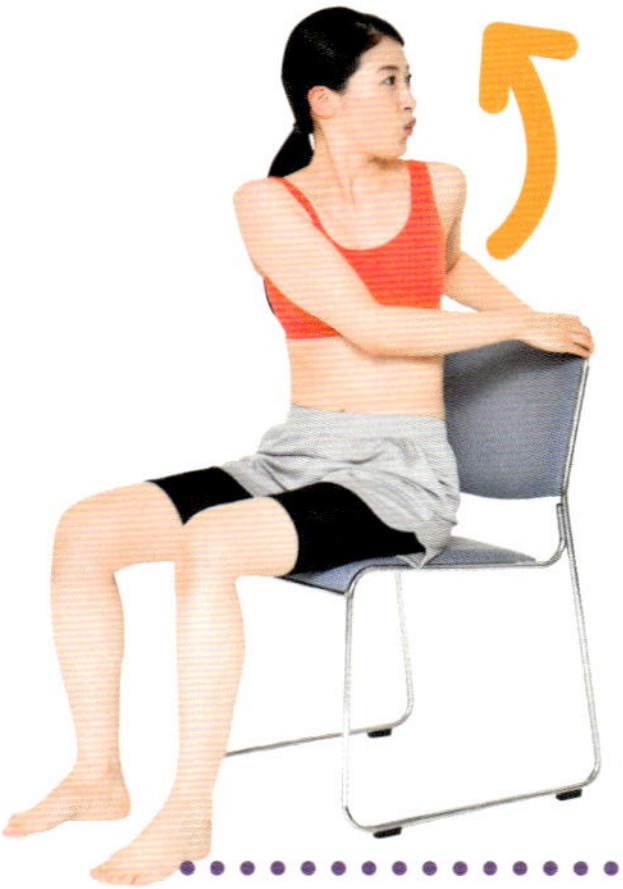

2 下半身は動かさずに、
背もたれを持ち
上半身を左にひねる

POINT

足裏を床にぴったり
つける

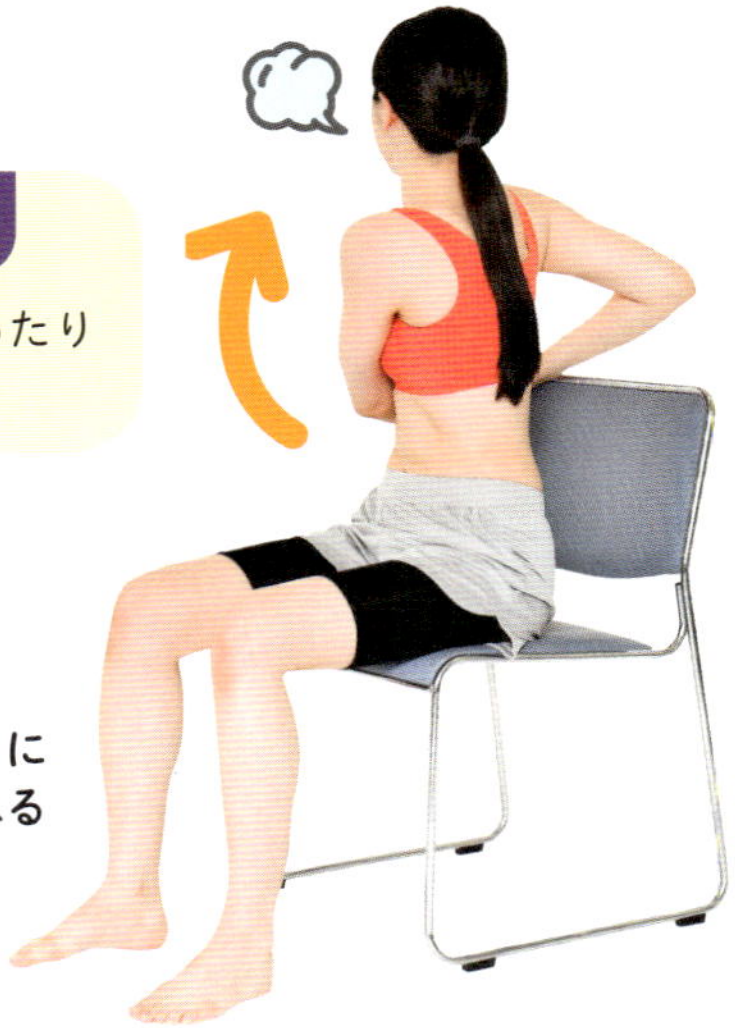

3 同じように
右にひねる

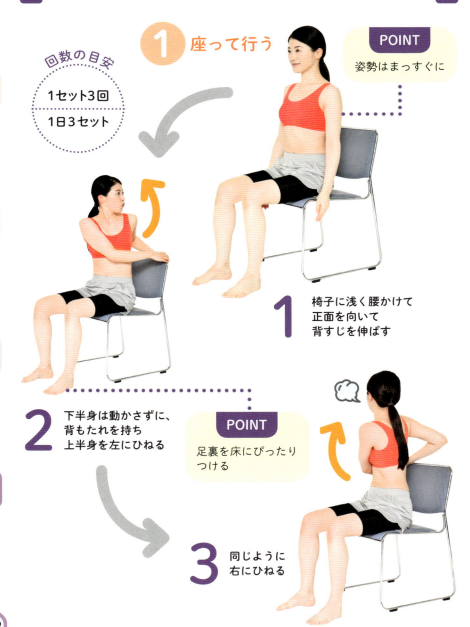

ガスと便のつまりを改善

腸ひねり

POINT

視線はまっすぐに、
背すじを伸ばす

2 立って行う

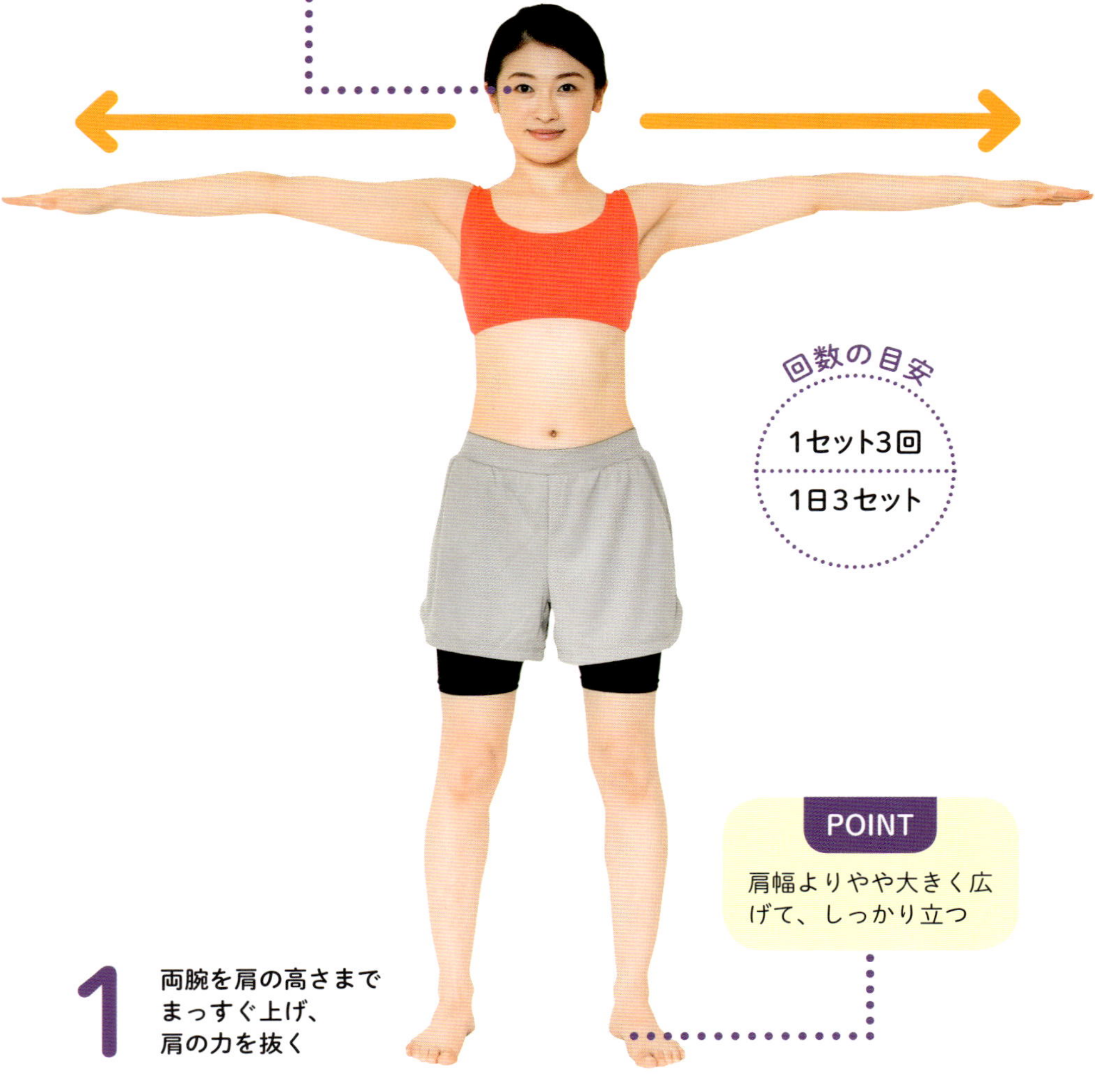

回数の目安

1セット3回

1日3セット

POINT

肩幅よりやや大きく広げて、しっかり立つ

1 両腕を肩の高さまで
まっすぐ上げ、
肩の力を抜く

基礎知識
腸の不調
食生活
生活習慣
運動・マッサージ

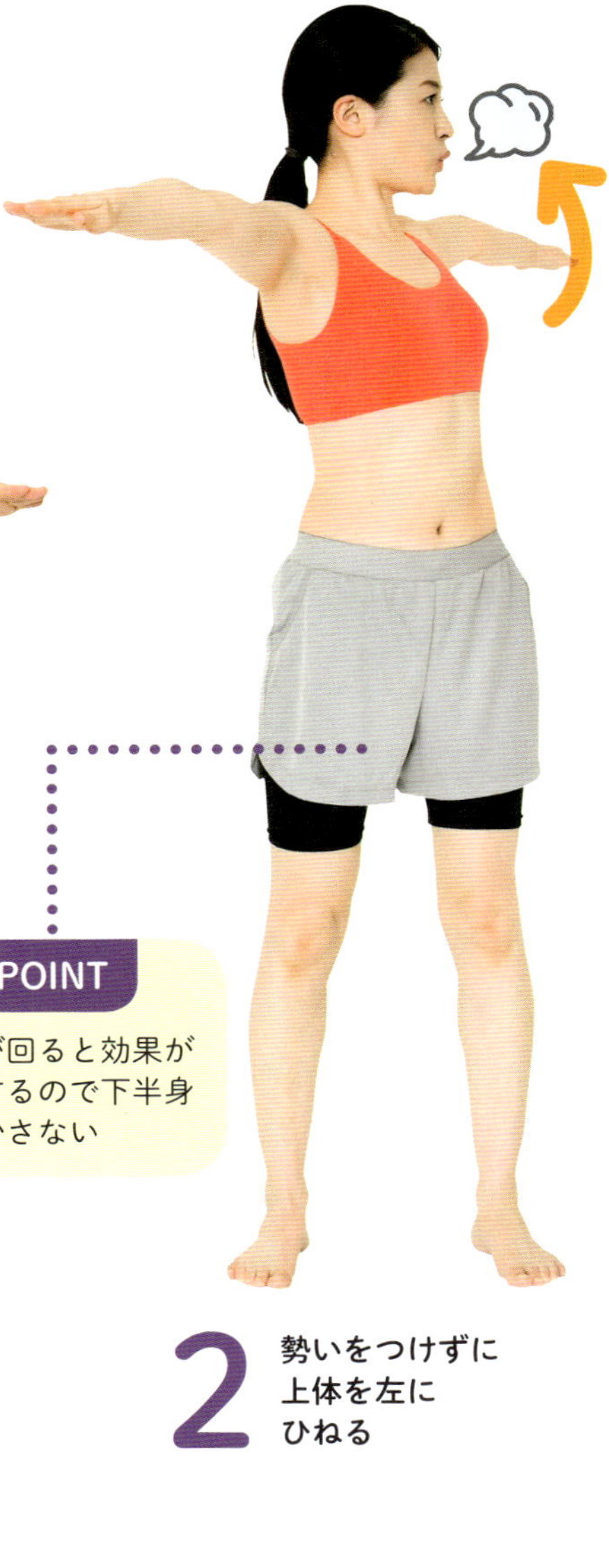

POINT
骨盤が回ると効果が
半減するので下半身
は動かさない

2 勢いをつけずに上体を左にひねる

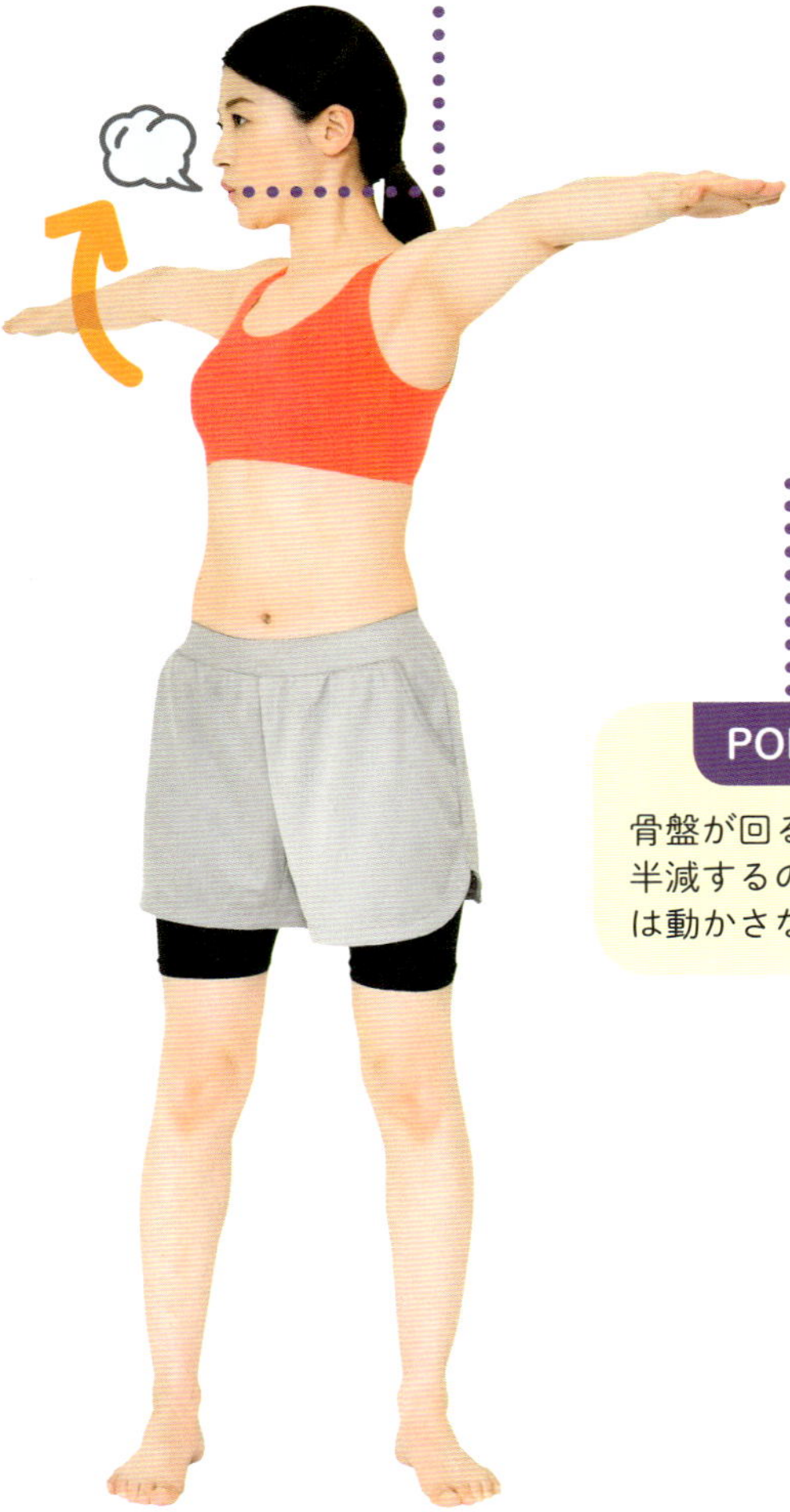

POINT
動くときには呼吸を
深く吐く

3 同じように右にひねる

パンパンに張った苦しみを解く！
ガスだまりケアマッサージ

回数の目安

1セット3回

1日3セット

POINT

腸のそばにあり大腸に効く、太もも付け根のコリをほぐす

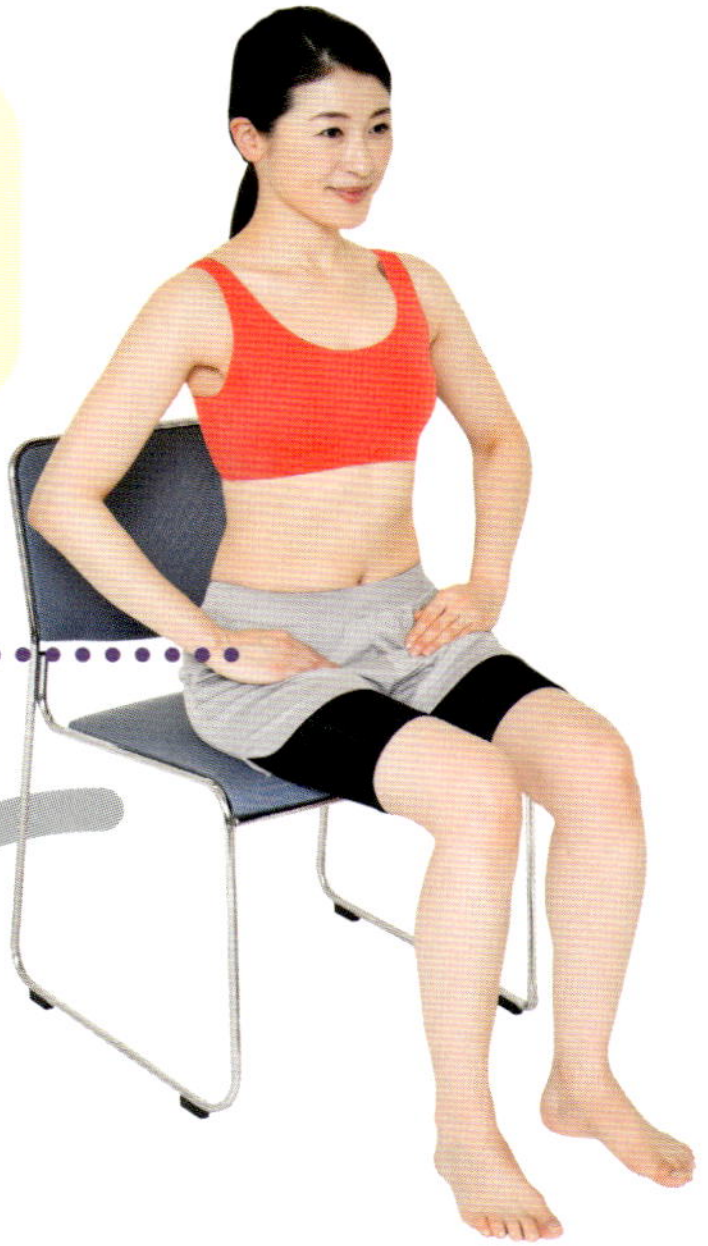

POINT

背すじはまっすぐにして、猫背にならないようにする

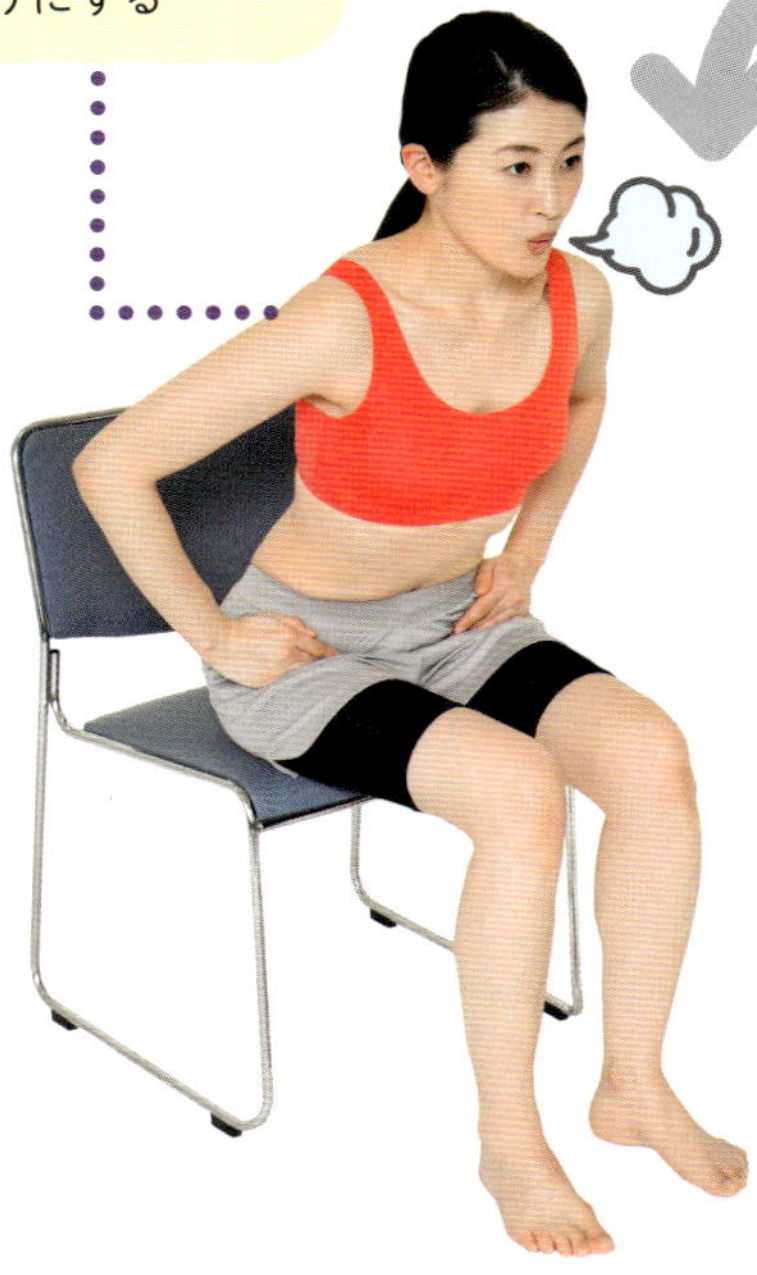

1 椅子に座り、太ももの付け根に親指以外の4本の指を添える

2 息を吸い、吐きながら前傾して、4本の指をぐっと押し込む

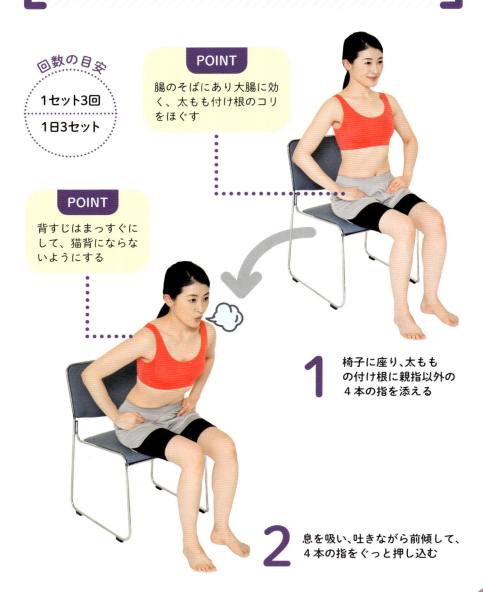

便意を起こしやすくする

床ゴロゴロ

回数の目安

1セット3回
1日3セット

POINT
布団やラグマットの上で力を抜いて行う

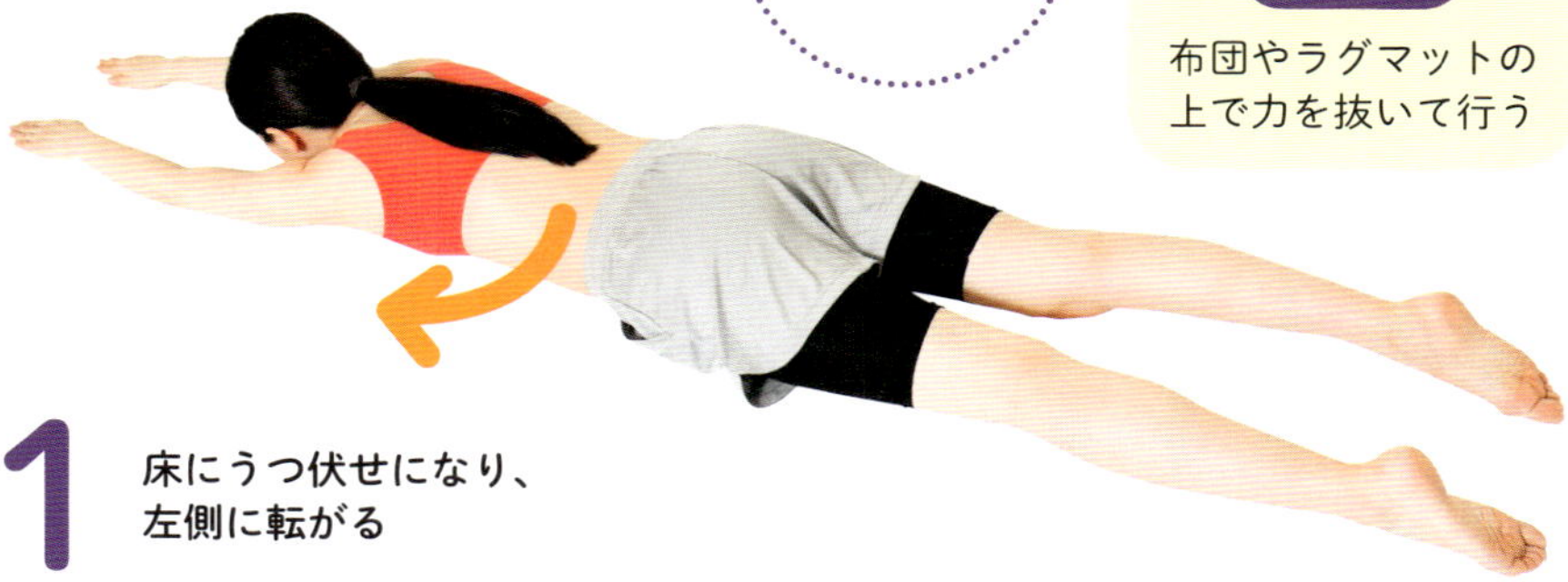

1 床にうつ伏せになり、左側に転がる

POINT
お腹を伸ばすイメージで両腕を上げる

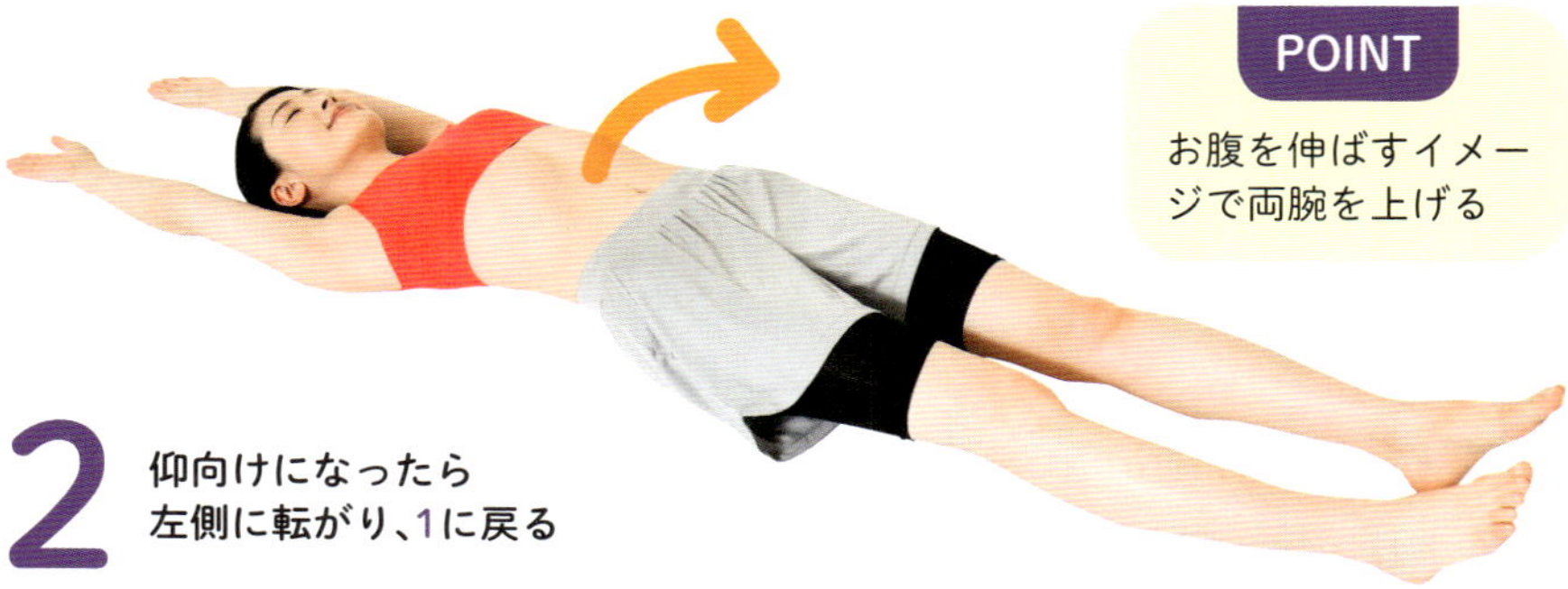

2 仰向けになったら左側に転がり、1に戻る

3 右側も同様に行う

5 緩急で刺激！腸活スクワット&パンチ

ダイエットにも人気のエクササイズ、スクワット。実は、この上下運動が、腸にもいい影響を与えてくれることがわかっています。

スクワットを行うと、大腸近くにある腸腰筋を鍛えることができるため、便を押し出す排便力を向上できます。さらに、運動することで腸にカラダの振動が伝わり、腸管の動きを活性化させることができるのです。

また、筋肉から分泌される**マイオカイン**というホルモンが、大腸がんの予防にいいことがわかっています。スクワットをすることで、筋肉を動かし腸を健康にしましょう。

ここに効く！
腸マップ

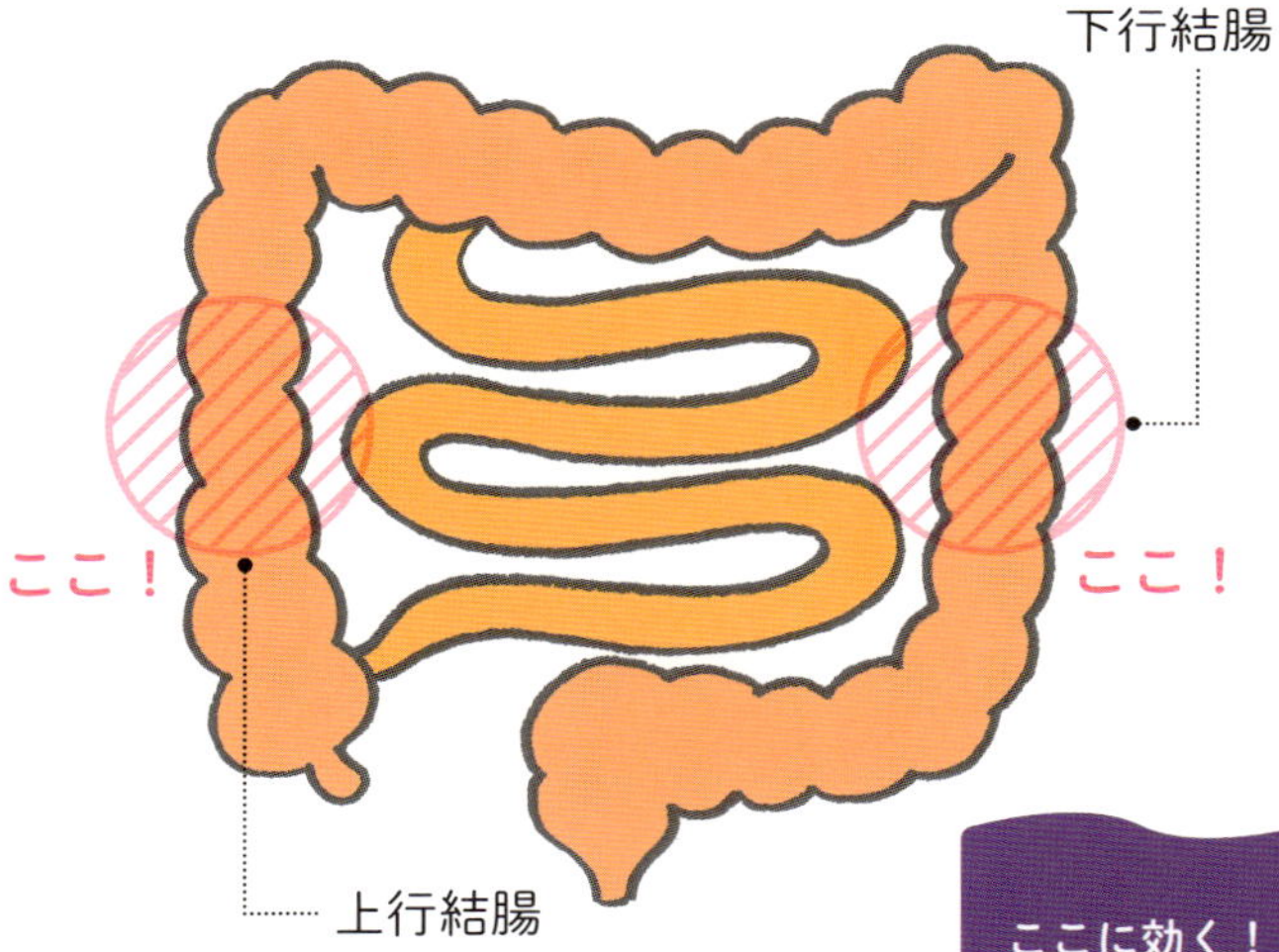

スクワットが上行結腸と下行結腸を刺激する！

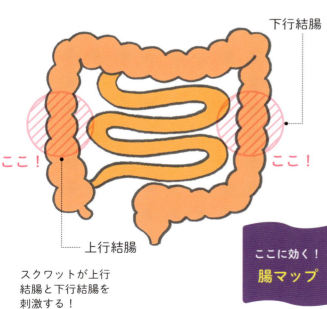

腸腰筋を動かし大腸を刺激する
正しい腸活スクワット

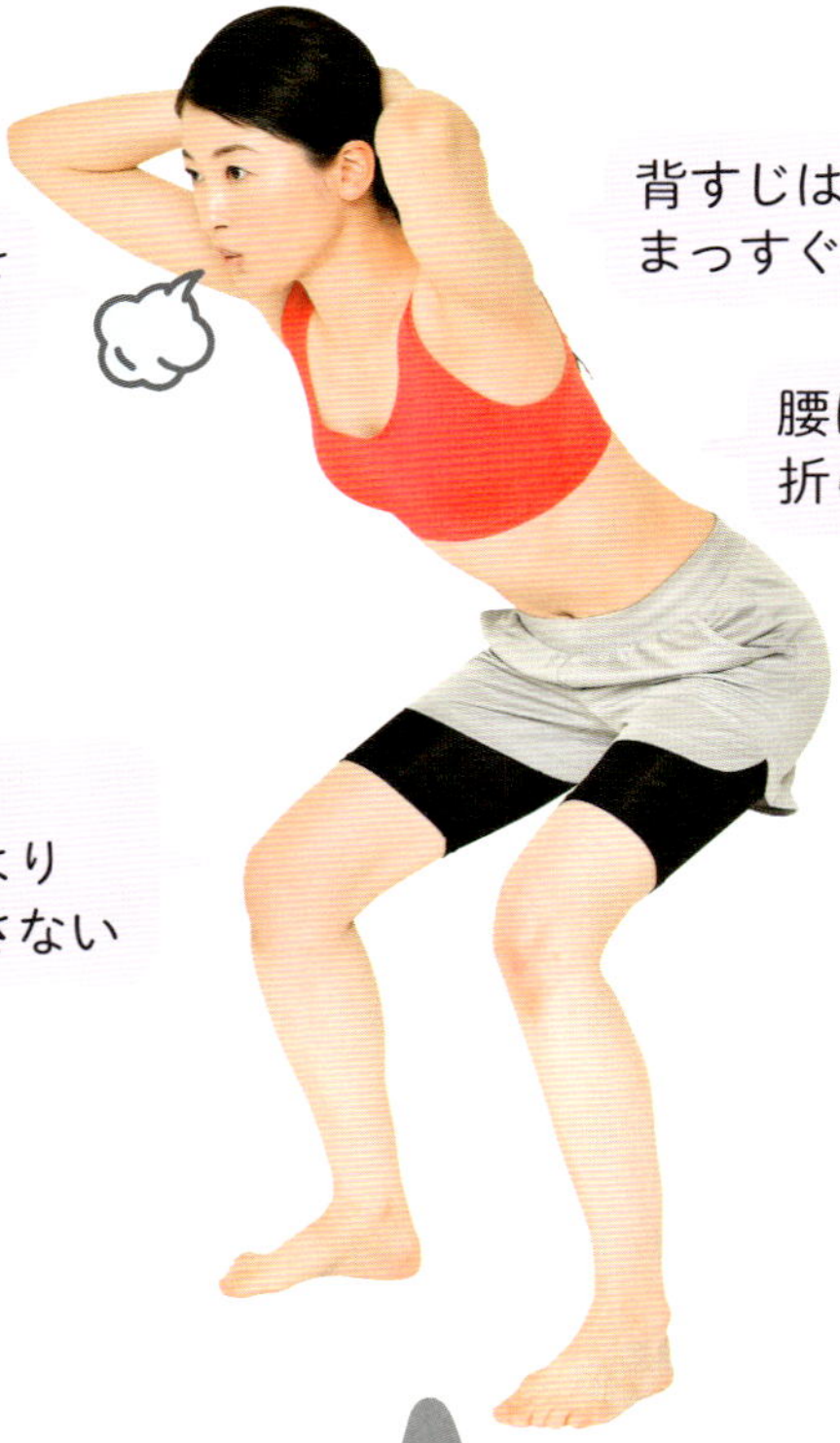
深呼吸を
行う
背すじは
まっすぐ
腰は
折らない
お尻を
突き出す
イメージで
ひざは
つま先より
前に出さない

深呼吸しながら、
上半身をゆっくり
おろす

腸活スクワットのルール

1. 食後や入浴後は控える
2. 上げ下ろしは各４秒が基本
3. 痛みを感じたらすぐに中断する

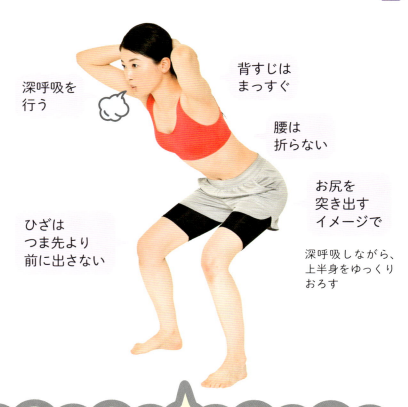

腸腰筋を鍛えて排便力アップ

腸活スクワット

1 マイルドスクワット

回数の目安

1セット3回

1日3セット

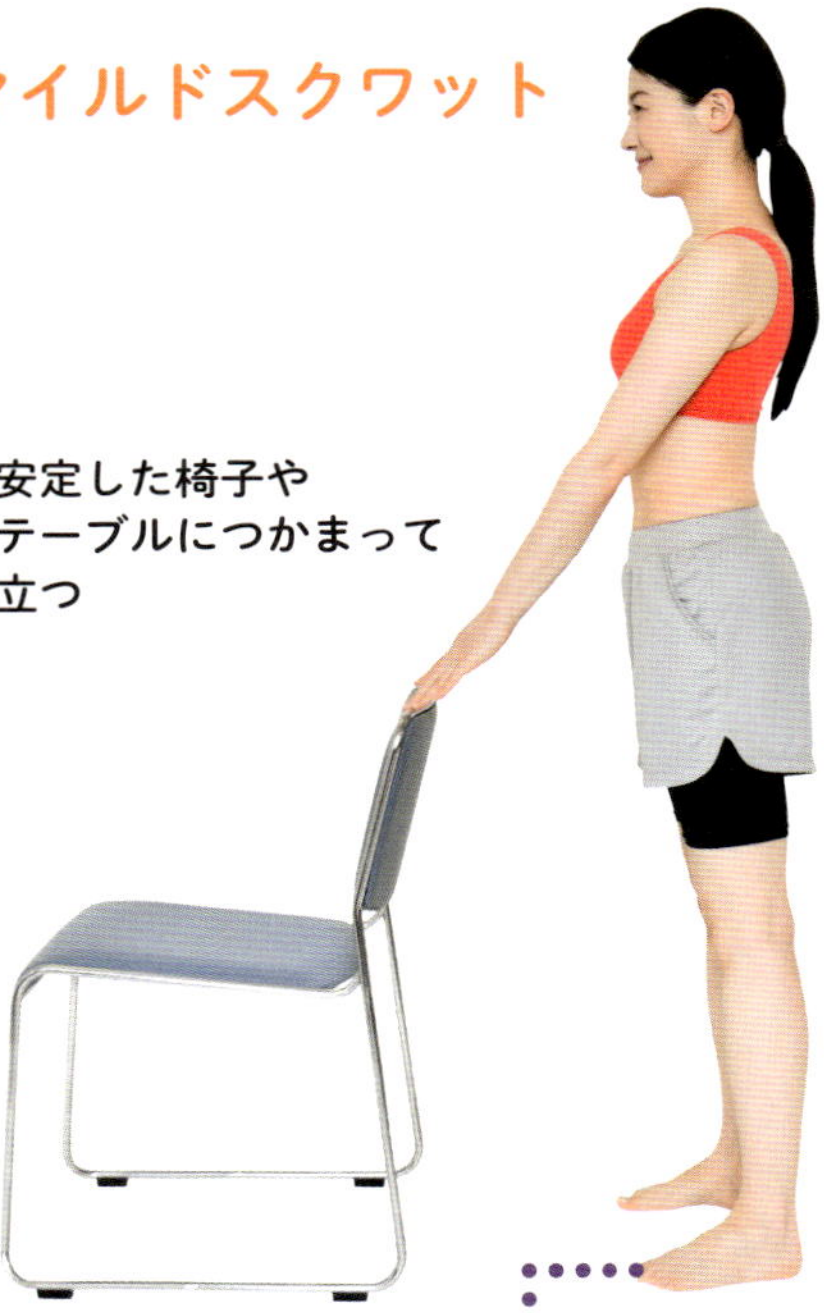

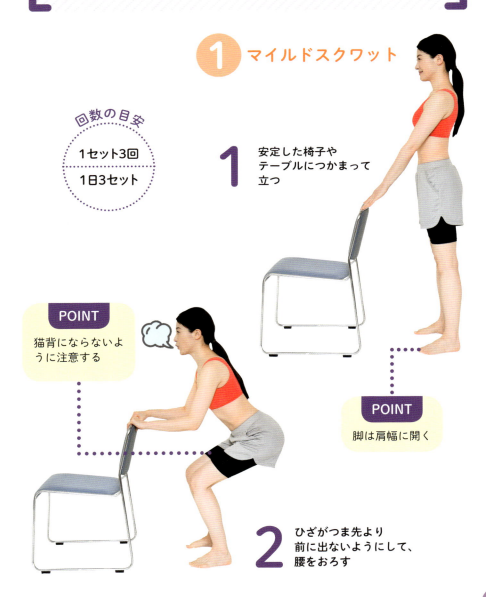

1 安定した椅子やテーブルにつかまって立つ

POINT

脚は肩幅に開く

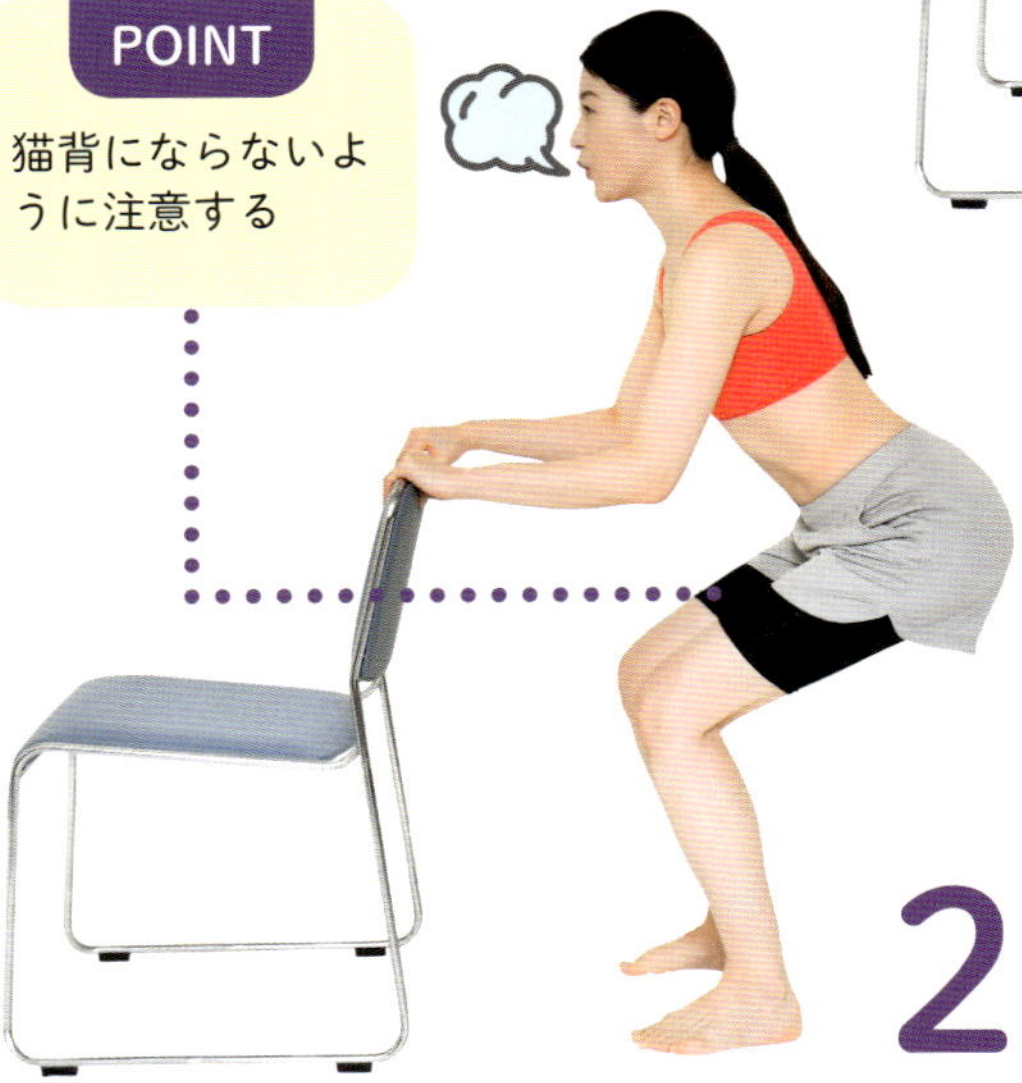

POINT

猫背にならないように注意する

2 ひざがつま先より前に出ないようにして、腰をおろす

2 腸ひねりパンチ

1 カラダの前でパンチの構えをする

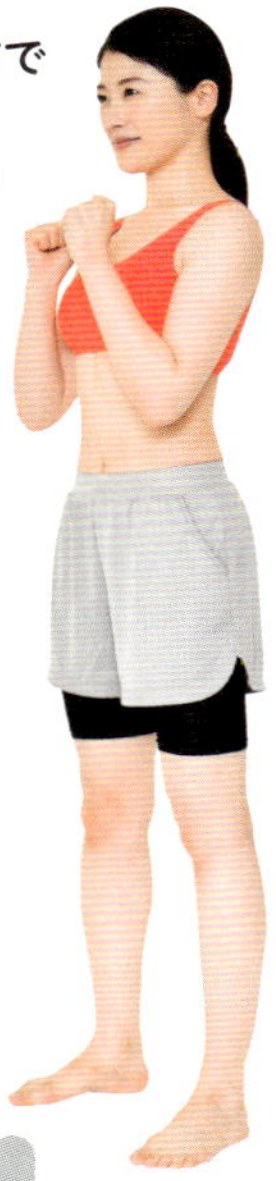

2 そのまま上半身をおろす

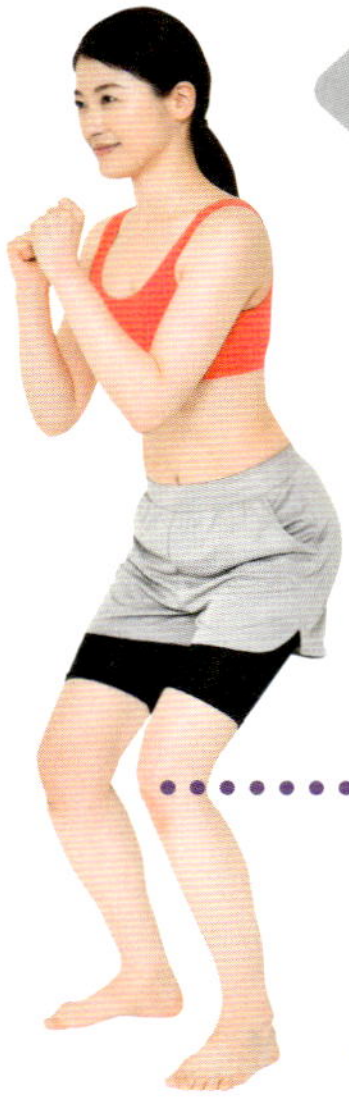

POINT
90度以上ひざを曲げない

3 上半身をひねりながら右手で左にパンチする

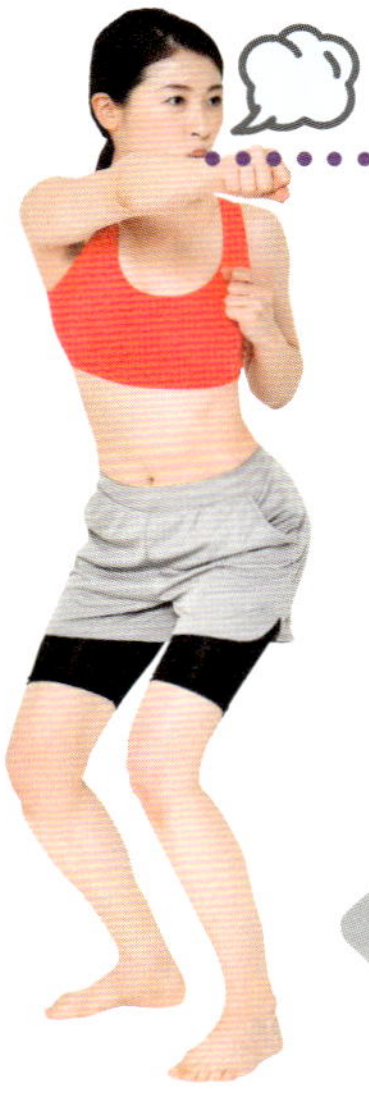

POINT
パンチするときにお腹の動きを意識する

4 同じように左手で右にもパンチする

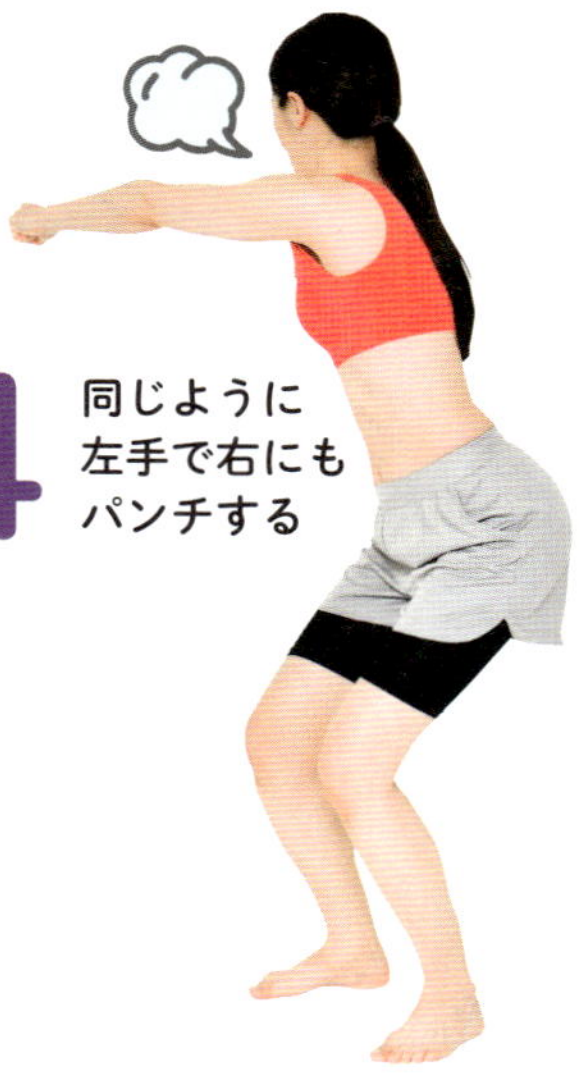

回数の目安
1セット3回
1日3セット

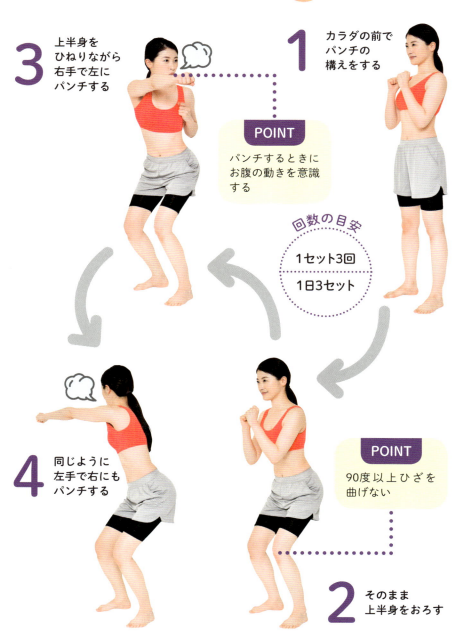

おわりに

「お腹の不調を許すな」

お腹の不調のせいで、青春を台無しにした。

お腹の不調のせいで、勉強も受験も恋愛もうまくいかなかった。

お腹の不調のせいで、就職もままならなかった。

お腹の不調のせいで、親に心配ばかりかけて親孝行ができなかった。

あなたは本当につらい思いをしてきましたね。

健康な人は気づいていないかもしれませんが、このようなお腹のトラブルで悩んでいる人は「いっそ死んでしまいたい」とまで思っています。

そして重要なことは、ほとんどの医師は患者さんのそんな想いに気づいていないことです。

「ガスが多く、座っているのもつらい。仕事に集中できない。友人と食事をしていても、恋人とデートしていても、急にトイレに行きたくなったらどうしよう、ガスが漏れたらどうしようという不安感にさいなまれている」

「もう何十年も続く下痢に悩まされている。過敏性腸症候群と言われて治療をしているがまったくよくならず、外出するのも億劫になってしまう」

私は毎日、全国から訪れるそんな患者さんが人知れず悩んでいる無念の想いや不安に耳を傾けています。

私は消化器内科医で、20年以上にわたり、多いときには日に２００人、お腹の不調に苦しむ患者さんを診てきました。毎日多くの患者さんの内視鏡検査を行って腸の中を観察し、そのトラブルを解決することを生きがいとしています。

患者さんはさまざまなお腹の悩みを抱えて病院を訪れます。ところが、がんやポリープといった、生命に危険があったり、目に見える異常がないと、「死ぬ病気じゃないですから」「気のせい」などと、軽視されてしまう現状があります。ある患者さんは「そんなに下痢するならオムツをしておきなさい」と言われたことが強いショックだったそうです。

ここで強調しておきたいことは、たとえ生命の危険がない腹痛やガス、便秘、下痢であっても、患者本人にとっては切迫したつらい問題であるということです。医師はがんなどの目に見える病気（器質的疾患）を必死に早期発見しようとしてきました。それによって目覚ましい成果をあげてきたことは間違いありません。しかし、ともすると目に見えない病気（機能性疾患）を軽視してきたことは否めません。この医師と患者の間の意識のズレを解消したいと願って本書を執筆しました。

この本では、このような機能性疾患（過敏性腸症候群やＳＩＢＯなど）にも大きく焦点を当て、低ＦＯＤＭＡＰ食やＳＩＢＯの改善策など、最新の医学知識を盛り込みました。この意味で、現時点で最も「新しい腸の教科書」にふさわしい内容に仕上がったものと考えます。この本をきっかけとして、より深い内容についてはほかの拙著でさらに学んでいただきたいと思います。

私は、長い病悩期間があったにもかかわらず、症状がほぼ消失する患者さんをたくさん診てきました。

何人の患者さんと診察室で握手したでしょう？

気にかけていた何人もの患者さんが、よくなったことを報告してくださります。

「初診のときの不快な症状を10とすると、どれくらいの症状になりましたか？」

と私が質問すると、

「ほぼゼロです」

「2くらいまでよくなりました」

「4までよくなりました」

「20年間、なにを試してもよくならなかった下痢が、ピタッと止まりました」

「生きるということはこんなにも楽なのか、今になってわかりました。健康な腸の人はこんなに楽な生活をしているのか、とやっとわかったんです」

「ようやく人生がハッピーになってきました」

「やっとなんでもやってやろうという気になってきました」

本当に頑固な症状でお悩みだった患者さんたちが改善する。医師としてこれ以上のよろこびはありません。

このようなお腹の悩みを持たれたあなたも、この本の内容を実行するとよくなります。

ずっと耐え忍んできたこの症状から解放されて、あなたはもっと人生が楽しめ、チャレンジしたかったことにもトライできるようになります。

悔しい思いをしてきたこと、それも解消できます。

憎いお腹の悩みを放置したり許してはいけない。蹴っ飛ばしてやろうじゃありませんか。つらかった過去はもう変えられませんが、未来を変えることはできます。

またお会いしましょう。

そのときはもっとよくなっていますよ。

もし、お腹の不調が全部なくなったとしたら、どんな素晴らしい世界が待っているでしょうか？

あなたに会えてよかった。

よくなってくれた患者さんから医師も感謝というパワーをもらうのです。

こちらこそ、よくなってくれてありがとうございます。

医学博士　江田クリニック院長　江田 証

著者紹介

江田 証（えだ あかし）

1971年、栃木県に生まれる。医学博士。江田クリニック院長。日本消化器病学会奨励賞受賞。自治医科大学大学院医学研究科修了。日本消化器病学会専門医。日本消化器内視鏡学会専門医。米国消化器病学会（AGA）インターナショナルメンバーを務める。消化器系がんに関連するCDX2遺伝子がピロリ菌感染胃炎で発現していることを世界で初めて米国消化器病学会で発表し、英文誌の巻頭論文として掲載。毎日、国の内外から来院する200人近くの患者さんを胃内視鏡、大腸内視鏡で診察しているカリスマ消化器専門医。テレビ、ラジオ、雑誌などマスコミに頻繁に取り上げられ、深くて軽妙な解説に人気がある。著書には『医者が患者に教えない病気の真実』（幻冬舎）、『パン・豆類・ヨーグルト・りんごを食べてはいけません』（さくら舎）、『なぜ、胃が健康な人は病気にならないのか？』（ＰＨＰ文庫）、『小腸を強くすれば病気にならない』（インプレス）など、多数。

新しい腸の教科書

健康なカラダは、すべて腸から始まる

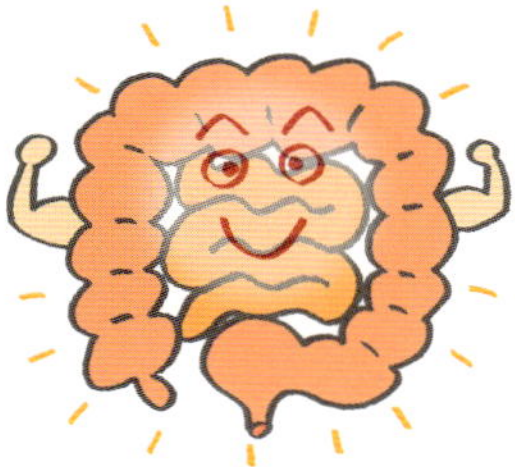

STAFF

編集：千葉慶博、中山由貴（KWC）
イラスト：中村知史
CGイラスト：野林賢太郎
撮影：蔦野裕
レシピ監修：井上由香里
フードスタイリング：林めぐみ（アートパケット）
本文デザイン：清水真理子（TYPEFACE）
モデル：大橋規子（スペースクラフト）
ヘアメイク：鎌田真理子
イラスト画像：PIXTA
校正：聚珍社

著　者　江田　証
発行者　池田士文
印刷所　日経印刷株式会社
製本所　日経印刷株式会社

発行所　株式会社池田書店
〒162 - 0851
東京都新宿区弁天町43番地
電話03 - 3267 - 6821（代）
振替00120 - 9 - 60072

落丁・乱丁はおとりかえいたします。

ISBN978-4-262-16511-0

24178005